DIE BIBLIOTHEK DER ALTEN WELT

·Λ·

BEGRÜNDET VON KARL HOENN

HERAUSGEGEBEN VON CARL ANDRESEN, OLOF GIGON,

ERIK HORNUNG UND WALTER RÜEGG

MCMLXXVII

REIHE FORSCHUNG UND DEUTUNG

HULDRYCH M. KOELBING

ARZT UND PATIENT IN DER ANTIKEN WELT

ARTEMIS VERLAG ZÜRICH
UND MÜNCHEN

MEINER LIEBEN FRAU KATIA

©

1977 ARTEMIS VERLAG ZÜRICH UND MÜNCHEN

GESAMTHERSTELLUNG: STÄMPFLI + CIE AG BERN

PRINTED IN SWITZERLAND

ISBN 3 7608 3649 6

VORWORT

Von der Thematik her bedarf dieses Buch keiner besonderen Begründung, ist es doch die vornehmste Aufgabe des Historikers, das Leben einer vergangenen Epoche darzustellen und dabei den Blick auf die Dinge und Probleme zu lenken, die seine eigene Zeit und ihn selbst bewegen. Das kann beispielsweise die politische Freiheit oder die soziale Gerechtigkeit sein (wobei immer zugleich das Gegenteil dieser Güter zur Sprache kommen muß), es kann das schwierige Verhältnis zwischen Bürger und Staat sein oder – wie hier – das Spannungsfeld, in dem sich Arzt und Patient begegnen. Die Beziehung dieser beiden Partner oder Gegenspieler wird ebenso geprägt vom jeweiligen ärztlichen Denken, Wissen und Können, also von der Medizin einer Epoche, wie von ihren sozialen Verhältnissen und ihrer gesamten Kultur. Mein Buch möchte zeigen, wie es sich damit in der Antike, vor allem bei den Griechen, verhalten hat, und sucht so auch von der Medizin her einen kleinen Beitrag zum Verständnis der antiken Welt zu geben. Das besonders Verlockende dieser Aufgabe liegt darin, daß es gilt, den Menschen längst vergangener Zeiten in ihrer Einmaligkeit gerecht zu werden, gleichzeitig aber das hervorzuheben, was die Gestaltung der Arzt–Patient-Beziehung und die Aufgabe der Medizin in der Gegenwart beleuchten kann. Denn daß Patienten bei Ärzten Hilfe suchen, ist eine menschliche Grundsituation, die sich in allen Kulturen – mit wenigen Ausnahmen – immer wiederholt. In dieser Hinsicht kommt im jeweils Besonderen der sich wandelnden historischen Realität häufig das Konstante, überzeitlich Gültige (im Guten wie im Unerfreulichen, Allzu-Menschlichen) zum Ausdruck.

Es gibt vortreffliche Arbeiten von Medizinhistorikern und Altphilologen über die antike Medizin, die Wichtiges zum gleichen Thema beigetragen haben und die ich bestimmt nicht alle berücksichtigt und zitiert habe. Gegenüber dem Mediziner, dessen Ausbildung in den alten Sprachen mit der Maturität meist beendet ist, hat der Altphilologe den großen Vorteil, daß er die antiken Originaltexte ohne große Mühe und ohne Hilfe einer modernen Übersetzung lesen kann; vor allem aber sieht er mit scharfem Blick, welche Wörter oder Sätze verbessert, ergänzt oder gestrichen werden müssen, damit man den Text richtig verstehe. Das gibt seinen Textinterpretationen und oft weitreichenden Schlüssen eine Sicherheit, die unsereiner nie zu erreichen hoffen kann. Mit fortschreitendem Studium gewinnt der Nichtphilologe allerdings den Eindruck, die beneidenswerte Gewißheit, die die Beherrschung der philologischen Methoden verleiht, sei doch eine vorwiegend persönliche Sache: ein anderer, ebenso kompetenter Sprach- und Literaturkenner nimmt beispielsweise am gleichen Text andere Verbesserungen, Ergänzungen und Streichungen vor als sein Vorgänger und kommt dabei zu anderen, aber für ihn ebenso unumstößlichen Schlüssen. Das hat die glückliche Folge, daß alte Streitfragen – etwa die Frage nach den echten Schriften des Hippokrates – stets wieder neuen Reiz gewinnen.

Unter diesen Umständen darf wohl auch der von der Medizin herkommende Historiker nicht nur die antiken Texte, die die philologische Wissenschaft ihm zur Verfügung stellt, dankbar benützen und mit eigenen Augen lesen – das sollten wir alle viel mehr tun –, sondern sie auch von seinen besonderen Voraussetzungen her zu verstehen und zu erklären suchen. Seine medizinischen Fachkenntnisse können ihm sogar erlauben, manches besser zu deuten als andere. (Sie können ihn freilich auch irreführen, indem sie ihn verleiten, den alten Ärzten moderne Vorstellungen zu unterschieben, die sie nicht hatten.) Für mich selbst kommt noch der Umstand dazu, daß ich nicht von vornherein die wissenschaftlich-akademische Laufbahn wählte, son-

dern fast neun Jahre lang als Augenarzt selbständig praktizierte;
die Arzt–Patient-Beziehung und namentlich die Freuden und
Sorgen, die dem aktiveren Partner daraus erwachsen, sind mir
deshalb nicht nur theoretisch bekannt.

Der belgische Historiker Henri Pirenne schrieb einmal an
seinen holländischen Kollegen Jan Huizinga: «Il y a en somme
plusieurs vérités pour une même chose: c'est un peu, comme en
peinture, une question d'éclairage. L'essentiel est de faire
réfléchir.»

In diesem Sinn möge mein Buch geneigte Leserinnen und
Leser finden.

Zürich, 18. Oktober 1976   Huldrych M. Koelbing

Mein besonderer Dank gilt Cécile Meitzler-Simeon und Erika
Müller-Benz für die Schreibarbeit, Yvonne Schmidlin für die
Hilfe beim Korrekturenlesen und beim Aufstellen des Perso-
nenregisters, Walter Siegfried für manche kluge Anregung.

ZUR WIEDERGABE DES GRIECHISCHEN

Wer die griechische Sprache kennt und liebt, mag es als barbarisch empfinden, im vorliegenden Buch griechische Ausdrücke und Sätze in lateinischer Transkription wiedergegeben zu sehen. Dies hat jedoch den Vorteil, daß auch die «Nicht-Griechen» die mir wichtig scheinenden Formulierungen im originalen Wortlaut lesen können.

Die Transkription der *Konsonanten* hält sich an die Regeln, die für die Schreibung der griechischen Lehnwörter im Deutschen gelten. Bei den *Vokalen* sind die folgenden Besonderheiten zu beachten:

Die langen Vokale *Eta* und *Omega* werden durch *ê* beziehungsweise *ô* wiedergegeben.

Ypsilon wird nur als selbständiger Laut *y* geschrieben, sonst *u*. Die Kombination *Omikron/Ypsilon,* der griechische *u*-Laut, wird mit *ou* wiedergegeben.

Die Betonungsakzente werden nicht gesetzt, der Spiritus lenis, der keinen Lautwert hat, ebenfalls weggelassen; der Spiritus asper wird wie üblich zum *h*.

Für Personen- und Ortsnamen wird die im Deutschen gebräuchliche Schreibweise angewandt.

ERSTES KAPITEL

ÄRZTLICHE TÄTIGKEIT BEI
PRIMITIVEN VÖLKERN

Unser Hauptinteresse wird in diesem Buch der griechischen Welt gelten, in der unsere Auffassungen vom Wesen der Krankheit, von den Möglichkeiten der Medizin und von der Aufgabe des Arztes noch heute wurzeln. Doch wird schon hier manches besser verständlich, wenn wir uns zuvor einige wesentliche Züge aus dem Bereich der Medizin in primitiven Gesellschaften und in den alten Hochkulturen Ägyptens und Babyloniens klarmachen. Wenn wir die Entwicklung der Beziehungen zwischen Ärzten, Patienten und Publikum bei den Griechen in einigermaßen richtigen Proportionen sehen möchten, müssen wir die historische Perspektive, die – von uns aus gesehen – über jene hinaus in die Vorzeit führt, wenigstens andeuten.

Gerne wüßten wir Genaueres über das Wirken *prähistorischer Ärzte*. Daß zumindest unsere neolithischen Vorfahren Fachleute hatten, die einen nicht ganz einfachen chirurgischen Eingriff auszuführen wußten, dafür gibt es handgreifliche Beweise: die trepanierten Schädel, auf die man in Funden aus der Jungsteinzeit (in Europa etwa 5000/4000 bis etwa 1700 v. Chr.) gestoßen ist. Mit Messern und Schabern aus Stein wurden da Löcher in die Schädelkalotte geschnitten und gegraben, und die Narbenbildung an den Schnitträndern im Knochen beweist, daß die Operationswunde häufig verheilte, daß der Patient also die Operation überstand und weiterlebte. In den Gräbern haben sich solche Schädel über die Jahrtausende hin erhalten; sie melden uns eindeutig, daß sich unsere frühen Vorfahren zu einem Eingriff bereit fanden, gegen den wir uns wohl bis aufs äußerste sträuben würden, müßten wir ihn ohne die Segnungen moderner Anästhesie und Asepsis über uns ergehen lassen. Doch bedenken wir: noch vor 150 Jahren gab es weder das eine noch das andere, und dennoch wurde trepaniert (von den zahlreichen sonstigen Operationen zu schweigen, die die Chirurgen des frühen 19. Jahrhunderts ausführten). So betrachtet, wird uns spürbar, wie sehr sich die Medizin in den letzten 100–200 Jahren doch gewandelt hat: ein Patient von 1830, also fünf oder sechs Generationen vor uns, der sich – vielleicht nach einer Schädelverletzung – einer Trepanation unterziehen mußte, stand in seinem Erleben dieser Operation dem Steinzeitmenschen näher als uns!

Abgesehen von diesen Spuren früher chirurgischer Tätigkeit, die in die zeitbeständige Substanz des Knochens im wörtlichen Sinne eingemeißelt wurden, haben wir von den prähistorischen Ärzten und ihrem Tun keine Kunde. Wir sind daher auf Analogieschlüsse angewiesen: was sich bei den *primitiven Kulturen*, die sich bis ins 19. oder 20. Jahrhundert hinein erhalten haben, beobachten läßt, das betrachten wir als ursprünglich, und wir übertragen diese Befunde auf die längst verschwundenen Kulturen der Vorgeschichte. Das ist sicher zulässig; denn im einen wie im andern Fall, bei den Primitiven der neuesten Zeit wie bei den prähistorischen Urkulturen, handelt es sich um Völkerstämme, deren Lebensformen nach allen verfügbaren Zeugnissen zahlreiche Ähnlichkeiten und Übereinstimmungen aufweisen. Sie kennen keine Schrift und entbehren damit einer wichtigen Voraussetzung für die fortschreitende Mehrung der kulturellen Tradition im Lauf der Generationen und erst recht für einen raschen Wandel derselben. Sie leben in kleinen, übersichtlichen Sozialverbänden, deren Ordnung – das dürfen wir auch für die Vorgeschichte annehmen – festgefügt ist: Götter und Ahnengeister schützen und überwachen diese Ordnung, und jede neue Generation wächst widerspruchslos in sie hinein. Die Natur, in der sie leben, ist für sie ringsum von übersinnlichen Mächten beseelt. Daraus ergibt sich viel Gemeinsames für Erklärung, Abwehr und Behandlung von Krankheiten.

Auf der andern Seite haben wir jedoch zu berücksichtigen, daß auch unter den primitiven Kulturen jede ihre Eigenart hat und keine mit der andern identisch ist, und das gilt auch für ihre Medizin[1]. Unsere Rekonstruktion prähistorischer kultureller und sozialer Verhältnisse ist also bestenfalls annähernd richtig; wir können kaum je mit Bestimmtheit sagen: so war es wirklich – so muß es gewesen sein. Es muß nicht – es könnte sich in Wirklichkeit auch anders verhalten haben; denn das menschliche Tun, so stark es auch durch materielle, biologische und psychologische Gegebenheiten bestimmt wird, bleibt immer unberechenbar, weil immer das Moment der Freiheit mit dabei ist. Geschichte ist kein gesetzmäßig ablaufender Naturprozeß; ein gewisser freier Spielraum ist der Entscheidung des Menschen gelassen[2].

Eine natürliche Gegebenheit, mit der sich der Urmensch so gut wie alle seine Nachfahren auseinanderzusetzen hatte, ist das Vorkommen von *Krankheit als Begleiterscheinung des Lebens.* Daß der Existenzkampf der Menschen wie der Tiere die Gefahr von *Verletzungen* mit sich bringt, ist selbstverständlich. Doch lassen sich eindeutige Zeichen von *Krankheit* ebenfalls schon an den Skelettresten vorzeitlicher Tiere feststellen. Das gilt namentlich für krankhaft-degenerative Veränderungen an der Wirbelsäule: die Spondylosis deformans hat sich beim Dinosaurier der Kreidezeit (vor 140 bis 70 Millionen Jahren), bei einem Krokodil des Miozäns (vor über 10 Millionen Jahren) und häufig beim Höhlenbären der letzten Eiszeit (vor 120000 bis 12000 Jahren) nachweisen lassen. Steinzeitmenschen litten an Zahnkaries und Vereiterung des Zahnbettes (Alveolarpyorrhöe)[3]. Einen paradiesischen Urzustand, in dem Menschen und Tiere von Krankheiten frei gewesen wären, gab es nie. Diese Einsicht erschien noch vor 150 Jahren, als sich die Höhlenbärenfunde zu häufen begannen, selbst gelehrten Ärzten überraschend. Der Bonner Chirurg und Augenarzt *Philipp von Walther* (1782–1849) schrieb 1825[4]: «Es kann dem mit so vielen physischen Übeln und körperlichen Leiden schwer belasteten Menschen einigermaßen

zum Troste gereichen, zu wissen, daß vor einer Reihe von Jahrtausenden seine Vorfahren und selbst die unschuldigen, im Stande der Natur lebenden Tiere von denselben Krankheiten und Plagen heimgesucht wurden.»
Es war schon immer beschwerlich, ein Mensch zu sein!

Aus der Auffassung, die der primitive Mensch von der Welt, von sich selbst und vom menschlichen Zusammenleben hat, ergibt sich jene *magisch-dämonistische Krankheitsauffassung,* die wir wohl überall als die ursprüngliche voraussetzen dürfen: die Krankheit ist das Werk von Geistern – böswilligen oder sühnenden und strafenden – oder von Zauberern. Der Kranke scheint beispielsweise von einem bösen Geist befallen zu sein und gequält zu werden; ein andermal ist er das Opfer eines Zaubers, der seine Lebenskraft lähmt oder gar seine Seele aus dem Körper herausholt. Die Krankheit kann auch als ein Fremdkörper aufgefaßt werden, der auf geheimnisvolle Weise in den Körper hineinpraktiziert wurde – und vom Medizinmann wieder herausgeholt werden muß, manchmal in recht handgreiflicher Form. Häufig hat der Patient sein Leiden selbst verschuldet, indem er – wissentlich oder aus Unachtsamkeit – ein Gebot übertrat, eine religiöse Pflicht vernachlässigte, ein Tabu verletzte, kurz, indem er gegen die göttliche Ordnung verstieß, mit der die soziale Ordnung zusammenfällt. Für den außenstehenden, rationalisierenden Betrachter bekommt die Krankheit auf diese Weise eine wichtige soziale Funktion. «Krankheit als Sanktion gegen asoziales Verhalten gehört zu den wichtigsten Ordnungspfeilern in diesen Gemeinschaften», sagt *Erwin H. Ackerknecht* [5].

Einen Unterschied zwischen körperlicher und seelischer Krankheit gibt es unter diesen Umständen nicht – der primitive Mensch ist einfach krank, er leidet, und es liegt ihm fern, zu untersuchen, ob der Körper leide oder der Geist. *Als Mensch* ist er krank, in seiner leiblich-seelischen Einheit. Und da taucht nun plötzlich die Frage auf: gibt es denn überhaupt eine andere Art, krank zu sein? Wenn uns nur schon ein Schnupfen oder ein juckender Ausschlag plagt – empfinden wir selber das wirklich als etwas, was nur unseren Körper betrifft, jedoch unser seelisches Befinden, unsere geistigen Fähigkeiten unberührt läßt? – Die Unterscheidung somatischer und psychischer Krankheiten oder, sagen wir vorsichtiger: somatischer und psychischer Komponenten in den Krankheiten, ist die Unterscheidung des wissenschaftlichen Arztes, nicht des Patienten. Die medizinische Wissenschaft bedarf dieser Unterscheidung, um klarer zu sehen und sicherer voranzukommen[6], aber der Arzt, welcher Kranke behandelt – sei es in der Klinik, sei es draußen in der Praxis –, sollte sich doch gelegentlich daran erinnern, daß es im Krankheitsgefühl seiner Patienten eine solche Trennung nicht gibt.

Den magischen, dämonistischen und ganz allgemein religiösen Krankheitsauffassungen der primitiven Kulturen entspricht ein bestimmter Arzttypus, derjenige des *Medizinmannes,* der *Priester, Zauberer und Heilkundiger in einem* ist. Seine Behandlung ist darauf ausgerichtet, schädlichen Zauber zu brechen, Krankheitsdämonen auszutreiben und zu bannen, beleidigte Ahnengeister und erzürnte Gottheiten zu versöhnen. Man könnte sagen: das gestörte Gleichgewicht zwischen Gott, Welt und Individuum muß wiederhergestellt werden; ist das geschehen, so wird der kranke Mensch «von selber» wieder gesund.

Die Mittlerrolle des Medizinmannes zwischen sinnlich erfahrbarer und übersinnlicher Welt ist besonders ausgeprägt beim *Schamanen*[7]. Die schamanistische Religion verbindet den Glauben an einen höchsten Gott im Himmel mit der Allbeseelung der Welt durch Geister, die dem Menschen vorwiegend feindlich gesinnt sind. Man kennt das Schamanentum hauptsächlich aus Sibirien, wo es in erster Linie von russischen Gelehrten erforscht wurde, die unter der Herrschaft der Zaren zwangsweise dorthin verschickt wurden, dann aber einigermaßen unbehelligt ihren Studien nachgehen konnten[8]. Es kommt aber auch bei den Eskimos Nordamerikas und Grönlands, seltener in anderen Weltgegenden vor.

Der eigentliche Aktionszustand des Schamanen ist die Ekstase, in welcher sein Geist den Körper verläßt, um beispielsweise ein

Opfer zum höchsten Gott in den Himmel zu tragen oder die Seele eines Gestorbenen ins Jenseits zu geleiten oder die verirrte, vielleicht von Dämonen verschleppte Seele eines Kranken zurückzuholen. Die Schamanen sind also Mystiker: in der Ekstase finden sie den Zugang zur Geister- und Götterwelt. «Diese mystische Elite lenkt nicht nur das religiöse Leben der Gemeinschaft, sondern wacht in gewisser Weise über ihre Seele. Der Schamane ist der große Spezialist für die menschliche Seele; er allein sieht sie, denn er kennt ihre Gestalt und ihr Schicksal.» So formuliert es *Eliade*[9]. Soll man ihn deshalb als Seelenarzt, als «Psychiater» in einem ursprünglichen Sinne, bezeichnen? Das wäre wohl ein Mißverständnis, denn es geht um die Seele schlechthin, nicht nur um die kranke, und zudem werden auch körperliche Krankheiten – zum Beispiel Infektionen wie die Pocken – als Verlust der Seele aufgefaßt. Zum Bild des Schamanen, der über die Seele seines Volkes wacht, paßt es andererseits gut, daß er auch ein Dichter und ein Sänger sein kann, der die Heldenlieder der früheren Generationen kennt und weitergibt.

Der Schamane trägt bei der Ausübung seines Amtes seine besondere Kleidung; darin gleicht er anderen Medizinmännern und Ärzten bis auf den heutigen Tag (man denke an den weißen Mantel!). Das einzige Gerät, das für ihn wirklich unentbehrlich ist, scheint seine Trommel zu sein, deren Klang er benötigt, um in Ekstase zu geraten.

Die ärztliche Behandlung durch Schamanen und andere Medizinmänner primitiver Kulturen ist also vorwiegend und oft gewiß ausschließlich eine *rituelle* Handlung. *Empirische* Elemente können damit vermischt und in sie integriert sein. Ein Beispiel: Abführ- oder Brechmittel entlasten Darm und Magen vom Druck unbekömmlicher Speisen; diese leibliche Reinigung kann aber auch symbolisch verstanden werden, als Ausdruck der für die Heilung entscheidenden geistigen Reinigung. Der Blutentzug durch Schröpfen oder Aderlaß kann sich «eigentlich» gegen in den Körper eingedrungene Geister oder «Fremdkörper» richten [10] usw. Ohne kultisches Zeremoniell wirken Heiltränke und andere ärztliche Maßnahmen nicht. (Auch der Arzt von heute tut gut daran, sich dieser Weisheit der primitiven Medizinmänner gelegentlich zu erinnern.)

Bei der Entfernung der in den Körper eingedrungenen, krankmachenden «Fremdkörper» wenden (oder wandten) die Medizinmänner mancher Stämme, vor allem in Australien und bei nordamerikanischen Indianern, Tricks an, die einen beträchtlichen Grad von Geschicklichkeit voraussetzen: sie reiben oder saugen an der befallenen Körperstelle und fördern dann einen Stein, ein Stück Holz oder sonst einen Gegenstand – es kann sogar eine Eidechse sein – zutage. Bei den Araucanos in Chile «öffnet» der Medizinmann (vom Typus des Schamanen) im Verlauf der Behandlungszeremonie zum gleichen Zweck scheinbar den Körper [11]; frühere Beobachter scheinen diese Praktik irrtümlich für einen richtigen chirurgischen Eingriff gehalten zu haben – wie das ja auch in unseren Tagen, trotz hochentwickelter Photo- und Filmtechnik, noch vorkommen kann, zum Beispiel mit Bezug auf die «Operationen» der philippinischen «Geistheiler». Sind solche Tricks Beweise dafür, daß die Medizinmänner der primitiven Kulturen ihre gutgläubigen Landsleute betrügen, um sich selber Ansehen und Einfluß zu sichern? Wohl kaum. Der magisch-übersinnliche Vorgang der Befreiung von der Krankheit wird auf diese Weise sinnfällig gemacht, der unsichtbare «Fremdkörper» in einen sicht- und greifbaren Gegenstand übergeführt [12].

Das empirische Moment, das auch in der magisch-rituellen Medizin der Primitiven mitwirkt, wenn diese im Verlauf ihrer Heilriten den Kranken Arzneien eingeben, sie massieren oder zum Schwitzen bringen, kommt naturgemäß besonders stark im chirurgischen Bereich zur Geltung, zunächst bei der *Behandlung von Verletzungen* [13]. Hier ist ja auch die natürliche Ursache des Schadens am offensichtlichsten. Wie gut eine Wunde oder ein gebrochenes Glied heilt, hängt in Tat und Wahrheit davon ab, wie sorgfältig die Wunde behandelt und verbunden, wie geschickt die Fraktur gerichtet und geschient, reponiert und fixiert worden ist – auch wenn der Medizinmann seine manuell-technischen Verrichtungen mit Zaubersprüchen begleitet und von deren Notwendigkeit überzeugt ist. So kann sich mit der Zeit ein Schatz wundärztlichen Wissens und Könnens bilden, der auf Naturbeobachtung, Erfahrung und handwerklichem Geschick beruht und in seinem Kern frei von Religion und Magie ist.

Nur bei wenigen primitiven Völkern hat sich jedoch aus der Kunst der Wundversorgung eine *operative Chirurgie* entwickelt, die vor schwierigeren Eingriffen nicht zurückschreckt und auch bestimmte Krankheitszustände mit dem Messer (oder dem Brenneisen) anpackt. Nach *Ackerknechts* Übersicht ist das einzig im zentralen Ostafrika und auf einigen polynesischen Inseln der Fall. Die Chirurgen der ostafrikanischen Massai nähen verletzte Därme, eröffnen Leber- und Milzabszesse, machen Einschnitte (Skarifikationen) in entzündete Mandeln, amputieren zertrümmerte Glieder und schneiden unbrauchbar gewordene Augen heraus. In Uganda hat der medizinisch gebildete schottische Afrikaforscher *Robert William Felkin* vor nahezu hundert Jahren (1879) einem Kaiserschnitt beigewohnt, durch den ein eingeborener Chirurg einer jungen Mutter und ihrem Kind das Leben rettete[14]. Bananenwein diente sowohl zur Betäubung der Patientin wie zur Waschung des Operationsfeldes und der Hände des Chirurgen. Daß die Operation mit einer Beschwörung begann, ist nicht verwunderlich. Hinterher wurden die blutenden Stellen mit glühendem Eisen verschorft, die Bauchdecke mit Eisenstiften zusammengeheftet und die Wunde mit einer Paste aus zwei verschiedenen Wurzeln bedeckt, die der Chirurg gekaut hatte. Darüber kamen gewärmte Bananenblätter, und zum Schluß wurde der Leib straff eingebunden.

Den entscheidenden Grund dafür, daß die allermeisten primitiven Kulturen keine solche aktive Chirurgie entwickelt haben, sehe ich mit *Ackerknecht* in der magisch-rituellen Gesamtorientierung dieser Medizin. Der Kranke weiß, wo Hilfe zu finden ist (wenn es eine solche überhaupt gibt), nämlich in der übersinnlichen Welt; sie im Bereich technischen Manipulierens und Pröbelns zu suchen, liegt ihm und seinen Angehörigen fern. Weit häufiger als in heilender Absicht wird das Messer zu rituellen Zwecken benützt. Man könnte geradezu von einer *rituellen Chirurgie* reden, die von der Tätowierung und Zahnausziehung bis zur Amputation einzelner Finger reicht, vor allem aber Eingriffe an den männlichen und weiblichen Genitalien in geradezu erschreckender Mannigfaltigkeit umfaßt [15]. Von den letzteren bringt die Beschneidung der männlichen Vorhaut unter Umständen einen hygienischen Nutzen (auch wenn dieser gar nicht beabsichtigt ist); alles übrige ist, medizinisch betrachtet, schmerzhafte Verstümmelung.

Das Abschneiden von Fingern, Händen, Zunge und andern Körperteilen als *Strafe* ist ebenfalls weit verbreitet; man amputiert also, um einen Menschen zu schädigen, nicht um ihm zu helfen. Die Strafe gilt unter Umständen sogar für mehr als lebenslang, weil im Glauben mancher Völker ein verstümmelt Gestorbener auch nach dem Tod, als Geist, verstümmelt bleibt. Dieser Glaube hat sogar das große Kulturvolk der Chinesen bis ins 19. Jahrhundert hinein gehindert, im Rahmen seiner eigenen Medizin die Chirurgie zu entwickeln. Es versteht sich also für den Menschen ursprünglich keineswegs von selbst, das Messer als Instrument der Heilung zu verwenden – und am eigenen Leib verwenden zu lassen.

Um so mehr muß man sich darüber wundern, daß ausgerechnet die *Trepanation des Schädels* bei den primitiven Völkern seit der Steinzeit so weite Verbreitung gefunden hat [16]. Dabei ist dies doch eine heikle und langwierige Operation: die Schädelhöhle soll eröffnet werden, das Hirn und seine Häute aber intakt bleiben. Der Name leitet sich von dem griechischen Wort «trypanon», Bohrer, ab; er weist auf eine Technik hin, die einer höheren Kulturstufe angehört.

Die Stämme, die die Trepanation kannten, sind über die ganze Erde verteilt, und bei einzelnen wird sie heute noch ausgeführt.

Offenbar stellt die Bindung der Heilkunst an Religion, Kult und Magie für die Entwicklung gerade dieses chirurgischen Eingriffs kein Hindernis dar, vielleicht hat sie sie im Gegenteil begünstigt. Die Entdecker und Erforscher der prähistorischen Trepanation in Frankreich, die Ärzte *Prunières* und *Broca,* nahmen (in den 1870er Jahren) zunächst an, daß es sich um einen rituellen Eingriff – häufig an Schädeln Verstorbener – gehandelt habe, weil sie gleichzeitig runde Schädelknochenstückchen, sogenannte Rondellen, fanden, die in der Mitte durchbohrt und als Amulette getragen worden waren. Das erwies sich aber als eine Besonderheit der westeuropäischen Steinzeitmenschen. Im ganzen dürfen wir in der Schädeltrepanation der Primitiven durchaus einen Akt ärztlicher Behandlung sehen. *Wölfel* in Wien hat gezeigt, daß die Trepanation in der Regel an derjenigen Stelle eines Schädels ausgeführt wurde, wo dieser vorher durch einen Keulenschlag oder einen geschleuderten Stein eingedrückt worden war. In diesem Falle handelte es sich also um eine erweiterte Wundversorgung mit dem Ziel, das offenbar als lebensnotwendig erkannte Hirn vom Druck durch Knochenfragmente und Bluterguß zu befreien. Die Trepanation hat also eine empirische Wurzel.

Dies scheint mir jedoch nicht die ganze Wahrheit zu sein. Auch unverletzte Schädel wurden und werden trepaniert; als Indikationen dafür werden vor allem epileptische Anfälle und anhaltende Kopfschmerzen genannt. Im Gesamtbild der primitiven Medizin betrachtet, kann das Loch im Schädel in solchen Fällen kaum etwas anderes bedeuten als eine Pforte, durch die man den Dämon, der im Kopf sein Unwesen treibt, herauskomplimentieren will. Die Epilepsie, die «heilige Krankheit» der frühen Griechen, wird ja noch im Neuen Testament ausschließlich als Besessenheit durch einen bösen Geist verstanden. So betrachtet, hat die Schädeltrepanation auch eine magische Wurzel. Welches die kräftigere ist, die magische oder die empirische, läßt sich wohl nicht entscheiden; es dürfte auch bei verschiedenen Stämmen verschieden gewesen sein.

Die Schädeltrepanation verbindet die Medizin der Urzeit mit derjenigen der Gegenwart. Dies nicht nur in dem Sinne, daß der Eingriff, aufgrund einer wissenschaftlichen Diagnostik mit modernen chirurgischen Methoden ausgeführt, auch in der heutigen Hirnchirurgie seinen Platz hat, sondern ebensosehr, weil er – wie bereits erwähnt – auch in seiner primitiven Form immer noch praktiziert wird. Gestützt auf die Untersuchung der Schädel trepanierter Afrikaner und auf die Befragung ihrer Operateure hat Dr. *J. G. Grounds* vom Medical Department des Staates Kenia 1958 einen Bericht publiziert, der auch für die Frage nach der Stellung dieser Chirurgen in der Gemeinschaft aufschlußreich ist und den ich im folgenden resümiere [17].

Die Operateure: Man rechnet mit 20–30 Operateuren unter den rund 240 000 Angehörigen des Stammes der Kisii in der Nähe des Victoriasees. Diese Operateure sind im Hauptberuf nicht Ärzte, sondern gewöhnliche Bauern. Auf Wunsch führen sie die Trepanation aus, deren Technik jeder von seinem Vater oder einem andern Operateur gelernt hat. Die Lehrzeit dauert ein bis fünf Jahre; während dieser Zeit assistiert der Lehrling bei 25–50 Operationen. Jährlich werden schätzungsweise 500 Operationen ausgeführt, also durchschnittlich von jedem Operateur etwa 20.

Die Indikationen: Der Eingriff wird bei Schädelbrüchen und Kopfschmerzen infolge von Schädelverletzungen vorgenommen. Ziel der Operation ist nach Angabe der Operateure die Entfernung des gebrochenen Knochenstückes, das für die Kopfschmerzen verantwortlich sein soll.

Die Operation: Der Eingriff dauert mehrere Stunden, der Patient liegt oder sitzt und wird von nahen Angehörigen – Vater, Bruder, Ehemann – festgehalten. Er ist nicht anästhesiert, doch nur ausnahmsweise muß die Operation für eine Weile unterbrochen werden, weil der Patient Schmerzen äußert.

Die Kopfhaut wird rasiert, gewaschen und bis auf den Knochen einfach oder kreuzweise eingeschnitten; die Länge der

Schnitte beträgt 1–10 Zoll (2,5 bis 25 cm). Die «Assistenten» – Angehörige oder Lehrlinge – ziehen die Kopfhaut auseinander, so daß der Knochen in genügender Ausdehnung bloßliegt. Mit einem Messer, das einem Rüstmesser aus der Küche gleicht, schneidet der Chirurg Späne aus dem Schädel, bis eine längliche, meist nur schmale Öffnung entsteht; eine Verletzung der darunter liegenden Hirnhäute wird peinlich vermieden.

Eine nach Grounds' Ansicht jüngere Technik besteht darin, mit einer Säge ein viereckiges Knochenstück zu präparieren und es sodann mit einem Meißel herauszuheben.

Am Schluß wird die Wunde gewaschen und mit Fett bedeckt. Grounds traf nur einen einzigen Operateur, der die Kopfhaut zu vernähen pflegte.

Erfolge und Mißerfolge, Honorierung und Haftung:

Wie oft die Operation zum gewünschten Erfolg – der Befreiung vom Kopfschmerz – führt, läßt sich aufgrund von Grounds' Daten nicht beurteilen. Hingegen ist ein tödlicher Ausgang selten: die Sterblichkeit dürfte bei einem Prozent liegen!

Wenn die Beschwerden eines Patienten nach der Operation nicht verschwinden, so läßt er sich nicht selten ein zweites oder drittes Mal operieren. Dazu sucht er jedoch in der Regel einen anderen Operateur auf.

Der Operateur seinerseits hat Anrecht auf ein Honorar, das zur Zeit der Erhebung zwischen 30 und 250 Kenia-Schilling lag, was annähernd 15–125 Schweizer Franken entsprach. Wenn der Patient aber stirbt, dann wird der Chirurg vor Gericht gestellt. Das letztere entspricht natürlich nicht den ursprünglichen Stammesbräuchen, sondern der Gesetzgebung des modernen Staates Kenia, der die primitiven Trepanateure zwar dulden muß, ihre Tätigkeit aber grundsätzlich mißbilligt. Die Angehörigen des umgekommenen Patienten benützen das Gerichtsverfahren, um Schadenersatz zu fordern.

In diesem Bericht aus Kenia ist von der magischen Wurzel der Schädeltrepanation nichts mehr zu spüren. Die schwarzen Operateure beteuern, daß sie nur bei Unfallfolgen operieren. Dies mag zum Teil auf den Einfluß islamisch-arabischer Wissenschaft zurückgehen. Doch müssen wir wohl auch damit rechnen, daß die eingeborenen Operateure dem Regierungsarzt gegenüber die empirisch-rationale Begründung ihres nicht ganz legalen Tuns betonen, ihre religiös-magischen Motive aber verschweigen. Aus rationalen Momenten allein scheint es mir jedenfalls nicht erklärbar, daß diese Operation sich so hartnäckig hält und daß sich offenbar immer wieder Leute finden, die sich darauf spezialisieren, obwohl sie sonst anscheinend keine medizinischen Interessen haben und auch nicht davon leben müssen, wohl aber das Risiko eingehen, mit großer Wahrscheinlichkeit im Verlauf eines Jahrzehntes wegen eines tödlich verlaufenen Falles vor Gericht zu kommen [18].

Unabhängig von der offenen Frage nach dem tatsächlichen Ausmaß seiner medizinischen Erfolge, scheint der Kisii-Operateur den *Bedürfnissen und Erwartungen seiner Stammesgenossen* gerecht zu werden. Das Verfahren als solches erscheint offensichtlich der Bevölkerung nach wie vor vertrauenswürdig, ebenso die Trepanateure, wenn man sie kollektiv betrachtet. Der einzelne Operateur hingegen verliert das Vertrauen des einzelnen Patienten und seiner Angehörigen, wenn seine Behandlung nicht die erwartete (oder versprochene) Wirkung hat. Daß sich der Kranke in einem solchen Fall erneut der qualvollen Operation unterzieht, beweist sein Vertrauen in die Methode; daß er dabei den Arzt wechselt, können auch wir verstehen. Die wirtschaftlichen Beziehungen beruhen auf dem Prinzip von Leistung und Gegenleistung: der Patient bezahlt dem Arzt ein Honorar; geht die Sache aber schief, so wollen die Angehörigen entschädigt sein. In dieser Hinsicht glaubt man den Einfluß der europäisch-amerikanischen Zivilisation zu spüren!

Der Fall der Kisii-Trepanateure weist uns auf ein Phänomen hin, das wir gewohnt sind, als Charakteristikum unserer eigenen Medizin anzusehen: *die ärztliche Spezialisierung*. Bei uns nimmt das Spezialistentum überhand, weil der einzelne Arzt die Gesamtmedizin anscheinend nicht mehr überblicken kann und weil jedes Fachgebiet seine speziellen Techniken der Untersuchung und Behandlung entwickelt hat und immer weiter ausbaut. Wieweit diese Begründungen stichhaltig sind und das befürchtete Verschwinden des Allgemeinpraktikers unaufhaltsam ist, soll jetzt nicht diskutiert werden. Jedenfalls haben wir es mit einer Spezialisierung angesichts einer Überfülle von Kenntnissen und technischen Möglichkeiten zu tun, man könnte sagen: mit einer «spécialisation par embarras de richesse».

Doch auch der Trepanateur der Kisii ist ein ärztlicher Spezialist, aber er ist es, weil er nichts anderes versteht als seine Operationstechnik und sich anscheinend auch für nichts anderes interessiert – und das nicht als Endergebnis einer «déformation professionnelle», wie sie uns alle bedroht, sondern von vornherein. Er ist ein Spezialist, weil es ihm an umfassenden medizinischen Kenntnissen fehlt; wir könnten ihn, vom Standpunkt der gegenwärtigen Medizin aus, als «spécialiste par manque de connaissances» oder als Spezialisten «faute de mieux» bezeichnen. In dieser Form ist die ärztliche Spezialisierung, wie *Ackerknecht* und *Sigerist* gezeigt haben[19], eine sehr alte, ja ursprüngliche Erscheinung. So hatte beispielsweise der kleine Indianerstamm der Havasupai in Arizona drei Kategorien von Medizinmännern[20]: der eine war zuständig für Wunden, Knochenbrüche und Schlangenbisse, der zweite für Krankheiten, der dritte für das Wetter. Das Beispiel ist besonders hübsch, weil die drei Typen sich nach dem Gewicht der empirisch-rationalen beziehungsweise der magisch-religiösen Komponente ihres Tuns unterscheiden lassen: der Wundarzt ist vorwiegend Empiriker, der Wettermacher Zauberer oder Priester, und dazwischen steht der «Internist», der beides zugleich ist. Eine solch übersichtliche Gliederung der primitiven Heilkundigen dürfte in dieser Ausprägung selten sein; weit verbreitet ist aber eine Spezialisierung nach bestimmten Fähigkeiten und nach bestimmten Leiden.

Wir werden dieser Spezialisierung «faute de mieux» im Lauf der Geschichte wiederholt begegnen, und es schadet nichts, sich gelegentlich daran zu erinnern: Spezialisierung kann ebensogut Beschränktheit wie Vertiefung bedeuten; der spezialisierte Arzt ist nicht unbedingt der bessere Arzt.

Zu den von vornherein auf ein enges Tätigkeitsfeld eingeschränkten Heilkundigen müssen wir auch die *Hebammen* rechnen, die «weisen Frauen» (sages-femmes), in deren Wirken sich Erfahrung und Magie ebenfalls in wechselnden Proportionen mischen – und dies nicht nur bei Primitiven. Der Beruf des Medizinmannes selbst ist übrigens den Frauen keineswegs überall verschlossen[21], wenn auch «Medizinfrauen» und Schamaninnen im ganzen seltener sind.

Neben der Spezialisierung gibt es einen weiteren charakteristischen Zug modernen ärztlichen Lebens, der sich bis in die primitiven Kulturen zurückverfolgen läßt: das *ärztliche Vereinswesen*[22]. Die Bünde primitiver Medizinmänner tragen natürlich religiös-rituellen Charakter. Aber es ist doch beachtenswert, daß die Ärzte, die innerhalb der Gemeinschaft durch ihren Beruf eine besondere und exponierte Stellung einnehmen, offenbar schon in einer einfach strukturierten Sozialordnung das Bedürfnis verspüren können, sich zusammen- und in einem gewissen Grad auch gegen das «profanum vulgus» abzuschließen.

Die Frage, wieweit der primitive Arzt aller Schattierungen seinen Patienten tatsächlich *helfen* kann, haben wir bereits im Zusammenhang mit den Schädeltrepanationen der Kisii angeschnitten. Ehe wir sie abschließend zu beantworten versuchen, müssen wir klarstellen, was «helfen» in diesem Zusammenhang heißt. Der Arzt hilft *objektiv,* wenn er zur Wiederherstellung der Gesundheit oder zur Linderung von Leiden etwas beiträgt, was mit naturwissenschaftlichen Methoden erfaßbar ist; er bringt dem Patienten *subjektive* Hilfe, wenn dieser seine Wiederherstellung oder Besserung dem Eingreifen des Arztes zuschreibt, mag dieses nun nach naturwissenschaftlichen Kriterien wirksam, unwirksam oder gar schädlich gewesen sein. Die objektive Hilfe liegt in der Regel im körperlichen Bereich, denn nur das Körperliche im Menschen ist naturwissenschaftlich völlig erfaßbar. Die subjektive Hilfe dagegen wirkt in der seelischen Sphäre; sie allein wird vom Patienten unmittelbar empfunden. Für die Beziehungen des Arztes zum Kranken und seinen Angehörigen ist es daher zunächst wichtiger, subjektiv zu helfen als objektiv: dadurch gewinnt der Arzt Dank und Zutrauen. Die schönsten objektiven Behandlungserfolge (heute etwa in Form normalisierter Laborwerte oder Röntgenbilder) fallen hingegen wenig ins Gewicht, solange der Patient selber in dem Gefühl verharrt, es gehe ihm schlecht – oder doch noch lange nicht so gut, wie es sollte. Manche Klagen der Ärzte über den Undank von Patienten (denen sie objektiv doch so trefflich geholfen haben) und über den Unverstand der Menge (die einen Scharlatan vergöttert) haben ihren Grund darin, daß wir uns über diesen Unterschied zwischen subjektiver und objektiver ärztlicher Hilfe nicht im klaren sind. Ein Trost angesichts solcher Überbewertung der subjektiven Hilfe liegt für den Arzt in der Gewißheit, daß auch sie ihre solideste und dauerhafteste Grundlage in objektiven Behandlungserfolgen hat.

Doch noch einmal zurück zum primitiven Arzt, zum Medizinmann! Gute objektive Heilerfolge kann er zweifellos in der Behandlung der Verletzungen erzielen. Bei Fieber, Verdauungsstörungen, rheumatischen Beschwerden und anderen, auch unter primitiven Lebensverhältnissen häufigen Dingen können seine therapeutischen Maßnahmen, unabhängig von ihrer rituellen Komponente und ihrer psychologischen Wirkung, die Abwehr- und Heilungsbereitschaft des Organismus unterstützen. Ferner ist zu bedenken, daß manche chronische Leiden für den naiven Blick des primitiven Menschen gar nicht das Gepräge einer Krankheit haben. Leidet etwa ein älterer Mensch an Atemnot, so ist das für den Primitiven eher eine natürliche Alterserscheinung als das Symptom einer Krankheit, die man behandeln müßte [23].

Das Nachlassen von Schmerzen und anderen Beschwerden hängt übrigens nicht nur von objektiven Faktoren ab, sondern ebensosehr von subjektiven. Und im subjektiv-seelischen Bereich hat es der Medizinmann wohl oft leichter zu helfen als sein wissenschaftlicher Nachfahr; denn er behandelt ja immer den ganzen Menschen (nicht nur den Körper oder dessen einzelne Teile, oder aber die gestaltlose Psyche), und er tut es in Übereinstimmung mit der göttlichen Weltordnung. Schlagen seine Bemühungen fehl, so sind mächtigere Geister am Werk als diejenigen, die er beeinflussen kann. Nicht sein persönliches Versagen bedingt seinen Mißerfolg, sondern die ungünstige Konstellation überlegener feindseliger Mächte.

«Der Medizinmann war im ganzen erfolgreich», sagt *Ackerknecht*[24]. Anders ausgedrückt: er wird den Erwartungen seines Publikums gerecht. Trotzdem wäre es verfehlt, nun zu folgern, daß die Primitiven mit ungetrübtem Vertrauen zu ihrem Arzt aufblicken. Im Gegenteil: ihr Respekt ist mit Furcht gemischt; denn wer über Kräfte verfügt, um andere gesund zu machen, kann mit den gleichen Kräften auch andere krank machen. Der Medizinmann der australischen Kurnai, der mit so viel Geschick den Krankheitsfremdkörper in Gestalt eines Quarzkristalles aus dem Körper zu ziehen versteht, kann denselben Quarz auf einen anderen Menschen «werfen»; nach *Henry E. Sigerist*[25] wäre das die einzige Krankheitsursache, die jenes Volk anerkennt. In den Augen des primitiven Menschen kann der Arzt also nicht nur heilen, sondern auch verderben. Mir scheint, in diesem primitiven Glauben sei eine tiefe Einsicht in das Wesen der Medizin vorweggenommen: die Medizin trägt tatsächlich ein *Janus-Gesicht*. Es ist und bleibt die Aufgabe des Arztes, in den Ablauf einer Krankheit einzugreifen, um ihm eine Wendung zum Besseren zu geben. Aber allzuoft läßt es sich nicht genau genug voraussehen, wie das unerhört komplizierte und subtile stofflich-energetische Gefüge des Organismus auf unsere chirurgisch-mechanischen oder medikamentös-chemischen Eingriffe reagiert: statt einer Wendung zum Besseren kann eine Wendung zum Schlechteren die Folge sein, oder es treten neben dem erwünschten Haupteffekt unerwünschte Nebenwirkungen auf. (Selbst die Psychotherapie ist nicht frei von solchen Gefahren.)

Das Janus-Gesicht der Medizin, das die primitiven Menschen an ihrem Medizinmann intuitiv erkennen, erscheint uns Heutigen wieder deutlicher als den fortschrittsfrohen Kindern des 19. Jahrhunderts. Denn je größer die objektive Wirksamkeit unserer Behandlungsmethoden, desto größer wird auch ihre potentielle Gefährlichkeit.

ZWEITES KAPITEL

ÄRZTE IN ALTEN HOCHKULTUREN

a) Als Beispiel: Ägypten

In den altägyptischen Papyri tritt uns, erstmals in der menschlichen Geschichte, eine umfassende medizinische Lehre in schriftlicher Fixierung entgegen[1]. Wir finden darin – im sogenannten Wundenbuch des Papyrus Edwin Smith – Zeugnisse für eine vorzügliche Krankenbeobachtung und eine diagnostische Sicherheit, die uns in Bewunderung versetzen und die etwas Neues darstellen: den Anfang einer konsequent auf Naturbeobachtung gegründeten Heilkunde. Daneben bewahrt die ägyptische Medizin sehr deutlich gewisse Züge, die wir bestimmend für die ärztliche Tätigkeit in primitiven Kulturen gefunden haben.

Auch bei den Ägyptern ist der ursprüngliche, enge Zusammenhang zwischen Religion, Zauberei und Heilkunst noch wirksam; die Personalunion von Priester und Arzt ist noch nicht restlos und nicht endgültig gelöst. «Legt irgendein Arzt, irgendein Sachmetpriester, irgendein … -Zauberer seine Finger auf den Kopf, Hinterkopf, die Hände, die Herzstelle, die Arme, die Beine, so gilt seine Messung dem Herzen», lehrt ein Buch über die Gefäße – es geht also um das Pulsfühlen –, und *Hermann Grapow* kommt zum Schluß, daß mit Arzt, Priester und Zauberer nicht drei verschiedene, sondern ein und dieselbe Person gemeint sei[2]. Doch auch wenn es drei verschiedene Leute wären: alle drei hätten mit der Medizin zu tun gehabt, Kranke untersucht und behandelt.

Der ursprünglich priesterliche Charakter der ärztlichen Tätigkeit bei den Ägyptern wird noch deutlicher, wenn wir uns vergegenwärtigen, daß die löwenköpfige Göttin Sachmet nicht

etwa eine heilende, sondern im Gegenteil eine krankheitsverur-
sachende Gottheit war, deren Boten «den Hauch der Pest des
Jahres» brachten[3]. Wenn ihre Priester Ärzte waren, dann
zunächst deswegen, weil sie die unheilbringende Macht ihrer
Herrin zu versöhnen wußten.

Ganz allgemein waren die Ärzte vom göttlichen Ursprung
ihres Wissens überzeugt. Sie verehrten als ihren Schutzherrn den
Gott Thoth, «der die Schrift reden läßt, der die medizinischen
Sammelbücher machte, der den Gelehrten nützliche Kenntnisse
verleiht, den ...-Ärzten, die in seinem Dienst stehen[4]». Im Mythos beweist Thoth seine Heilkraft, indem er das im Kampf mit
Seth schwer verletzte Auge des Horus wiedergutmacht. In der
Spätzeit, in welcher sich die Ägypter mehr als zuvor der Magie
und dem Aberglauben zuwandten, wurde Horus selbst zum
Heilgott, der durch seine Mutter Isis in vielerlei heilkräftigen
Zauber eingeweiht war[5]. Doch von Anfang bis Ende waren in
der ägyptischen Medizin Zaubersprüche für die Zubereitung
und Anwendung der Heilmittel wichtig: durch sie erst gewan-
nen die Arzneien ihre volle Wirkung[6].

Ebenfalls erst in der Spätzeit wurde ein Mensch, der zwei
Jahrtausende zuvor gelebt hatte, zum Heilgott erhoben: Imhotep, der unter dem König Zoser I. (Djoser) um 2650 v. Chr. als
Arzt, Architekt, Wesir, Ritualbeamter und Schriftsteller von
überragender Weisheit wirkte[7]. Die Griechen setzten Imhotep
ihrem eigenen Heilgott Asklepios gleich (vgl. Kap. 4), und seine
Tempel wurden gleich wie die griechischen Asklepios-Heiligtümer zu Wallfahrtsorten für kranke Menschen. Da Imhotep erst
in der Ptolemäerzeit als wahrer Gott verehrt wurde (vorher wohl
als Halbgott), liegt es nahe, hier griechischen Einfluß mit am
Werk zu sehen. Die Bereitschaft, einen besonderen Heilgott
anzuerkennen, an den sich die geplagten Menschen direkt um
Hilfe wenden konnten, muß aber bei den Ägyptern jener Zeit in
hohem Maße vorhanden gewesen sein.

Es gab also, wie oben erwähnt, ägyptische Priester, die Ärzte
waren, daneben jedoch Ärzte, die keine Priester waren; beides ist

durch Inschriften belegt. Wir wissen freilich nicht, welche
zahlreicher waren, und erst recht nicht, wie weit sich der einzelne
Arzt eher als Diener und Werkzeug der Gottheit oder aber als
naturkundiger, weltlicher Fachmann fühlte. Wir tun gewiß gut,
uns die altägyptischen Ärzte nicht allzu uniform vorzustellen; es
gab sicher verschiedene Typen in unzähligen persönlichen
Ausprägungen.

In einer andern Hinsicht ist die Verschiedenartigkeit verbürgt.
Als in freilich sehr später Zeit (5. Jahrhundert v. Chr.) der Grieche *Herodot* Ägypten bereiste und das Leben seiner Bewohner
zu erfassen suchte, stellte er fest [8]: «Die Heilkunde ist bei ihnen
folgendermaßen verteilt: Jeder Arzt ist nur für eine einzige
Krankheit da und nicht für mehrere. Alles ist voll von Ärzten.
Es gibt Ärzte für die Augen, für den Kopf, für die Zähne, für
den Bauch und für die unsichtbaren Krankheiten.»

Danach wäre die Medizin zu jener Zeit eine vorwiegend
weltliche Angelegenheit gewesen, auch wenn daneben der
Imhotep-Kult blühte und zur Abwendung und Behebung von
Krankheit vielerlei Zauberei getrieben wurde. Die Ärzte waren
zahlreich – und sie waren *spezialisiert*. Gerade weil sich jeder nur
mit einem Teilgebiet befaßt, braucht es so viele – dies scheint
Herodots Eindruck gewesen zu sein.

Dabei handelte es sich aber bei der Spezialisierung der
ägyptischen Ärzte nicht um eine Erscheinung, die der Spätzeit
eigen gewesen wäre. Zumindest die Titel der Spezialärzte sind
schon im Alten Reich bekannt gewesen; sie finden sich vor allem
auf Grabmälern. Da gibt es den «Arzt der Augen», den
«Zahnbehandler», den «Arzt des Bauches», den «Rinderhirten
des Afters» – ein Hinweis auf das Gewicht, das einer geregelten
Verdauung für Erhaltung und Wiederherstellung der Gesundheit zugemessen wurde – und schließlich den «Kenner und
Anwender der geheimen Kunst», also vielleicht den Experten für
medizinische Magie. Es liegt nahe, diesen Kenner der geheimen
Kunst mit Herodots Arzt für unsichtbare, verborgene Krankheiten gleichzusetzen; aber was sind das für Leiden? Innere

Krankheiten mit Ausnahme der Magen-Darm-Leiden, die in die Kompetenz des Arztes für den Bauch fallen? Das wäre ein Trugschluß, denn die Ägypter faßten alle Krankheiten des Leibesinnern als Krankheiten des Bauches auf[9] und deuteten beispielsweise den Husten als Symptom eines kranken Magens. Unsichtbare Krankheiten waren am ehesten Gesundheitsstörungen, die sich nirgends lokalisieren ließen; geheimnisvoll wie sie waren, ließen sie sich am besten mit geheimen Künsten behandeln. Diese Erklärung ist natürlich bloß eine Vermutung. Das Beispiel mag zeigen, wie schwer es oft ist – es kann geradezu unmöglich sein –, sich vom Inhalt der altägyptischen Bezeichnungen einen annähernd richtigen Begriff zu machen. *Grapow* warnt mit Recht vor allem voreiligen Interpretieren, zu welchem nach seiner Erfahrung gerade die Medizinhistoriker neigen, besonders wenn sie großzügig die fremdartigen ägyptischen Krankheitsbezeichnungen und -beschreibungen mit ihren modernen Diagnosen versehen [10].

Herodots Behauptung, daß jeder ägyptische Arzt nur für eine einzige Krankheit (oder Krankheitsgruppe) zuständig sei, ist sicher übertrieben. Für das Alte Reich ist in bestimmten Fällen das Gegenteil erwiesen. Gerade der Arzt Iri, der um 2500 lebte und dessen Grabstele in Gizeh die wichtigste Quelle für das Vorkommen der Spezialistentitel im Alten Reich ist, vereinigt deren mehrere: dieser hochgestellte Arzt am Pharaonenhofe war zugleich «Hofarzt der Augen», «Hofarzt des Bauches», «Rinderhirt des Afters», «Bekämpfer der Skorpione» und anderes mehr. *Grapow* bemerkt, diese Kombination von Spezialitäten dürfte «so ziemlich alles das umfassen, was man von einem tüchtigen Arzt an Wissen und Können verlangte [11]». Aber nicht alle Ärzte waren so vielseitig.

Unter den Spezialgebieten, die die alten Inschriften nennen und die Herodot aufzählt, fehlen Chirurgie und Geburtshilfe. Das ist kein Zufall. Die Chirurgie war im wesentlichen Wundbehandlung – wir werden noch darauf zu sprechen kommen – und gehörte offenbar zum Tätigkeitsbereich aller einigermassen gut ausgebildeten Ärzte. Die Leitung der Geburt aber war Frauensache und lag in den Händen der Hebammen. Die Ärzte als Männer hatten dabei nichts zu suchen. Andere Frauenleiden wurden jedoch auch von den Ärzten behandelt.

Seit über 4000 Jahren ist also eine gewisse Spezialisierung der Ärzte verbürgt: bestimmte wichtige und anscheinend leicht abgrenzbare Organe, nämlich Zähne und Augen, werden für sich behandelt, gewisse besonders wichtige Verrichtungen wie die Regelung der Verdauung werden wenigstens durch einen Ehrentitel gebührend hervorgehoben.

So erstaunlich dieser Sachverhalt ist, wir empfinden ihn dennoch nicht als vollkommen neuartig, wenn wir daran denken, daß es eine ärztliche Spezialisierung schon in der primitiven Medizin gibt (vgl. das 1. Kap.). *Sigerist* hat auch im Spezialistentum der ägyptischen Ärzte eine Form solch urtümlicher Spezialisierung erkannt[12]. Sie hat sich nicht im Laufe der Zeit allmählich herausgebildet, weil die medizinische Wissenschaft und Technik immer umfangreicher geworden wäre, sie war vielmehr von Anfang an da und ist zur festen Institution geworden. Der allfällige Fortschritt gegenüber einer mutmaßlich vorhandenen, uns aber völlig unbekannten primitiven Medizin des Niltales lag nicht in der Spezialisierung, sondern im Gegenteil in ihrer teilweisen Überwindung: die Spezialgebiete standen in der ägyptischen Medizin nicht mehr für sich, sondern fügten sich in eine umfassende medizinische Lehre und Praxis, eine Gesamtmedizin, ein.

Die ärztliche Spezialisierung, die sich von den Anfängen bis in die Spätzeit des ägyptischen Reiches gehalten hat, ist jedoch nicht nur ein Relikt primitiver Zustände. Sie ist darüber hinaus Ausdruck der *hierarchischen Organisation* des ägyptischen Lebens, in welcher jeder Mensch und jede Tätigkeit ihren festen Platz hatten. Neben der Unterteilung der Medizin nach Fachgebieten bestand auch eine Rangordnung der Ärzte, die wir vor allem aus den Grabinschriften der am Hofe tätigen kennen. Sicher feststellbar sind nach *Grapow*[13] die Stufen Hofarzt, Senior der Hofärzte, Oberarzt («Größter der Ärzte») und «Größter der Ärzte von Ober- und Unterägypten». «Der Titel klingt wie Gesundheitsminister; aber es bleibt beim Klang.»

Manche dieser Ärzte hatten – neben allfälligen priesterlichen Ämtern – am Hof noch andere nichtmedizinische Aufgaben, wie etwa der Titel «Schreiber des Königs und Oberarzt» zeigt. Aber auch in diesem Punkte wissen wir nicht: fertigte jener Würdenträger nun wirklich Schriftstücke für den Pharao aus oder war der «Schreiber» ein bloßer Ehrentitel, vergleichbar dem «Geheimrat», mit dem sich die medizinischen Koryphäen des Wilhelminischen Deutschland zierten? Dank der unermüdlichen Arbeit der Ägyptologen kennen wir die imposante hierarchische Ordnung des Pharaonenstaates in vielen Einzelheiten, aber das Leben, das sie pulsierend erfüllte, können wir nicht mehr fassen.

Einen unmittelbaren Eindruck davon, wie der Arzt seinen Patienten gegenübertrat, geben uns die 48 Beschreibungen typischer Verletzungsfälle aus dem Papyrus Edwin Smith. Diese Beschreibungen, auch «Diagnosen», «Informationen» oder «Instruktionen»[14] genannt, gleichen manchen Werken der bildenden Kunst der Ägypter: die Texte sind knapp formuliert, in ihrem Aufbau und gewissen Wendungen streng stilisiert und doch in ihrem Inhalt so lebensnah, daß wir uns heute, nach Jahrtausenden, noch den Patienten vorstellen und sein Leiden meistens erkennen können.

Wir greifen den fünften Fall heraus[15]:

«Informationen über eine Klaffwunde an seinem Kopf, zersplittert ist sein Schädel

Wenn du untersuchst einen Mann mit einer Klaffwunde an seinem Kopf, die bis zum Knochen reicht, zersplittert ist sein Schädel: dann sollst du seine Wunde abtasten, und findest du jenen Splitterbruch, der an seinem Schädel ist, tief, eingesunken unter deinen Fingern, die Anschwellung, die auf ihm ist, steigt hoch; er gibt Blut aus seinen beiden Nasenlöchern, aus seinen beiden Ohren; er leidet an Versteifung in seinem Nacken; nicht vermag er auf seine beiden Schultern und auf seine Brust zu blicken – dann mußt du dazu sagen: einer mit einer Klaffwunde an seinem Kopf, die bis zum Knochen reicht, zersplittert ist sein Schädel, er leidet an Versteifung in seinem Nacken: *eine Krankheit, die man nicht behandeln kann.*

Dann sollst du sie nicht verbinden, er werde zur Erde gegeben auf seine Pfähle, bis die Zeit seines Leidens vorbeigegangen ist. Was anbetrifft: zersplittert ist sein Schädel. Das bedeutet: zersplittert ist sein Schädel, indem Knochensplitter infolge jenes Splitterbruches entstanden sind, eingesunken zum Innern seines Schädels. Es hat das Buch ‹Was die Wunden betrifft› darüber gesagt: ein Zersplittern ist es seines Schädels in viele Stücke, eingesunken zum Innern seines Schädels.»

Das Verletzungsbild ist eindeutig: es handelt sich um eine schwere, offene Splitterfraktur des Schädeldaches; die Blutung aus der Nase und den Ohren weist darauf hin, daß auch die Schädelbasis gebrochen ist; die Nackensteife läßt den heutigen Arzt die Reizung der Hirnhaut (Meningismus) durch Blutung oder Infektion erkennen. Der Verletzte ist verloren: «eine Krankheit, die man nicht behandeln kann». Neben dem Realismus der Schilderung ist dies für den unvorbereiteten Leser heute wohl das Erstaunlichste, ja etwas geradezu Schockierendes: der Arzt verweigert dem Schwerverletzten die Behandlung. Dieser wird «gegeben auf seine Pfähle», das heißt – wie eine frühere Anmerkung im ägyptischen Text lehrt –, ohne daß ihm ein Heilmittel gegeben würde, auf «sein gewohntes Lager» gelegt oder, nach anderer Übersetzung, auf seine gewohnte Diät gesetzt [16]. Der Arzt wird ausdrücklich angewiesen, den Kranken nicht zu verbinden. Den Todgeweihten in Ruhe lassen, das ist die ärztliche Haltung, die aus dieser Anweisung spricht.

In allen schweren Verletzungsfällen lautet das ärztliche Verdikt gleich. Bei den leichten Verletzungen heißt es dagegen: «eine Krankheit, die ich behandeln werde». Eine dritte Formulierung des Verdiktes lautet schließlich: «eine Krankheit, mit der ich kämpfen werde»; der Ausgang ist dabei zunächst ungewiß. So beurteilt wird beispielsweise ein Schädelbruch (der vierte Fall des Wundenbuches), der sich von dem eben erwähnten einzig dadurch unterscheidet, daß das Schädeldach nicht «zersplittert», sondern bloß «gespalten» ist; die Begleitsymptome (Blutung aus Nase und Ohren, Nackensteife) sind gleich, aber es sind keine Knochenstücke in die Schädelhöhle hinein verlagert. Das ist tatsächlich ein wesentlicher Unterschied, der die etwas zuversichtlichere Beurteilung rechtfertigt. Das «Kämpfen mit der Krankheit» besteht zunächst allerdings im abwartenden Beobachten. Auch dieser Patient wird ohne Verband auf seine gewohnte Diät gesetzt, «bis die Zeit seines Leidens vorübergegangen ist. Seine Behandlung besteht im Stillsitzen, indem ihm zwei Stützen von Ziegeln gemacht sind, bis du weißt, daß er zu etwas Endgültigem gelangt ist», das heißt, bis man weiß, ob er sterben oder leben wird. Erst wenn die Lebensgefahr überwunden ist, wird der Arzt etwas aktiver, salbt den Kopf des Patienten mit Fett oder Öl und reibt Nacken und Schultern damit ein.

Bei zwei andern Verletzungen dieser Kategorie greift der Arzt schon zu Beginn ein: Eine Wunde am Nacken mit Wirbelverletzung wird mit frischem Fleisch verbunden (29. Fall). Eine klaffende Wunde vorn am Hals, die bis zur Speiseröhre reicht – «wenn er Wasser trinkt, dann sträubt er sich, und es kommt aus der Öffnung seiner Wunde heraus» –, wird «mit einem Faden zusammengefaßt» und soll am ersten Tag ebenfalls mit frischem Fleisch verbunden werden, anschließend mit Öl oder Fett, Honig und Fasern, «jeden Tag, bis es ihm besser geht» (28. Fall).

Der ägyptische Arzt hatte also nicht die Pflicht, einen Kranken oder Verletzten auf alle Fälle zu behandeln. Zunächst mußte er sich bloß klarwerden: ist mein Eingreifen aussichtsreich? Eine von vornherein aussichtslose Behandlung wurde gar nicht erst begonnen. Das war das gültige ärztliche Ethos, und niemand erwartete, daß der Arzt auch das Unmögliche versuche.

Das Wundenbuch, wie es uns auf dem Papyrus Edwin Smith erhalten ist, wurde um die Mitte des 16. Jahrhunderts v. Chr., zu Beginn des Neuen Reiches, geschrieben. Dasselbe gilt vom Papyrus Ebers, dem «Haupt- und Grundbuch für unser Wissen von der altägyptischen Medizin» [17], einer mächtigen Sammlung von Texten über die verschiedensten medizinischen Gegenstände einschließlich Schönheitsmittel und Hausmittel gegen Ungeziefer. Den kurzen, für einen Lernenden sehr einprägsamen Haupttexten des Wundenbuches folgen, wie das gegebene Beispiel zeigt, eine oder mehrere Anmerkungen. Das zeigt uns, daß nicht alle Formulierungen des Haupttextes dem damaligen Leser ohne weiteres verständlich waren; manche waren entweder zu knapp oder – zu altertümlich. Der wesentliche Inhalt der medizinischen Lehrtexte einschließlich des Wundenbuches mit seinen scharf erfaßten und skizzierten Verletzungsbildern ist tatsächlich, wie die Ägyptologen feststellen konnten, nochmals gegen tausend Jahre älter als die zufällig auf uns gekommene Niederschrift. Für Form und Gehalt der medizinischen Lehre gilt also das gleiche wie für die Gliederung ihrer Ausübung in Spezialitäten: sie war schon in den ersten Jahrhunderten der ägyptischen Geschichte, am Anfang des Alten Reiches, ausgeprägt. So wird ein weiterer charakteristischer Zug der altägyptischen Medizin deutlich: ihre *Unveränderlichkeit.* So wie Lehre und Praxis einmal ausgearbeitet waren, wurden sie durch die Generationen hin weitergegeben. Der Arzt wußte, was er behandeln konnte und was nicht; er kannte die Rezepte und die Zaubersprüche und verstand sie anzuwenden. Mehr wollten weder er noch das Publikum. Der Historiker *Diodoros,* ein sizilischer Grieche, Zeitgenosse des Augustus, weiß über die Auffassung der Ägypter von der Verantwortung des Arztes für seine Mißerfolge Eigentümliches zu berichten [18]: Wenn ein Patient im Verlauf der Behandlung sterbe, so treffe den Arzt keine Schuld, sofern er sich genau an die Vorschriften des «heiligen Buches» gehalten habe; sei er aber davon abgewichen, dann könne er mit dem Tode bestraft werden, denn es sei doch

wohl selten ein Einzelner klüger als die weisen Meister der
Vorzeit in ihrer Gesamtheit. Wieweit es sich tatsächlich so
verhielt, wie Diodor es beschreibt, wissen wir nicht. Im
4. Jahrhundert v. Chr. hatte *Aristoteles* festgestellt[19]: «Sogar in
Ägypten ist es den Ärzten nach vier Tagen erlaubt, von den
geschriebenen Vorschriften abzuweichen; tun sie es aber vorher, so geschieht es auf ihr eigenes Risiko hin.»
   Das klingt wirklichkeitsnäher. Aber beide Berichte beleuchten höchst eindrücklich den Geist der ägyptischen Medizin: das
einmal – und zwar sehr früh – Errungene galt hinfort und wurde
nicht mehr in Frage gestellt. Der Arzt bemühte sich, durch Befragen, Betrachten und Betasten des Patienten und einen Blick
auf seine Ausscheidungen ein klares Bild vom Zustand des
Kranken zu gewinnen. Dieses Bild suchte er mit der überlieferten Lehre in Übereinstimmung zu bringen – das ist selbstverständlich. Er dachte aber offenbar überhaupt nicht daran, daß
er durch eigene, neue Beobachtungen und Überlegungen diese
Lehre ergänzen und weiterentwickeln könnte. Die Tradition
war den ägyptischen Ärzten heilig – eine Einstellung, die wir
später bei den gelehrten Ärzten des europäischen Mittelalters
wieder antreffen werden. Dagegen erwartete man auch vom
ausgebildeten und erfahrenen Arzt, daß er sich durch regelmäßige Lektüre der alten Texte auf der Höhe des Wissens hielt.
Er konnte offenbar auch ohne Schaden für sein Ansehen sich
sein «Futteral mit Schriften» bringen lassen, wenn er sich bei
der Untersuchung und Behandlung eines plötzlich Erkrankten
nicht ganz sicher fühlte[20]. Der heutige Arzt, dem es gelegentlich doch auch so geht, getraut sich dagegen meist nicht, der
unvermeidlichen Unzulänglichkeit seines Wissens in Gegenwart des Patienten auf diese durchaus zweckmäßige Weise ab-
zuhelfen. Warum eigentlich nicht?
   Am deutlichsten zeigt sich uns das Fehlen des Forschungs-
dranges wohl auf dem Gebiet der *Anatomie*. Die Ägypter waren
eines der ganz wenigen alten Völker, bei denen der Körper
eines Verstorbenen nicht tabu war; er wurde ausgeweidet und

einbalsamiert – aber nicht anatomisch untersucht. Die wirkliche Kenntnis des menschlichen Körperbaues ging nicht über das Grob-Sinnfällige hinaus und blieb sich über zweieinhalb Jahrtausende gleich. Übrigens hatten die Ärzte mit der Einbalsamierung nichts zu tun [21].

Einen beträchtlichen Teil seiner Zeit verwendete der ägyptische Arzt auf die Zubereitung der zahlreichen und oft kompliziert zusammengestellten *Heilmittel*[22]. Man benutzte dazu alle möglichen Pflanzen (viele davon lassen sich nicht mehr identifizieren), auch Gemüse und Früchte, ferner mineralische und tierische Substanzen, einschließlich Milch und Exkrementen von Menschen und Tieren. Sehr wichtig waren für den «Rinderhirten des Afters» natürlich die Abführmittel, unter denen uns Sennesblätter und Rizinus vertraut anmuten. Analzäpfchen und Klistiere sowie Waschungen und Räucherungen der weiblichen Geschlechtsorgane wurden angewandt, nicht aber der Aderlaß[23]. Von den ägyptischen Medikamenten gegen Augenkrankheiten werden Zinkpräparate noch heute verwendet, und tierische Galle fand noch zu Beginn unseres Jahrhunderts bei Hornhautgeschwüren Anwendung[24].

Doch wenden wir uns den chirurgischen Maßnahmen zu! Am besten sind wir, dank dem Papyrus Edwin Smith, über die *Wundbehandlung* unterrichtet: sie ist für heutige Begriffe sehr zurückhaltend, aber wo der Arzt eingreift, tut er es auf zweckmäßige Weise. Das hippokratische Prinzip, der Arzt habe durch sein Tun dem Kranken zu nützen oder doch wenigstens nicht zu schaden, wird zwar noch nicht ausgesprochen, ist aber durchwegs spürbar. Ein gebrochenes Nasenbein oder Schlüsselbein, ein gebrochener Oberarm wird reponiert und fixiert. Das gleiche geschah sicher auch mit Beinbrüchen, über deren Versorgung in dem uns erhaltenen Fragment des Wundenbuches nichts steht (die Abschrift bricht bei der Beschreibung des 48. Falles, einer Rückenverletzung, mitten im Satz ab). Bei manchen klaffenden Wunden, aber nicht bei allen, wird eine Naht empfohlen.

Ein entzündetes Geschwür, entstanden als Komplikation einer Schlagverletzung auf der Brust (39. Fall), soll ausgebrannt werden, und zwar mit dem erhitzten Holzstab eines Feuerbohrers [25]. Das *Schneiden* wird im Papyrus Ebers bei der Geschwulstbehandlung erwähnt [26]; über die Einzelheiten des Vorgehens schweigen die Texte. Bei den im Papyrus Edwin Smith besprochenen Verletzungen brauchte der Arzt das Messer jedoch nicht, und vom Trepanieren des Schädels ist weder im Wundenbuch noch in einem andern Text die Rede. Es existieren auch keine trepanierten ägyptischen Schädel aus der Zeit vor der Eroberung durch Alexander den Großen. Der Befund ist eindeutig: die alten Ägypter haben nicht trepaniert [27].

Wir haben hier das gerade Gegenteil zu manchen primitiven Völkern: dort wird trepaniert, während die Medizin im ganzen auf einem tiefen Niveau steht. Bei den Ägyptern dagegen ist namentlich die chirurgische Diagnostik hoch entwickelt, aber die Schädeltrepanation unterbleibt. Ich sehe darin keinen Widerspruch, sondern den Ausdruck jener ärztlichen Haltung, die lieber den natürlichen Verlauf eines Leidens abwartet, als daß sie den Kranken einem Eingriff unterwirft, der ihm vielleicht schaden könnte. Gerade weil die Begründer der ägyptischen Medizin eine bessere Kenntnis der Verletzungsbilder und Krankheitsverläufe hatten, gerade weil sie beispielsweise um die Gefährlichkeit eines Schädelbruches mit in die Schädelhöhle eingedrückten Knochensplittern wußten, hüteten sie sich vor jedem zusätzlichen Manipulieren und verzichteten damit auch auf das vielleicht rettende, sicher aber riskante Trepanieren. Eine Abneigung gegen Eingriffe am lebenden menschlichen Körper überhaupt ist aber unverkennbar; sie dürfte mit dazu beigetragen haben, daß die Ägypter auch nicht die Krankheiten mit Blutentzug durch Aderlässe bekämpften.

Bei der Betreuung reicher Leute hatten die Ärzte, mindestens von der Zeit Herodots an, auch eine *krankheitsvorbeugende* Aufgabe, indem sie Klistiere gaben und Fasttage anordneten, um den Körper von dem krankmachenden Überfluß der Nahrung zu befreien[28]. Für die unter harten Bedingungen schuftenden Handwerker, die die Totenstadt von Theben ausbauten und schmückten, und wohl auch für die unglücklichen Arbeitssklaven der Bergwerke am Sinai bestand ein eigener ärztlicher Dienst. Schon bei den Verletzungen, die im Wundenbuch beschrieben werden, haben gewiß häufig Arbeitsunfälle – etwa beim Pyramidenbau – die Ursache abgegeben. Zur Beurteilung der Arbeitsfähigkeit dürfte auch damals schon der Arzt beigezogen worden sein[29].

Wie wurden die Ärzte *bezahlt?* Soweit sie zum Hofstaat gehörten oder Priester eines Tempels waren, brauchten sie sich keine Sorgen um ihren Lebensunterhalt zu machen. Die Priesterärzte waren für alle da. Reiche Patienten hatten zudem die Möglichkeit, sich den Ärzten ihrer Wahl durch Geschenke erkenntlich zu zeigen. Dafür, wie die ärztliche Betreuung des Volkes außerhalb der Tempel und der eben erwähnten staatlichen Arbeitsplätze organisiert war, besitzen wir leider nur das Zeugnis des unzuverlässigen und allzu späten *Diodor*[30]: «Auf Feldzügen und ihren Reisen im Lande finden alle Behandlung, ohne selbst ein Honorar (misthon) zu bezahlen, denn die Ärzte beziehen ihren Unterhalt aus allgemeinen Mitteln.»

Die umfassende hierarchische Organisation des gesamten ägyptischen Lebens läßt uns freilich vermuten, daß Diodor richtig informiert war und daß die Ärzte des alten Ägyptens ihr Brot mehr dem allgegenwärtigen Staat als dem freien Erwerb verdankten. (Vgl. S. 175)

Alles in allem werden wir zum Schluß geführt, daß der altägyptische Arzt sicher und unangefochten in seiner hierarchischen Staats- und Gesellschaftsordnung stand. Auch innerlich unangefochten: die medizinische Lehre, die ihn in seiner Praxis leitete, war unverbrüchlich festgelegt. Eine so stabile Tradition, wie die ägyptische Medizin sie besaß, bedeutet im Auf und Ab des Alltags einen kräftigen Halt – solange man sich nicht ihrer Unzulänglichkeit bewußt wird und sie als Fessel empfindet. Aber ein solcher Umschwung in der Einstellung zur Überlieferung (wie er später den Übergang vom europäischen Mittelalter zur Renaissance kennzeichnet) ist im alten Ägypten nicht eingetreten.

Wie war die Bevölkerung Ägyptens mit ihren Ärzten zufrieden? Sie wußte um die Grenzen, die die Natur und die Berufsvorschriften dem Handeln des Heilkundigen setzten, und akzeptierte sie. Höchstens der zu geringe Eifer eines einzelnen Arztes, das ihm Mögliche und Gebotene zu tun, konnte Anlaß zur Unzufriedenheit geben.

Aber keine Einsicht in die Unausweichlichkeit von Krankheit und Tod vermag im Herzen eines Menschen den Schmerz über den Verlust eines ihm nahe Stehenden zum Schweigen zu bringen. So haben gewiß auch dort und damals die Menschen immer wieder die Ohnmacht der Heilkunst beklagt, und es hat wohl auch mancher Arzt darunter gelitten. Wenn die Ägypter in den späteren Jahrhunderten ihrer Geschichte auch das gesundheitliche Heil wieder mehr durch Gebet, Opfer und Zauber zu erreichen suchten, so mag eine gewisse Resignation gegenüber der Leistungsfähigkeit ihrer Medizin dabei mitgespielt haben. *Wolfhart Westendorf,* der Mitarbeiter des auf den vorangehenden Seiten immer wieder dankbar zitierten *Hermann Grapow,* schreibt im Hinblick auf das Wundenbuch des Papyrus Edwin Smith[31]: «Diese von allen magischen Schlacken fast völlig befreite Medizin, die mit objektiven Tatbeständen arbeitet und auf empirischer Kenntnis fußt, ist ein früher Gipfel echter Naturwissenschaft. Dieser Höhenweg wurde (jedenfalls nach Auskunft unserer Texte) nicht weiter beschritten: mehr und mehr bemächtigten sich wieder die Dämonen der Ärzte und der Patienten. Statt klarer Vernunft und sicherem Vertrauen auf die Wirkung erprobter Praktiken greift die Hinwendung zu Göttern und übermenschlichen Wesen um sich, deren Hilfe man mehr zutraut als der eigenen menschlichen Fähigkeit.»

b) Honorar und Haftpflicht: der Codex Hammurabi

Wesentlich weniger politische Kontinuität als dem Niltal war den weiten Gebieten um Euphrat und Tigris beschieden. Aber wenn auch die Herrscher verschiedener Herkunft – Sumerer, Akkader, Assyrer, Babylonier – wechselten, so entwickelten sich doch Religion und Kultur ohne allzu große Brüche fort. Die Sumerer, die am Unterlauf der Ströme ihr Reich errichteten, waren die ersten Menschen, die eine Schrift entwickelten (um 3100 v. Chr. – etwa 200 Jahre früher als die Ägypter); ihnen verdanken wir auch die Einteilung des Tages in Stunden, Minuten und Sekunden und die Gruppierung der Tage zur siebentägigen Woche.

Die mesopotamische Heilkunde[32] hat sich offenbar noch weniger als die ägyptische von der Bindung an Religion und Magie freigemacht. Vor allem wirkte sich die Vorliebe der Völker Mesopotamiens für alle möglichen divinatorischen Künste auch im medizinischen Bereich aus. Ebenso wichtig wie der Bericht des Kranken über sein Leiden und der Befund, den der Arzt erheben konnte, waren für die Beurteilung des Zustandes die Vorzeichen am Himmel und auf Erden: der Stand der Gestirne, die Beschaffenheit der Leber eines Opfertieres, die Träume. In der Beobachtung der Gestirne einschließlich Mond und Sonne als der göttlichen Regler der menschlichen Dinge äußert sich nicht nur ein urtümlicher Glaube an die Beseelung der Welt durch übersinnliche Mächte, sondern auch das demütige Staunen vor den kosmischen Gesetzen. Die Astronomie als forschend beobachtende Himmelskunde und die Astrologie als Wahrsagekunst sind ursprünglich eins gewesen und blieben es bis in die frühe Neuzeit hinein. Noch Johannes Kepler hat, innerhalb der göttlichen Ordnung des Kosmos, mit einem Einfluß des Planetenstandes auf das menschliche Gemüt gerechnet[33]. Die Wundärzte unseres Mittelalters mußten genau wissen, in welchem Tierkreiszeichen man an den verschiedenen Körperstellen zur Ader lassen durfte[33a], und für den Starstich bevorzugten sie bestimmte Mondphasen – allerdings nicht jeder die gleiche: Guy de Chauliac (um 1300–1368) operierte lieber bei zunehmendem, Pierre Franco (um 1504–1578) bei abnehmendem Mond.

Wir wollen uns hier genauer nur mit einer besonderen Seite des ärztlichen Wirkens befassen: den babylonischen Gesetzesbestimmungen über die Honorierung und Bestrafung chirurgischer Eingriffe. Sie stehen im sogenannten *Codex Hammurabi*, der in Keilschrift in einen mächtigen, jetzt im Louvre stehenden Steinblock eingegraben ist. Hammurabi[34], der 1728–1686 herrschte, vermochte seine angestammte Residenz Babylon am Euphrat zur Hauptstadt des ganzen Zweistromlandes zu machen. Sein in Stein gegrabenes Gesetz ordnet weite Bereiche des Zivil-, Handels- und Strafrechtes. Dadurch erhält jedermann einen gewissen Rechtsschutz, auch der Fremdling, der Sklave, die Frau (keine Ehe ohne Urkunde, gesetzlich geregelte Scheidung); auf der andern Seite gilt aber bei Straftaten das Prinzip jener harten Vergeltung, die wir auch aus dem mosaischen Gesetz kennen – Auge um Auge, Zahn um Zahn. Die folgenden Artikel mögen das belegen[35]:

«205. Wenn der Sklave jemandes die Backe eines Freien schlägt, soll man ihm sein Ohr abschneiden.

[...]

209. Wenn jemand eine Freigeborene schlägt, sie ihren Fötus verlieren macht, der soll 10 Sekel Geld [Silber] für ihren Fötus zahlen.

210. Wenn jenes Weib stirbt, so soll man seine Tochter töten.»

Hat die Untat nicht eine «freigeborene», sondern bloß eine «freigelassene» Frau getroffen, so kommt der Täter mit Strafen von 5 Sekel Silber für den Abortus oder einer halben Mine Silber für die Tötung davon und noch glimpflicher, wenn die Geschlagene Sklavin war.

Die Strafen waren also einerseits nach der Schwere der Tat, andererseits nach der sozialen Stellung des Geschädigten abgestuft. In manchen Fällen wurde der Höhergestellte auch für die

gleiche Tat schwerer bestraft als der Niedrigere. Neben barbarisch anmutender Rache steht die zivilisierte Form der Entschädigung durch Geld in Form bestimmter Mengen von Silber. In
jedem Fall waren Strafform und Strafmaß durch Hammurabis
Gesetz der Willkür der Mächtigen im Land entrückt: das Gesetz
galt für alle, Rechtsgeschäfte und Gerichtsentscheide wurden
urkundlich festgehalten.

Die drei Stände oder Klassen, die der Codex Hammurabi so
folgenschwer unterscheidet, werden von den Gelehrten verschieden bezeichnet. *Winckler,* dessen Formulierungen wir in
unseren Zitaten übernehmen, spricht von Freigeborenen, Freigelassenen und Sklaven. Daß zuunterst das Heer der Sklaven
steht, darüber ist man sich einig. Die beiden oberen Stände
hingegen heißen bei *Sigerist* Plebejer und Patrizier, bei *Fischer*
Hörige und Freie (oder Vollbürger). Nach Sigerist[36] gehören zu
den «Patriziern» Grundbesitzer und Würdenträger am Hof, im
Heer und in den Tempeln, zu den «Plebejern» die niedrigen
Beamten sowie Händler, Lehrer, Bettler und die manuell
Arbeitenden, soweit sie nicht Sklaven waren. Die Ärzte gehörten der Priesterschaft[37] an; wir dürfen sie somit wohl zur
Oberschicht, allenfalls zur Mittelschicht rechnen.

An die obenerwähnten Strafbestimmungen über Körper-
schädigung und unbeabsichtigte Tötung schließen sich fünf
Artikel an, die die Chirurgie betreffen:

«215. Wenn ein Arzt jemandem eine schwere Wunde mit dem
Operationsmesser aus Bronze macht und ihn heilt oder wenn er
jemand eine Geschwulst [am Auge] mit dem Operationsmesser
aus Bronze öffnet und das Auge des Mannes erhält, so soll er
10 Sekel Silber erhalten.»

Für die Behandlung eines «Freigelassenen» werden 5, für
diejenige eines Sklaven 2 Sekel Silber bezahlt (216/17). Für die
Heilung «zerbrochener Knochen» oder «kranker Eingeweide»
betragen die Honorare 5, 3 oder 2 Sekel Silber (221–223). Aber
wehe dem Arzt, wenn die Operation mißlingt:

«218. Wenn ein Arzt jemand eine schwere Wunde mit dem

Operationsmesser aus Bronze macht und ihn tötet oder wenn
jemand eine Geschwulst [am Auge] mit dem Operationsmesser
aus Bronze öffnet und sein Auge zerstört, so soll man ihm die
Hände abhauen» – sofern der Patient ein freier Mann ist. Ist der
Getötete ein Sklave, so soll der Arzt ihn ersetzen (219), ist das
Auge eines Sklaven zerstört worden, so muß er den halben
Preis des Sklaven bezahlen (220).

Gerne wüßten wir, ob in dieser Hinsicht die beiden Geschlechter gleichgestellt oder ob am Ende doch die Frauen weniger wert
waren! Das Schweigen des Gesetzes, das ausdrücklich bloß den
Mann als Patienten erwähnt, läßt beide Deutungen zu. Eindeutig ergibt sich jedoch: die babylonischen Ärzte haben bestimmte Operationen ausgeführt und wurden dafür von den
Patienten (oder den Eigentümern der behandelten Sklaven)
bezahlt; ihre Honorare waren nach sozialen Gesichtspunkten
abgestuft; für Mißerfolge hafteten sie und wurden bestraft.

Aber *was* haben sie operiert? Wo Winckler liest, der Arzt
mache eine schwere Wunde mit dem Operationsmesser, um
einen Kranken zu heilen, spricht Sigerist[38] zurückhaltend nur
von der *Behandlung* einer schweren Wunde, einer Behandlung,
die nicht operativ zu sein brauchte. Zweifellos operativ war
dagegen die Behandlung der «Geschwulst» am Auge, die gleich
gut honoriert und, falls sie übel ausging, fast gleich schwer
bestraft wurde. Welche Krankheit steht dahinter?

Das akkadische Wort *nagabti,* das Winckler mit «Geschwulst»
übersetzt, kommt nur an dieser Stelle vor. Etymologisch liegt,
wie er anmerkt, eine Bedeutung im Sinne einer Höhlung nahe.
Mit Sicherheit wissen wir also nur, daß es sich um eine krankhafte Veränderung im Bereich der Augen handelte, die operativ geheilt werden konnte. Aus unserer eigenen Augenheilkunde zurückschließend, hat jedoch der Augenarzt *Musy*[39]
nagabti als grauen Star gedeutet – das ist es doch, was Augenärzte mit Vorliebe operieren – und das Wort als «Fleck auf dem
Auge» (folgerichtiger wäre «*im* Auge») wiedergegeben. Obwohl das eine reine und durch nichts bewiesene Hypothese ist,

wird seither immer wieder als angeblich feststehende historische Tatsache berichtet, die Babylonier hätten zur Zeit Hammurabis den grauen Star operiert. *Jürgen Thorwald* [40] weiß auch
noch, von wem sie es lernten, nämlich von den Indern. Die
Inder müßten also die Staroperation noch früher gekannt und
geübt haben. Nun waren die Inder tatsächlich das erste Kulturvolk, das eine operative Chirurgie entwickelte (operativ im
Gegensatz zu konservativ, bewahrend: auch die Wund- und
Frakturbehandlung ist Chirurgie). Sie erfanden den Starstich
und den plastischen Ersatz abgehauener Nasen; das geschah
aber doch wohl erst im Lauf des 1. Jahrtausends v. Chr. [41]. Die
babylonische Operation des *nagabti* aber war mit aller Wahrscheinlichkeit etwas ganz anderes.

Doch nehmen wir einmal an, *nagabti* bedeute wirklich den
grauen Star, und malen wir uns die Konsequenzen aus. Als
Operationstechnik käme nur der Starstich in Frage, wie er bis ins
19. Jahrhundert n. Chr. auch in der europäischen Chirurgie
praktiziert wurde: Dabei wurde eine Nadel ins Auge hineinge-
stoßen und damit die hinter der Pupille sitzende, trüb gewordene
Linse nach unten gedrückt. Nun konnte das Licht wieder in die
Tiefe des Auges eindringen und ihm ein, allerdings meist sehr
unscharfes, Bild der Außenwelt vermitteln. Nach Statistiken aus
dem 19. Jahrhundert (n. Chr.!) waren 15–30% der Operationen
erfolglos; viele der operierten Augen gingen zugrunde durch
Entzündung, Eiterung oder Steigerung des Augeninnendruckes
(die von ihrem natürlichen Platz weggeschobene Linse reizte
andere Gewebe des Auges) [42]. Nach den Strafbestimmungen des
Codex Hammurabi hätte also bei gleichem operativem Geschick und Glück ein babylonischer Arzt durchschnittlich vier
bis sechs solcher Operationen an Patienten der beiden höheren
Stände ausführen können; dann aber hätte man ihm, nach dem
unvermeidlichen Mißerfolg, die Hände abhacken müssen. Wer
würde es bei solchen Aussichten noch wagen zu operieren, selbst
wenn man vielleicht damit rechnen dürfte, daß das Gesetz nicht
immer gleich mit voller Strenge angewandt würde?

Wenn Hammurabis Strafbestimmung einen Sinn haben sollte – und das kann man doch wohl voraussetzen –, dann mußte sie sich auf eine Operation beziehen, die nicht dermaßen riskant war. Die wahrscheinlichste Deutung hat schon *Julius Hirschberg* gegeben, indem er *nagabti* auf die *Tränensack-Eiterung, die Dakryozystitis,* bezog[43].

Die – bis zum 18. Jahrhundert n. Chr. unbekannte – Ursache dieses Leidens besteht in einem Verschluß des Tränenkanals zwischen Auge und Nase. Die in seinem Anfangsteil, dem sogenannten Tränensack, sich stauende Tränenflüssigkeit infiziert sich, der Sack füllt sich mit Eiter und bildet beim innern Augenwinkel eine entzündliche, schmerzhafte Schwellung. Sich selbst überlassen, frißt sich der Eiter durch die Haut und schafft eine Fistel (wie bei einem Abszeß); man hat die Krankheit deshalb geradezu «fistula lacrimalis» getauft[44]. Sie war vor der Aufklärung ihrer Ursache durch *Dominique Anel* (1679–1730) ein häufiges und zugleich ein quälendes Augenleiden.

Die Öffnung der eitererfüllten Tränensackgeschwulst mit dem Operationsmesser war eine durchaus zweckmäßige therapeutische Maßnahme und brachte bei sorgfältigem Vorgehen das Auge selbst und seine Sehkraft nicht in Gefahr. Wurde es trotzdem zerstört, so war der Chirurg eben ein Stümper und verdiente eine Strafe, die ihn daran hinderte, weiteres Unheil anzurichten ... Hammurabi wollte nicht den Arzt für das in der Natur der Sache liegende und somit nicht zu vermeidende Risiko eines chirurgischen Eingriffes büßen lassen, aber er wollte sein Volk vor unfähigen und unsorgfältigen Ärzten schützen.

Hirschberg gibt zugunsten dieser Erklärung des geheimnisvollen *nagabti* noch folgendes zu bedenken: Während die Tränensack-Eiterung an sich die Sehfähigkeit des Auges nicht beeinträchtigt, ist das vom grauen Star befallene Auge praktisch blind; wenn eine Staroperation mißlingt, ist der Kranke nicht gar so viel schlechter dran als vorher. Die vorgesehene Strafe ginge in diesem Falle über das Prinzip der genauen Vergeltung hinaus. – Das Beispiel des *nagabti* führt uns in aller wünschenswerten Deutlichkeit die Tücken vor Augen, mit denen die Interpretation alter Quellen verbunden sein kann. Ohne genügende Kritik im Sachlichen wie im Sprachlichen gelangt man nur allzuleicht zu phantastischen Visionen, die zwar begeisternd sein mögen, aber zum wirklichen Verständnis der Geschichte nichts beitragen.

Obwohl uns die für eine mißlungene Operation angedrohte Strafe nun in einem etwas milderen Licht erscheint, muß sie doch auf den Eifer der babylonischen Ärzte, zum «Operationsmesser aus Bronze» zu greifen, etwas lähmend gewirkt haben. Denn der Arzt, der operiert (und der Patient, der operiert wird), geht immer ein Risiko ein, sei es nun klein oder groß. Und der Chirurg, der neue Wege beschreitet, wagt oft ziemlich viel. Der Codex Hammurabi zeigt, daß die operative Chirurgie in Babylonien wenig Entwicklungsmöglichkeiten hatte.

Eine standesgeschichtliche Frage ergibt sich noch aus dieser Betrachtung der Hammurabischen Gesetzgebung: Waren die Ärzte, für die das Gesetz Honorare und Strafen festsetzte, auch Priester (vgl. oben S. 43), oder gab es neben den Priester-Ärzten noch Ärzte als frei erwerbende Berufsleute? Jedenfalls war Hammurabi der erste Herrscher, von dem wir wissen, daß er seine Ärzte dem staatlichen Gesetz unterstellt hat.

DRITTES KAPITEL

HOMERISCHE ZEIT

Die ursprüngliche Auffassung, daß es übernatürliche Mächte sind, die uns krank machen – geistig und körperlich –, war natürlich zunächst auch bei den Griechen lebendig. Athene ist es, die – in der Sage – den gewaltigen Aias mit Wahnsinn schlägt, so daß er im Glauben, sich auf seine Widersacher zu stürzen, ein Blutbad unter einer Schafherde anrichtet und am Türpfosten seines Zeltes einen Hammel aufknüpft, wähnend, es sei der verhaßte Odysseus [1]. Eine von Aphrodite geschickte, beklagenswerte Geistesverwirrung sei schuld daran, daß sie Haus, Kind und Mann treulos verlassen habe, erklärt die Königin Helena rückblickend, als sie nach dem Trojanischen Krieg wieder glücklich mit ihrem legitimen Gatten Menelaos in Sparta residiert [2]. Wenn aber eine Seuche ein Volk befällt, dann sind es die göttlichen Geschwister Apollon und Artemis, die mit ihren Pfeilen Tiere und Menschen hinstrecken. So schildert es *Homer* am Anfang der Ilias [3]: Apollon, dem Heerführer Agamemnon zürnend,

«sandte verderbliche Seuche durchs Heer, und es sanken die
 Völker;
drum weil ihm seinen Priester, den Chryses, hatte beleidigt
Atreus' Sohn. Denn er kam zu den rüstigen Schiffen Achaias,
freizukaufen die Tochter, und bracht' unendliche Lösung…»

Doch Agammemnon gibt das schöne Mädchen nicht heraus und jagt den Alten mit Schimpf davon. Chryses ruft nun den Gott, dem er dient, als Rächer herbei:

«...Meine Tränen vergilt mit deinem Geschoß den Achaiern!
Also rief er betend; ihn hörete Phoibos Apollon.
Schnell von den Höh'n des Olympos enteilet' er zürnenden
Herzens,
auf der Schulter den Bogen und rings verschlossenen Köcher.
Laut erschollen die Pfeile zugleich an des Zürnenden Schulter,
als er einher sich bewegt'; er wandelte düster wie Nachtgrau'n,
setzte sich drauf von den Schiffen entfernt und schnellte den
Pfeil ab,
und ein schrecklicher Klang entscholl dem silbernen Bogen.
Maultier' nur erlegt' er zuerst und hurtige Hunde,
doch nun gegen sie selbst das herbe Geschoß hinwendend,
traf er, und rastlos brannten die Totenfeuer in Menge.»

Apollon, der doch unter anderem ein Gott der Heilkunst ist
und noch im hippokratischen Eid (s. S. 104) als solcher angerufen
wird, sucht also die Griechen mit der «verderblichen Seuche»
heim, und sein Priester kann das Unheil auf seine Widersacher
herabrufen: Heil und Unheil liegen in der gleichen Hand. Das
Janus-Gesicht der Medizin, das uns in der Person des primitiven
Medizinmannes erkennbar wurde (s. oben S. 25), erscheint auch
hier wieder.

Der plötzliche Tod, sei es einzelner, sei es zahlreicher
Menschen, braucht aber nicht immer eine Strafe zu sein.
Eumaios, der hochgeachtete Sauhirt des Odysseus, der als Kind
von phönizischen Händlern aus dem Palast seiner Eltern ent-
führt und dann auf Ithaka an Laërtes, Odysseus' Vater, verkauft
worden war, berichtet von seiner Heimat, der Insel Syria im
fernen Westen [4]:
«Hunger befällt dort niemals das Volk, und auch sonst keine
Krankheit
kommt dort vor bei den armen Sterblichen, dunkel und
schrecklich.
Werden sie aber zu alt in der Stadt, die Sippen der Menschen,
nah'n sich mit silbernem Bogen Apoll und Artemis mit ihm,
treten herzu, mit sanftem Geschoß ihre Leben zu enden.»

Die Epidemien, die die Bevölkerung einer Stadt dezimieren, erscheinen in dieser Sicht als günstige Schickung der Götter: sie halten die Einwohnerzahl eines in Frieden, Gesundheit und Wohlstand lebenden Volkes im Gleichgewicht, so daß es nicht unaufhaltsam wachsen und dadurch die Grundlagen seines Wohlergehens zerstören muß. Gewiß ist das Bild idealisiert – es handelt sich ja um die verlorene Heimat des Erzählenden, die in unerreichbarer Ferne liegt: dort, wo am Abend der Sonnengott sein Gefährt wendet. Der Seuchentod wird als sanft und schmerzlos dargestellt, er rafft nur die Alten dahin, die schon geschwächt sind und ihr Leben gelebt haben. Die Realität war schon damals anders als die dichterische Schau, die uns Homer, im 8. Jahrhundert v. Chr., gibt. Aber bis in die Neuzeit hinein galten Seuchen (und Kriege), so hart und sinnlos sie den einzelnen treffen mochten, als das Instrument einer weisen, göttlichen Weltordnung, dazu geschaffen, der Übervölkerung der Erde vorzubeugen[5].

Das große Sterben der vor Troja lagernden Griechen droht ihr kriegerisches Unternehmen zum Scheitern zu bringen (wenn auch der Dichter Homer begreiflicherweise keine der Hauptpersonen schon in den ersten Versen seines Epos umkommen läßt). Die Rettung aus der Katastrophe liegt, das versteht sich von selbst, keineswegs bei irgendwelchen Ärzten, sondern in der Versöhnung des erzürnten Gottes Apollon durch die Rückgabe der geraubten Priesterstochter, ohne Lösegeld und begleitet von einer Hekatombe von Opfertieren.

Und doch gab es im homerischen Griechenheer auch Ärzte, nämlich in der Person der beiden Thessalier Podaleirios und Machaon, der Söhne des Asklepios[6]. Asklepios selbst ist in der Ilias weiter nichts als der «untadelige Arzt»[7]; zum Gott wurde er erst später (vgl. Kap. 4).

Die beiden Asklepios-Söhne sind aber nicht Ärzte im Hauptberuf, sondern in erster Linie Kämpfer und Heerführer, gleich wie die übrigen griechischen Fürsten. Ihre Heiltätigkeit üben sie nebenher aus. Sie besteht im wesentlichen darin, daß sie die Verletzungen ihrer Standesgenossen behandeln. Homer schildert beispielsweise, wie Machaon dem Menelaos einen Pfeil aus der Wunde zieht[8],

«und wie er auszog, bogen die spitzigen Haken sich rückwärts. [...]
Als er die Wunde geschaut, wo das herbe Geschoß ihm
                                        hineindrang,
sog er das Blut aus, und lindernde Mittel streute er kundig
drauf[9], die einst Cheiron dem Vater verliehen, der freundlich
                                        gesinnte.»

Ihr medizinisches Wissen trägt den beiden Krieger-Ärzten besondere Wertschätzung ein:

«Denn der Arzt ist ein Mann, vor vielen andern zu achten,
der ausschneidet den Pfeil und Arzneien zur Linderung auf-
                                        streut[10].»

Mit diesen Worten treibt Idomeneus den Nestor an, den verwundeten Machaon so rasch wie möglich aus dem Kampfgetümmel wegzufahren.

Die beiden berühmten Ärzte der Ilias üben diese Tätigkeit also nur im Nebenamt aus. Ebensowenig besitzen sie dafür ein Monopol. Nachdem Machaon verwundet wurde, während Podaleirios noch im Kampf steht, also keiner von beiden verfügbar ist, läßt sich der von einem Pfeil getroffene Eurypylos durch den Helden Patroklos behandeln[11]. Dieser

«...schnitt mit dem Messer den scharfen,
schmerzenden Pfeil aus dem Schenkel, auch rein mit laulichem
                                        Wasser   [zel
wusch er das schwärzliche Blut, dann streut' er die bittere Wur-
drauf, mit Händen zermalmt, die lindernde, welche die
                                        Schmerzen
alle bezwang, und es stockte das Blut in erharschender Wunde.»

Patroklos macht also das, was man heute im militärischen Sanitätsdienst als «Kameradenhilfe» bezeichnet. Er tut es ebenso sachkundig wie Machaon oder Podaleirios. Sein Wissen stammt ja auch aus der gleichen Quelle: über seinen Freund Achilleus hat er es indirekt ebenfalls von Cheiron, dem heilkundigen Kentauren.

Auf eine andere Quelle medizinischen Wissens macht Homer [12] in der Odyssee aufmerksam [13], auf die Tradition Ägyptens, das hier noch ganz als sagenhaftes Wunderland erscheint:

«...Dort bringt die fruchtbare Erde
mancherlei Säfte hervor, zu guter und schädlicher Mischung;
dort ist jeder ein Arzt und übertrifft an Erfahrung
alle Menschen, denn wahrlich, sie sind vom Geschlechte
Paieons.»

Wieder sieht hier der illusionslose klarblickende Grieche Homer das Janus-Gesicht der Medizin: die «Pharmaka» – genau dies ist das griechische Wort, das Voß mit «Säfte» wiedergibt – haben heilkräftige wie unheilbringende, giftige Eigenschaften. Aber dort, wo alle diese Pflanzen wachsen, weiß offenbar jedermann damit umzugehen: die Ägypter gehören allesamt zum Geschlechte des Heilgotts Paieon [14].

Aus Ägypten nun hat Helena eine Droge erhalten, wirksam «gegen Kummer und Groll und aller Leiden Gedächtnis».

Dieses wundersame Kräutlein wirft sie in den Wein, den ihr Mann Menelaos mit seinem jungen Gast Telemachos, dem Sohn des Odysseus, trinkt: so können sich die beiden über die Geschicke des noch immer verschollenen Helden aussprechen, ohne von Trauer und Schmerz überwältigt zu werden. Uns interessiert in diesem Zusammenhang weniger das die Gemütsbewegungen dämpfende Pharmakon, das doch wohl der Märchenwelt angehört, als vielmehr die Tatsache, daß Homer offensichtlich voraussetzt, eine perfekte Hausherrin wisse auch über Heilkräuter Bescheid.

Zur Ergänzung unseres Bildes können wir aus dem Sagenkreis um den Trojanischen Krieg noch die Geschichte des Philoktetes heranziehen[15]. Aus einem Schlangenbiß am Fuß entwickelte sich bei ihm, während der Überfahrt nach Troja, ein chronisches Geschwür, das unerträgliche Schmerzen und unausstehlichen Gestank verursachte. Die Griechen wußten nichts Besseres zu tun, als den Leidenden auf der öden Insel Lemnos auszusetzen; der Arzt tritt dabei überhaupt nicht in Erscheinung. *Sophokles* (497 oder 495–406) räumt in der Tragödie, in der er diesen Stoff gestaltet hat, bloß die Möglichkeit ein, daß Philoktetes selber «ein schmerzstillend Pflänzchen» zu finden wisse[16], um seine Qualen etwas zu lindern.

Die griechischen Kämpfer erinnerten sich ihres unglücklichen Gefährten erst nach Jahren wieder, als ihnen nämlich geweissagt wurde, sie könnten Troja nicht bezwingen ohne die unwiderstehlichen Pfeile des Herakles, die Philoktetes besaß. Odysseus nahm es auf sich, den schmählich im Stich gelassenen Helden mit List auf ein Schiff zu locken und ins griechische Heerlager zu bringen. Dort allerdings gelang es nun den beiden Asklepios-Söhnen, ihn zu heilen; man hat jedoch den Eindruck, daß Philoktetes seine endliche Gesundung mehr dem Ratschluß der Götter als der ärztlichen Kunst verdankt habe.

Die Medizin hat also im Umkreis des Trojanischen Krieges einen noch sehr kleinen Wirkungsbereich: sie beschränkt sich praktisch auf die *Wundbehandlung*. Das Wissen um die Heilkraft der dabei verwendeten Arzneien wird auf den Kentauren Cheiron zurückgeführt, der selbst von göttlicher Abstammung ist. Um so bemerkenswerter ist es, daß die Praxis der Wundbehandlung, wie Homer sie in der Ilias schildert, völlig frei von Magie ist. Das verletzende Geschoß wird entfernt, die Wunde durch Aussaugen oder Waschen gereinigt, dann mit blut- und schmerzstillenden Arzneien bestreut und wenn nötig verbunden[17]: also ein Heilverfahren, das durchaus rationell anmutet und empirisch durch Beobachtung, Überlegung und praktische Erprobung gewonnen zu sein scheint. Daß zur höheren Sicherheit gelegentlich die Wunde auch noch mit einem Zauberwort, einer «epôdê», besprochen wurde, bezeugt eine Stelle der Odyssee: diese Besprechung bringt das aus der Wunde fließende Blut zum Stehen. Aber gerade hier ist es nicht ein Arzt, der die Behandlung des jungen, auf der Eberjagd verletzten Odysseus ausführt, sondern dessen Verwandte [18].

Ob nicht bei der Auswahl der Heilkräuter für die Wundbehandlung ursprünglich ebenfalls magische Momente mitgespielt haben, läßt sich nicht mehr erkennen. Für eine andere Heilpflanze ist eine mythisch-magische Herkunft ihres therapeutischen Ansehens jedenfalls nachgewiesen: für die schwarze Nieswurz (Helleborus niger, heute besser bekannt als Christrose), das Melampodion der Griechen, ein bis in die Neuzeit hinein beliebtes Heilmittel gegen Melancholie [19].

In Übereinstimmung mit dem bescheidenen Umfang der homerischen Medizin steht die für unsere Begriffe ungewohnte *Stellung des Arztes* in der Ilias; die Medizin erscheint als eine Kunstfertigkeit, die einzelne Mitglieder der kriegerischen Führerschicht nebenbei ausüben. Sie ist noch nicht zum Beruf geworden, sondern bildet eher die zusätzliche Zierde eines tüchtigen Edlen. Aber schon auf dieser Stufe ist sie eine *weltliche Kunst* und nicht mit dem Priester- oder Sehertum verknüpft. Machaon und Podaleirios sind keine Priester-Ärzte.

Es stellt sich nun die Frage, in welche historische Zeit der Typus dieses Arztes gehört – man kann ihn den heilkundigen Heerführer nennen: existierte er als Homers Zeitgenosse, also etwa im 8. Jahrhundert v. Chr., oder lebte er zur Zeit der Zerstörung Trojas, also um 1200 v. Chr.? Da Homer bestrebt ist, dem Hörer seines Gedichtes jene alte Zeit möglichst farbig, plastisch und lebendig vor Augen zu stellen [20], dürfen wir mit großer Wahrscheinlichkeit den Schluß ziehen, daß er auch mit seinen heilkundigen Helden Machaon und Podaleirios den *Arzt der Frühzeit* zeichnen will.

Dafür spricht auch, daß das jüngere der beiden homerischen Epen, die Odyssee, die nach *Albin Lesky* Geist und Haltung einer neuen Zeit stärker zum Ausdruck bringt[21], bereits den *Arzt als Berufsmann* kennt. Zusammen mit dem Seher, dem Sänger und dem Zimmermann wird der Arzt als «dêmiourgos» erwähnt, also als einer, der sich auf eine der Allgemeinheit nützliche Kunst versteht und den man deshalb bei Bedarf gerne in sein Haus ruft – im Gegensatz zum unerwünschten Bettler, der sich ungebeten einstellt[22]:

«Wer geht wirklich selber daran und ruft einen Fremden,
irgendwo her, einen andern, es sei denn ein Mann des Gewerbes?
Sei es ein Seher, ein Arzt für die Übel, ein Meister im Zimmern,
sei es ein göttlicher Sänger, daß singend er Freuden errege,
das sind Sterbliche, die man sich ruft auf der endlosen Erde,
doch einen Bettler, der ihn nur arm ißt, ruft sich wohl keiner.»

Mit diesen Worten verteidigt sich der schon einmal erwähnte Sauhirt Eumaios gegen den Vorwurf des Antinoos, des Wort-führers der im Palast des Odysseus schmarotzenden Freier Penelopes, er habe den ihn begleitenden Bettler absichtlich herbeigerufen, um sie zu schädigen und zu ärgern. (Daß sich Odysseus selber, der rechtmäßige Herrscher und Rächer, in der Gestalt dieses Bettlers verbirgt, ahnt noch niemand.) Die geläufigen Beispiele dafür, wen man gern in seinem Hause sieht und wen nicht, hat der Dichter hier aus der sozialen Wirklichkeit seiner eigenen Zeit geschöpft.

So weisen die knappen Äußerungen Homers auf die Existenz von *zwei verschiedenen Ärztetypen* hin, die verschiedenen Zeiten angehörten und unterschiedliche soziale Bedürfnisse zu befrie-digen hatten: den heilkundigen Fürsten und Heerführer der 400 bis 500 Jahre zurückliegenden mykenischen Epoche und den Berufsarzt seiner eigenen Zeit. Der eine behandelte, sozu-sagen als Amateur, die Kriegs- und Jagdverletzungen seiner ade-ligen Gefährten; der andere stellte seine Fachkenntnisse wie ein Gewerbetreibender jedermann gegen Entgelt zur Verfügung und lebte davon. Im Gegensatz zu dieser Auffassung steht

diejenige von *E. Mireaux,* der in beiden Epen das Alltagsleben
von Homers eigener Zeit – um 700 v. Chr. – sich spiegeln sieht[23].
Die zwei Ärztetypen hätten dann nebeneinander existiert, der
eine auf Feld- und Jagdzügen, der andere in der Stadt.

Man könnte nun einwenden, der nebenberufliche Krieger-
Arzt der Ilias sei eine poetische Fiktion ohne Vorbild oder
Gegenstück in der historischen Realität. Dagegen spricht
zunächst die lebensnahe Anschaulichkeit, mit der das Epos die
Welt seiner Helden schildert: die Übereinstimmung dieser
Schilderungen mit der Wirklichkeit ist in vielen andern Punkten
bestätigt worden[24]. Zudem kennen wir spätere, historisch
eindeutig faßbare Verkörperungen dieses Arzttypus, nämlich in
den ritterlichen Spitalorden des christlichen Mittelalters. Am
nächsten kommt den homerischen Feldärzten Machaon und
Podaleirios vielleicht eine Persönlichkeit wie der Deutschor-
densritter Heinrich von Pfalzpaint (auch Pfolspeundt genannt),
der sich allerdings unter verschiedenen Meistern zum Wundarzt
ausgebildet hatte, ehe er in den Orden eintrat. Hier wurde er
unter anderem beauftragt, eine Ordensburg auf ihre Verteidi-
gungsbereitschaft hin zu inspizieren; im Krieg betätigte er sich
aber ärztlich und schrieb 1460 ein Lehrbuch der Wundarznei
(«Bündt-Ertznei»)[25]. Der Text (der freilich bis 1868 ungedruckt
blieb) stellt nicht nur das älteste in deutscher Sprache verfaßte
Chirurgie-Buch dar, er enthält auch die früheste Besprechung
der Verwundungen durch Feuerwaffen. Der heilkundige Ritter
konnte also in seinem beschränkten Tätigkeitsbereich durchaus
erstklassige ärztliche Arbeit leisten und die Wundchirurgie
durch eigene Beobachtungen bereichern und erweitern. Er war
ein «dilettante» im ursprünglichen, guten Sinn: ein Mensch, der
Freude an einer Kunst – in diesem Fall an der Heilkunst – hat, und
er konnte es darin zur Meisterschaft bringen, obwohl das letztere
in Wirklichkeit nicht ganz so selbstverständlich war, wie es bei
Homer erscheint.

Den Bedürfnissen seiner sozialen Umwelt wurde dieser ad-
lige Feldarzt durchaus gerecht, vor Troja so gut wie in der

preußischen Marienburg. Für die homerischen Helden war Krankheit Schicksal, von der Gottheit verhängt; dagegen ließ sich wenig tun. Aber die von Menschen geschlagenen Wunden bedurften sachkundiger Behandlung, und diese vermochte der heilkundige Truppenführer seinen Kampfgenossen zu bieten. Er stand zudem mit seinem Können gewiß auch seinen Gefolgsleuten bei, die allerdings von Homer als bloße Statisten des Geschehens keiner individuellen Aufmerksamkeit gewürdigt werden. Daneben gab es – auch darauf weisen die homerischen Epen hin – einen weitverbreiteten Schatz einfachen ärztlichen Wissens, eine sicher noch stark magisch gefärbte Volks- und Hausmedizin, ähnlich der patriarchalischen Medizin der alten Römer (s. 11. Kap., S. 185).

Die Ausweitung der Medizin zum eigentlichen Gewerbe, das Aufkommen des berufstätigen Arztes, der als «Demiurg» wie andere geistig oder handwerklich Schaffende davon lebt, daß er gegen Entgelt der Allgemeinheit zur Verfügung steht, vollzog sich im Rahmen der aufstrebenden Stadtgemeinde, der *Polis,* die die weiteren Geschicke der Griechen und ihrer Zivilisation bestimmen sollte. Ein solcher Arzt wollte und konnte sich nicht auf die Behandlung der gelegentlichen Verletzungen beschränken; er mußte vielmehr versuchen, auch die durch Erkrankungen gestörte Gesundheit seiner Mitbürger wiederherzustellen. Nur so wurde die ärztliche Tätigkeit zu einer Beschäftigung, die auch in friedlichen Zeiten den Arbeitstag eines Mannes ausfüllen und ihren Meister ernähren konnte. Als Meister mußte sich der Arzt der jungen Polis bewähren, um existieren zu können. Er mußte den Leuten mehr zu bieten haben als das, was jeder welterfahrene Mann und jede gute Hausfrau wußte. Er mußte sich einen Schatz von Beobachtungs- und Erfahrungswissen zulegen, die Geschicklichkeit seiner Hände schulen – zum Beispiel im Untersuchen und Einrenken von Knochenbrüchen und Verrenkungen –, sich aber auch in der Zubereitung von Medikamenten üben.

Die Bevölkerung der Städte einschließlich der zunächst noch

immer tonangebenden Aristokraten war wohl gern bereit, Krankheit nicht mehr als unabänderliches Schicksal zu erdulden, sondern sich mit Hilfe des Arztes dagegen zu wehren. Um so wichtiger war es für diesen, im Einzelfall seine Möglichkeiten und seine Grenzen zu kennen und möglichst nur dort einzugreifen, wo er aller Voraussicht nach etwas ausrichten konnte. Auch darin glich er einem Handwerker: ein seriöser Meister nimmt einen hoffnungslos beschädigten Gegenstand zur Reparatur gar nicht an; ebensowenig versuchte ein verständiger Arzt, einen unheilbar Kranken mit seinen unzulänglichen Mitteln zu retten. Zeugnisse für diese ursprüngliche *Handwerkerethik* des griechischen Arztes werden wir noch in der hippokratischen Schriftensammlung antreffen (s. 7. Kap.).

Nicht nur im Arbeiten gegen Entgelt und in dem eben erwähnten Grundzug seiner Berufsethik entsprach der ärztliche Demiurg dem Handwerker. Das Wissen und die praktischen Kenntnisse, die er sich im Lauf der Jahre erwarb, sollten nicht verlorengehen. So zog er begabte Knaben und junge Männer als Lehrlinge heran. Das erste Anrecht darauf, in das durch persönliche Anstrengung und Erfahrung erworbene Wissen und Können des erprobten Arztes eingeweiht zu werden, hatten seine eigenen Söhne. Sie boten auch die höchste Gewähr, daß sie nicht das Erlernte als Konkurrenten zum Nachteil ihres Vaters und Lehrers anwenden würden.

Der ärztliche Demiurg der Odyssee, der Arzt der jungen griechischen Polis, der die Medizin als ein edles, weltliches Gewerbe betrieb, war der unmittelbare Vorläufer des hippokratischen Arztes. Er ist der eigentliche Begründer des Arztberufes in Europa.

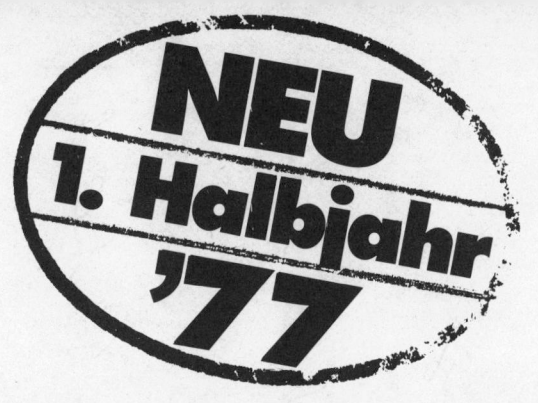

NEU
1. Halbjahr
'77

gen

ISBN 3-8046-8531-5

ten Probleme unserer Zeit und unserer Gesellschaft
erten der zuständigen Behörden und Hochschul-
ieses Buches die gegenwärtige Situation am
d biologischer Zustand werden analysiert. In
egt, wo in den zahlreichen Rheinanliegerstaaten
d wieviel die Kommunen und Industrieunter-
bstreinigungskraft des Flusses zumuten. Die
ler Gremien zur Erhaltung des Stromes werden
ächlichen Aufwendungen für die Abwasser-
dell der BASF werden die technischen und
von der Wirtschaft im Dienste des Gewässer-
ischen Probleme, die sich aus der Größe der

Artemis Verlag

1 x Schritt um ... für

Gestaltung

Arzt und Patient

in der ... Welt

VIERTES KAPITEL

ASKLEPIOS, SCHUTZHERR DER ÄRZTE
UND HEILENDER GOTT

Die griechischen Ärzte bezeichneten sich als Asklepiaden, «Asklepios-Söhne». In den Tempeln des Heilgottes Asklepios fanden kranke Menschen Heilung. Diese beiden Tatsachen führen leicht zu dem Mißverständnis, ursprünglich sei die griechische Medizin Tempelmedizin, der griechische Arzt Asklepios-Priester gewesen. Wir haben jedoch bereits bei Homer gesehen, daß dem nicht so war, und wir werden im nächsten Kapitel erfahren, wie die hippokratischen Ärzte von vornherein jede religiös-magische Krankheitsauffassung ablehnten.

Die scheinbar widersprüchliche und verwirrende Situation wird klar, wenn wir uns mit *Emma J. Edelstein* und *Ludwig Edelstein*[1] davon Rechenschaft geben, daß Asklepios in der griechischen Geistesgeschichte in zwei verschiedenen Verkörperungen erscheint, zuerst als heilkundiger Heros, der von Zeus getötet wird, und später erst als unsterblicher heilender Gott.

Der sterbliche Heros Asklepios war der Sohn des Gottes Apollon und des Mädchens Koronis. Ehe noch Koronis Apollons Kind geboren hatte, vereinigte sie sich mit einem sterblichen Mann. Apollon ließ die ungetreue Geliebte durch seine Schwester Artemis töten; aus dem zur Verbrennung auf dem Scheiterhaufen aufgebahrten Leib der Toten holte er jedoch sein Kind heraus und vertraute es dem heilkundigen Kentauren Cheiron zur Pflege und Erziehung an. Durch ihn wurde Asklepios zum Arzt ausgebildet, der Krankheiten und Verletzungen zu heilen verstand, sei es durch Beschwörung, durch Tränke, durch äußerlich aufgelegte Heilmittel oder mit Hilfe des Messers. «Doch Gewinn schlägt auch die Weisheit in Banden»: das dargebotene Gold verleitete Asklepios, «einen bereits vom Tode gepackten Mann zurückzuholen». Zeus aber strafte unverzüglich diesen Frevel, indem er Arzt und Patient mit seinem Blitz erschlug[2].

Der unsterbliche Gott Asklepios wurde dagegen – nach der Legende, die man im Asklepios-Heiligtum von Epidauros auf dem Peloponnes erfuhr[3] – von Koronis in eben jener Gegend geboren und ausgesetzt. Ziegen nährten ihn; ihr Hirte erkannte gleich an dem Licht, das von dem Kind ausstrahlte, dessen göttliche Natur. Die Fähigkeit zu heilen, ja Tote aufzuerwecken, war ihm angeboren.

Der fiktive Stammvater der Ärzte war nicht der Gott, sondern der sterbliche Heros Asklepios. Die Asklepiaden waren, schon nach dem Urteil von *U. von Wilamowitz,* «vielleicht schon eher Gilden als Geschlechter, aber sie fingierten den Geschlechtsverband[4]». *Ludwig Edelstein* weist darauf hin, daß diese Fiktion von praktischer Bedeutung war: wenn ein solcher «Asklepiade» auf seinem Wanderleben in irgendeine größere Stadt kam, so konnte er dort, obwohl ein Fremdling, «Sippengenossen» finden und sich mit ihnen am gemeinsamen Gottesdienst, eben dem Kult des inzwischen zum Gott gewordenen Schutzpatrons und «Stammvaters», beteiligen. Er stand nicht mehr allein in einer unbekannten und vielleicht unfreundlichen Umgebung, sondern gehörte, wo immer er war, einer Gemeinschaft an.

Die Bezeichnung «Asklepiade» für den Arzt war nach *Edelstein* seit dem 6. Jahrhundert v. Chr. allgemein üblich. Der Kult des heilenden Gottes Asklepios breitete sich dagegen erst im 5. Jahrhundert über die hellenische Welt aus, ausgehend von Epidauros auf dem Peloponnes, vielleicht auch von Trikka in Thessalien. Damit entstand nun eine Tempelmedizin besonderer Prägung. Sie war von der Heilkunde der weltlichen Ärzte, auch wenn diese sich Asklepiaden nannten, ganz getrennt, ohne daß deswegen Asklepios-Priester und Arzt sich feindlich gegenüberstanden wären. Der heilende Gott mit seinen Priestern und Tempeln bildete eher eine Ergänzung zur ärztlichen Kunst und Wissenschaft, der «iatrikê technê» (vgl. 7.Kap., S.96ff.): Wo der Arzt nicht mehr helfen konnte oder – weil ihm der Behandlungserfolg zu ungewiß erschien – nicht mehr helfen wollte, da wandten sich die Menschen unmittelbar an die Gottheit – wie sie es zu allen Zeiten tun.

Wer bei Asklepios, dem Gott, Hilfe für sein Leiden suchte, der begab sich in einen seiner Tempel, ein Asklepieion – in Epidauros, Athen oder Trikka, in Pergamon oder Ephesos, auf Kos, in Rom auf der Tiberinsel oder andernorts. Er badete sich dort, brachte dem Gott ein Opfer dar und richtete seine Gedanken auf ihn. «Rein muß sein, wer in das duftende Heiligtum eintritt; rein ist, wer Heiliges denkt», mahnte eine Inschrift in Epidauros. Am Abend legte sich der Kranke zum Tempelschlaf in die dafür bestimmte Halle. Hier erschien ihm im Traum der Gott – wenn er wollte – und heilte ihn oder gab ihm die Mittel an, die zur Heilung führten. Manche wurden auf diese Weise gesund oder erfuhren doch eine Linderung ihrer Beschwerden – das ist historisch verbürgte Tatsache[5].

Die Behörden von Epidauros haben eine größere Zahl der göttlichen Wundertaten in Stein meißeln lassen. Noch im 2.Jahrhundert n. Chr. fand der Historiker und Geograph *Pausanias* im Tempelbezirk sechs mit solchen Inschriften beschriebene Steinplatten vor[6]; sie dürften aus der zweiten Hälfte des 4.Jahrhunderts stammen. Besonders häufig wird die Heilung von Blinden und Lahmen gerühmt. Gelegentlich übersteigt die Kraft des Gottes das nach der Natur Mögliche, so etwa wenn einem Mann ein fehlender Augapfel ersetzt wird und er mit beiden Augen wieder sieht[7]. Behebung von Unfruchtbarkeit oder Kopfschmerzen, Heilung alter Wunden, Befreiung von Würmern oder von einem in der Harnröhre festsitzenden Blasenstein (durch einen Samenerguß) liegen dagegen eher im Bereich des auch für uns Vorstellbaren.

Einzelne Patienten träumten, sie seien vom Gott durch einen chirurgischen Eingriff geheilt worden: er habe ihr, meinte

Ambrosia von Athen, «das kranke Auge aufgeschlitzt und ein
Heilmittel eingegossen[8]». War da etwa ein Priester am Werk,
der in Wirklichkeit Chirurg war und, die Kranken täuschend, als
Gott auftrat? Diese Erklärung wäre wohl allzu plump, und
gleichzeitig gibt es nach Edelstein überhaupt keine Anhaltspunkte dafür, daß ärztliche Kunst an den Tempelheilungen irgendwelchen Anteil hatte. Die Träume der Kranken waren
wirkliche Träume. Ihr Inhalt entsprach im ganzen den zeitge-
nössischen medizinischen Vorstellungen, die auch die Laien
kannten – wenn auch der Gott zuweilen gerade das Gegenteil
dessen anordnete, was die Ärzte für angemessen hielten. Die
Kranken waren dann freilich auch überzeugt, daß sie die Anordnungen des Gottes unbedingt befolgen müßten, auch wenn sie
dieselben Weisungen von einem menschlichen Arzt nicht ange-
nommen hätten[9]. Sie empfingen in ihren Tempelträumen hei-
lungsfördernde seelische Impulse; ihr medizinisches Wissen gewann gleichzeitig verpflichtende Form, und die Heilkraft der
Natur kam dem Gott Asklepios nicht weniger zu Hilfe als seinen Schützlingen, den Ärzten.

Wie die Hilfesuchenden bereit waren, schon eine Erleichterung ihrer Leiden dankbar als Geschenk des Gottes hinzuneh-
men, so begnügte sich Asklepios seinerseits meist mit bescheidenen Dankesgaben, zum Beispiel mit einem Hahn. Selbstverständlich war es, daß die vor der Heilung gegebenen Gelübde
erfüllt werden mußten. Manche Patienten bezeugten ihren
Dank für die göttliche Hilfe durch Nachbildungen der geheilten
Körperteile – Votivgaben, wie man sie auch an christlichen
Wallfahrtsorten findet.

Alles in allem war Asklepios recht eigentlich Helfer der
Armen. In den Herbergen seiner Tempel wurden die Bedürfti-
gen unentgeltlich aufgenommen – wie später in den christlichen
Xenodochien und Hospizien. Edelstein schreibt den Asklepieien
eine bedeutende soziale Rolle zu: sie boten auch den Besitzlosen
ein gewisses Maß an immer zugänglicher «ärztlicher» Hilfe[10].

Edelstein betont ferner, daß die Asklepios-Heiligtümer keine

Kurorte waren, also nicht «eine antike Vereinigung von Lourdes und Karlsbad», wie *Julius Hirschberg,* der große Historiker der Augenheilkunde, meinte[11]. Nach den Wunderberichten von Epidauros erfuhren die Hilfesuchenden in der Regel gleich in der ersten und einzigen Nacht ihres Aufenthaltes Heilung oder Erleuchtung, und das steht wirklich im Gegensatz zu den Gepflogenheiten eines Kurortes. Man hat auch bei Ausgrabungen in den Asklepieien keine ärztlichen Instrumente gefunden – der Gott bedurfte ihrer nicht[12].

Doch um 100 n. Chr. scheint sich das geändert zu haben: «Der Gott hat offenbar Medizin studiert», erklärt *Johannes Ilberg*[13]; seine Anweisungen werden wissenschaftlicher und damit komplizierter. An die Stelle des Wunders tritt, nach *Louis Cohn-Haft,* der Kurplan[14].

Aus dem 2. Jahrhundert n. Chr. besitzen wir die «Heiligen Reden» («Hieroi logoi») des Redners *P. Aelius Aristeides* (117–187) und erfahren daraus, daß er sich rund zehn Jahre lang – von 146 bis etwa 156 – im Asklepieion von Pergamon aufhielt und im beständigen Zwiegespräch mit dem Gott sein krankheitsgeplagtes Leben zu meistern suchte. Er war dort nicht der einzige Dauerpatient, man saß oft beisammen und sprach über seine Leiden und die göttlichen Inspirationen. Es muß, wie *George Rosen* feststellt[15], eine wahre «Zauberberg»-Atmosphäre geherrscht haben. Sicher waren die wechselnden körperlichen Leiden des Aristeides zutiefst seelisch bedingt: er war wohl, wie man heute sagt, ein Neurotiker mit schweren psychosomatischen Störungen, der an Asklepios seinen Halt, in seinem Heiligtum Geborgenheit fand. Und da muß man denn doch annehmen, daß auch die Priester sich bei dieser sakralen Psychotherapie nicht ganz passiv verhielten. Sie wurden, selbst wenn sie es nicht wollten, in die Gespräche der Kranken hineingezogen, und wer war schließlich besser befugt als sie, die Meinung und den Willen des Gottes zu deuten, wenn ein Traumgesicht dem Patienten unklar blieb? So dürfte es schon immer gewesen sein.

Asklepios der Retter («Sôtêr»), der Heiland der Kranken und Gebrechlichen, glich in manchen Zügen dem Jesus der Evangelien. Es ist kein Zufall, daß Julian «der Abtrünnige», als er während seiner kurzen Kaiserherrschaft (360–363) Einfluß und Macht des Christentums in seinem Reich wieder zurückdrängen wollte, mit besonderem Eifer den Asklepios-Kult förderte. Erst im 6. Jahrhundert hat die Verehrung des griechischen Heilgottes völlig aufgehört[16].

Eine Spur davon hat sich indessen bis heute erhalten: der Schlangenstab des Asklepios. Der Stab ist nach *Edelstein*[17] ursprünglich der Stecken des Wanderarztes. Die Schlange, die tatsächlich in den Tempeln des Gottes hauste, den Träumenden zusammen mit dem Gott erschien und oft das Werkzeug der Heilung war, indem sie die kranke Körperstelle beleckte – diese hilfreiche Schlange war die freundliche Äskulap-Natter (Colubris longissimus). Als Attribut des Gottes verkörpert sie entweder seine Milde, Güte und Fürsorge *(Edelstein)* oder aber das unzerstörbare, aus der Erde hervorgehende, sich immer erneuernde Leben *(Schouten*[18]*)*.

FÜNFTES KAPITEL

HIPPOKRATISCHE WISSENSCHAFT: KRANKHEIT ALS NATURVORGANG

In der flüchtigen, beiläufigen Erwähnung durch den Sauhirten Eumaios gibt uns, wie wir gesehen haben (S. 55), die Odyssee den ersten Hinweis auf den Arzt als Berufsmann, der in der Polis sein nützliches Gewerbe treibt. Zwei, drei Jahrhunderte nach Homer schufen sich die Männer dieses Gewerbes die theoretischen Grundlagen, die es ihnen erlaubten, ihr Wissen und Können weiterzuentwickeln. Aus Beobachtung und Überlegung, aus Tatsachenkenntnis und hypothetischer Deutung der Zusammenhänge entstand die medizinische Wissenschaft, die in den Texten der *hippokratischen Schriftensammlung, des Corpus Hippocraticum*, ihre dauerhafte und dabei zu weiterem Suchen und Fragen anregende Form fand [1].

Die meisten und wichtigsten dieser Schriften sind nach *Joly* etwa zwischen 430 und 380 v. Chr. entstanden, also zur Zeit des Peloponnesischen Krieges und des darauf folgenden Zerfalls der Selbständigkeit der griechischen Stadtstaaten. Einige Texte, und darunter gerade auch solche, die uns Einblick in den ärztlichen Alltag geben, sind später noch beigefügt worden, die letzten vielleicht im 1. oder 2. Jahrhundert n. Chr. Obwohl verschiedene Verfasser daran beteiligt waren, bezeichnete man die Sammlung ganz einfach als die Werke des *Hippokrates*. In der zehnbändigen griechisch-französischen Gesamtausgabe, die *Emile Littré* zwischen 1839 und 1861 in Paris herausgab, umfassen diese «Œuvres d'Hippocrate» 58 einzelne Werke mit insgesamt 73 Büchern. Von den Handschriften, auf die sich die modernen Editionen stützen, ist keine früher als im 10. Jahrhundert n. Chr. entstanden; unsere Texte beruhen also auf mittelalterlichen Kopien älterer Manuskripte, auf Abschriften von Abschriften. Kein Wunder, daß der ursprüngliche Wortlaut im einzelnen oft zweifelhaft bleibt!

Hippokrates (460–377) stammte aus einer Ärztefamilie, die ihre Heimat auf der Insel Kos im Ägäischen Meer hatte und deren Glieder vor und nach ihm hier auch tätig waren. Er selber wirkte als Wanderarzt auch in anderen Teilen Griechenlands und starb in Larissa in Thessalien. Sein jüngerer Zeitgenosse *Platon* (428/27–348/47) erwähnt ihn[2] als den hervorragenden Lehrer, bei dem man (gegen ein Lehrgeld) die Medizin erlerne, so wie man bei Polykleitos von Argos oder Pheidias von Athen die Bildhauerei erlerne; er stellt ihn damit in eine Reihe mit den berühmtesten bildenden Künstlern seiner Zeit. In den Texten des Corpus Hippocraticum sahen die späteren Generationen ein Denkmal seines Wirkens. Schon die Alexandriner waren sich darüber klar, daß nicht alle diese Schriften von Hippokrates selbst stammen konnten; aber daß sich in den wichtigsten davon der Geist und die Sicht des großen Arztes, Denkers und Lehrers äußere, war und blieb bis ins 19. Jahrhundert hinein selbstverständlich. Bis um 1800 spielten hippokratische Schriften ihre Rolle in der ärztlichen Ausbildung, und der hippokratische Eid hat uns heute noch viel zu sagen.

Nach den Untersuchungen von *W. H. S. Jones* wie von *Karl Deichgräber* und *Hans Diller*[3] dürfen wir in der *Bibliothek der Ärzteschule von Kos* den Kern und Ausgangspunkt des Corpus Hippocraticum sehen, und mit Deichgräber und Diller fassen wir auch den hippokratischen Eid als das Gelöbnis dieser Schule auf. Die Koer nahmen auch fremde Schriften in ihre Literatursammlung auf, namentlich diejenigen der benachbarten, älteren Ärzteschule von Knidos, und setzten sich mit deren Lehren kritisch auseinander.

Von keiner einzigen Schrift steht es unumstößlich fest, daß sie von Hippokrates selbst geschrieben worden ist; für das «Prognôstikon» – eine Anleitung zur Untersuchung und Beurteilung der Kranken – und die Krankheitsaufzeichnungen im 1. und 3.

Buch der sogenannten «Epidemien» ist seine Autorschaft nach *Deichgräber* und nach *Diller* immerhin höchst wahrscheinlich, nach *Joly* zudem für die Schriften über die Knochenbrüche, die Gelenke und die Lebensweise bei akuten Krankheiten.

Viel wichtiger aber als die Person des jeweiligen Verfassers sind Sinn und Gehalt dieser Abhandlungen, Aufzeichnungen und praktischen Anweisungen. Als Zeugnisse eines neuen, auf Beobachtung und vernunftgemäßes Naturverständnis zugleich gegründeten medizinischen Denkens und einer vorbildlich auf den individuellen Patienten ausgerichteten ärztlichen Haltung sind diese griechischen Schriften fast alle «echt». In diesem allgemeinen Sinn sprechen wir im folgenden von hippokratischer Medizin und vom hippokratischen Arzt.

Mit geradezu polemischer Schärfe hat sich die Schule des Hippokrates gegen den alten Glauben vom übernatürlichen Ursprung gewisser Krankheiten gewandt und sich zugleich von jeder kultischen, magisch-theurgischen Heilweise distanziert.

Hippokrates selbst, als Verfasser des «Prognôstikon», schreibt zwar, um den Verlauf einer Krankheit sogleich richtig zu beurteilen – wir werden noch sehen, wie wichtig das für den griechischen Arzt bei seinem mißtrauischen Publikum war –, müsse man unter anderem erkennen, «ob etwas Göttliches in den Krankheiten wirkt» («ei ti theion enestin en têsi nousoisi»)[4]. Es könnte ja sein, daß der Arzt einem verhängnisvollen Schicksal gegenübersteht, über das er keine Macht hat, weil sein Patient bereits von einer höheren Gewalt zum Sterben verurteilt wurde. Hier scheint die uralte Tradition der Menschheit auch noch auf Hippokrates zu wirken – oder ist es Resignation, entsprungen aus der wiederholten eigenen Erfahrung, daß es tatsächlich Krankheitsverläufe und Todesfälle gibt, die wir uns mit unserer jeweiligen Wissenschaft nicht erklären können?

Keine Spur von solch vorsichtigem, vielleicht zweifelndem Offenlassen der Möglichkeit göttlicher Eingriffe in das Krankheitsgeschehen finden wir dagegen in jener kurzen, gegen 400

v. Chr. entstandenen Schrift, die recht eigentlich das wissenschaftliche Credo der Hippokratiker enthält, in der Abhand-
lung «Über die heilige Krankheit[5]». Gleich die ersten Sätze um-
reißen den Standpunkt des Verfassers mit aller Deutlichkeit
(Kap. 1, Sätze 1–3): «Mit der sogenannten heiligen Krankheit
verhält es sich folgendermaßen: Um nichts halte ich sie für göttlicher als die anderen Krankheiten oder für heiliger, sondern sie
hat wie die übrigen Krankheiten eine natürliche Ursache, aus
der sie entsteht. Die Menschen sind zu der Ansicht, daß sie göttlich sei, infolge ihrer Ratlosigkeit und Verwunderung gelangt;
denn in nichts gleiche sie den anderen Krankheiten.»

Bei dieser geheimnisvollen Krankheit, deren natürliche
Ursache der unbekannte Autor[6] nachzuweisen unternimmt,
handelt es sich nicht nur um die Epilepsie, sondern auch um
andere Anfallsleiden, die den Patienten mit schrecklicher Wucht
plötzlich ergreifen: Herzasthma (Kap. 6) und Hirnschlag
(Kap. 9, Sätze 3–5); selbst Durchfälle werden genannt (6, 5). Im
Zentrum freilich steht der epileptische Anfall (7, 1–2 und 12):
«Wenn das Phlegma ... in die vorher erwähnten Adern herab-
fließt, verliert der Kranke die Sprache und droht zu ersticken[7].
Schaum fließt aus seinem Mund, er beißt die Zähne aufeinander,
die Hände krampfen sich zusammen, die Augen verdrehen sich,
und die Kranken sind nicht bei Besinnung. Bei manchen geht
auch Kot ab. (Diese Erscheinungen treten bald auf der linken
Seite auf, bald auf der rechten, bisweilen auf beiden zugleich.) ...
Er schlägt mit den Füßen ...»

Der zitierte Abschnitt mit seiner knappen Schilderung des
großen epileptischen Anfalles macht etwas deutlich, was einen
beim Lesen alter medizinischer Texte immer wieder beein-
druckt: die gute, anschauliche Beschreibung eines Krankheitsbildes (oder auch eines Forschungsbefundes) wirkt nach vielen
Jahrhunderten noch frisch und lebensnah, während uns gleichzeitig die Erklärung der Erscheinungen fremdartig und ver-
staubt vorkommen kann. Doch gerade hier kommt es ja nicht
auf die Einzelheiten der pathogenetischen Theorie an – der kal-

te Schleim, der aus dem Hirn in die Adern fließt, blockiert die Zufuhr des warmen Blutes und der Lebensluft, des Pneumas, zu den Organen –, entscheidend ist allein das Prinzip, die feste Überzeugung, daß es grundsätzlich möglich sei, die rätselhaften und erschreckenden Erscheinungen der sogenannten heiligen Krankheit so gut wie aller anderen Leiden aus dem Verhalten natürlicher Dinge wie Körperflüssigkeiten und Atemluft, Kälte und Wärme zu erklären.

An der natürlichen Erklärung der Krankheiten liegt unserem hippokratischen Arzt alles, an der Namengebung nichts. Er hält es nicht für nötig und vielleicht in Anbetracht der recht verschiedenartigen Symptome auch nicht für sinnvoll, eine neue Krankheitsbezeichnung vorzuschlagen. Aber der alte Name der heiligen Krankheit muß verschwinden, weil er falsch und – für Ärzte, Patienten und Publikum – irreführend ist. Der Mann, der «Über die heilige Krankheit» geschrieben hat, wollte *aufklären* – in erster Linie seine ärztlichen Berufsgenossen, aber durch sie und neben ihnen auch die nach Wissen und Wahrheit Strebenden unter seinen Zeitgenossen überhaupt.

Die wunderbare und scheinbar anders nicht zu erklärende Art der Anfälle hat zu der Bezeichnung «heilige Krankheit» Anlaß gegeben. Für den unvoreingenommenen Blick unseres Autors ist aber nicht nur das Unberechenbare und Dramatische in einem Krankheitsgeschehen wunderbar, sondern ebensosehr das Regelmäßige, etwa das in ein-, zwei- oder dreitägigem Rhythmus wiederkehrende Fieber (bei der Malaria). Auch Raserei, Albdrücken oder Nachtwandeln scheinen ihm nicht weniger wunderbar, und doch, so schreibt er, bezeichnet niemand diese Krankheiten und Störungen als heilig (1, 5–9). An den durch eine Göttin bewirkten Wahnsinn des Aias denkt unser Hippokratiker hier nicht mehr, oder er ist in seinem aufklärerischen Eifer schon allzu sicher, daß jedermann diese und ähnliche homerische Erzählungen für Märchen ohne Wahrheit hält.

Doch etwas später erinnert er sich wieder (1, 38): «Wenn aber jemand in der Nacht von Ängsten, Schrecken und Wahnvorstellungen befallen wird, vom Bett aufspringt und nach draußen flieht, so nennen sie das Angriffe der Hekate und Heimsuchungen von Geistern der Verstorbenen (Heroen).»

Die billige Art der magischen Verfahren, mit denen man die Epilepsie zu bekämpfen sucht, hat für den Autor erst recht nichts Heiliges (1, 4). Es müssen zweifelhafte Leute gewesen sein, die als erste jene Krankheit für heilig erklärt haben, «Leute von dem Schlage, wie es auch jetzt Zauberer, Entsühner, Bettelpriester und Aufschneider gibt, die alle beanspruchen, besonders gottesfürchtig zu sein und mehr als andere zu wissen» (1, 10).

Sie behandelten die Kranken mit Reinigungszeremonien und Besprechungen und verboten ihnen Bäder und viele Speisen, die offenbar auch nach dem Urteil des hippokratischen Arztes kranken Menschen schaden (1, 12–16). «Ferner verboten sie, schwarze Kleider zu tragen (denn Schwarz ist die Farbe des Todes), auf Ziegenfell zu schlafen oder eines zu tragen, dann ein Bein über das andere zu legen oder eine Hand auf die andere (denn das alles seien Hindernisse)» (1, 17–19).

Wird ein Kranker nach solchen Maßnahmen zufällig gesund, so haben jene falschen Heiligen den Ruhm davon; stirbt aber der Patient, so sind sie nicht schuld daran, denn sie haben ja nichts verordnet, weder Medikamente noch Bäder (1, 20–21). Der heilende Priester erscheint also dem hippokratischen Arzt ganz einfach als Scharlatan, der sich unter dem Deckmantel der Frömmigkeit der Verantwortung entzieht, die er als Arzt übernehmen müßte.

Der Autor will es vollkommen klarstellen, daß die magisch-theurgischen Heilpraktiken überhaupt nichts Frommes sind, sondern im Gegenteil etwas höchst Unfrommes, Lästerliches (asebeia). Denn wer vorgibt, durch Reinigungszeremonien und Besprechungen, durch Zauber und Opfer etwas auszurichten, stellt sich nicht demütig unter die Gottheit, sondern über sie: mit menschlichen Künsten will er die Götter seinem menschlichen Willen dienstbar machen (1, 28–31). Zudem (1, 26): «Wer imstande ist, durch Sühne- und Zaubermethoden ein solches

Leiden zu vertreiben, der kann es durch andere Praktiken auch herbeiführen.»

Das Janus-Gesicht des Medizinmannes (S. 25 f.), die logisch notwendige Verbindung von Heil- und Schadenzauber ist für den hippokratischen Arzt ein weiteres Argument gegen eine göttliche Einwirkung auf das Krankheitsgeschehen.

So rechnet der Sprecher der hippokratischen Wissenschaft mit der magisch-theurgischen Heilkunst und ihren Vertretern ab: diese sind Schwindler und Betrüger, und wenn sie wirklich glauben, etwas Frommes zu tun, so betrügen sie auch noch sich selber. Es ist uns aber bereits deutlich geworden, daß hinter dieser kompromißlosen Ablehnung nicht ein Verlust jedes Glaubens steht, sondern im Gegenteil eine geläuterte und vertiefte Auffassung des Göttlichen: «Ich allerdings bin fest davon überzeugt, daß der Leib eines Menschen nicht von einem Gott befleckt wird, das Hinfälligste vom Reinsten» (1,44).

Die Macht der Gottheit äußert sich nicht darin, daß sie einzelne Menschen herausgreift, um sie mit einem epileptischen oder einem Schlaganfall zu zeichnen, sie zeigt sich für den Verständigen vielmehr in der Gesetzmäßigkeit, die den ganzen Kosmos regiert und der auch der menschliche Organismus in Gesundheit und Krankheit untersteht.

«Die hier besprochene sogenannte heilige Krankheit entwikkelt sich aus denselben Ursachen wie die übrigen, aus dem, was in uns hineingeht und aus uns weggeht, und durch Kälte, Sonne und Winde, die wechseln und immer in Bewegung sind. Diese Dinge aber sind göttlich, so daß man diese Krankheit nicht abtrennen und für göttlicher halten darf, sondern alle muß man für göttlich und alle für menschlich halten. Jede aber hat ihren natürlichen Ursprung und ihre spezielle Dynamik[8], und gegen keine sind wir rat- und machtlos» (18, 1–2).

So erscheint am Schluß dieser großartigen Schrift die Krankheit ganz allgemein und ausnahmslos als Naturvorgang, gesetzmäßig verlaufend, darum verstehbar, voraussehbar und letztlich beherrschbar. Wir müssen uns einen Augenblick daran erin-

nern, wie beschränkt die tatsächlichen Kenntnisse über die Vorgänge im Organismus damals noch waren, um die ganze Kühnheit zu ermessen, die in dieser weltlich-naturwissenschaftlichen
Krankheitsauffassung der Hippokrates-Schule lag. Ihr Konzept
ist das Konzept der wissenschaftlichen Medizin bis heute geblieben. Einzig unser Sensorium für das Göttliche in der gesetzmäßigen Ordnung der Natur hat sich im Verlauf der letzten
Jahrhunderte abgeschwächt.

Die Auffassung der Krankheit als eines gesetzmäßig verlaufen-
den Naturprozesses war die entscheidende Weichenstellung,
mit der die Hippokratiker die ganze weitere Entwicklung der
Medizin bestimmt haben. Diese Weichenstellung war jedoch
nicht der Effekt einer plötzlichen, revolutionären Sinnesände-
rung; sie war vielmehr seit mehr als hundert Jahren durch die
frühgriechische Naturphilosophie vorbereitet worden[9]. *Alkmaion von Kroton* in Unteritalien (geb. um 540 v. Chr.) hatte das
Hirn als das zentrale Organ der sinnlichen Wahrnehmung und
des Verstehens erkannt; er hatte auch die Gesundheit als
Gleichgewicht (oder Gleichberechtigung: isonomia) der gegensätzlichen Kräfte des Feuchten und Trockenen, Warmen
und Kalten, Bittern und Süßen usw. aufgefaßt. Auf *Diogenes von
Apollonia* in Kleinasien (um 430 v. Chr.) geht die Lehre zurück,
was dem Organismus Leben, Empfindung und Denken verleihe, sei die mit dem Blut durch die Adern fließende Luft, das
Pneuma. Diese naturphilosophischen Erklärungen aller Lebens-
vorgänge, der leiblichen wie der seelischen, treffen wir in der
Schrift «Über die heilige Krankheit» wieder an. Doch erst hier
wird das natürliche Verständnis der Krankheit zur alleingülti-
gen Richtschnur des ärztlichen Denkens und Handelns erhoben.
    Es ist bezeichnend für die konsequent naturwissenschaftliche
Krankheitsauffassung der Hippokratiker, daß sie die magisch-
theurgische Wurzel der Medizin geradezu verleugnen. Dies
zeigt sich in der Schrift «Über die alte Heilkunst»[10]. Hier wird
erklärt, wie die Medizin entstanden sei, und dabei läßt der Ver-

fasser ausschließlich die Entwicklung aus der praktischen Erfahrung heraus gelten: Zunächst merkten die Menschen, daß ihnen die rohen Nahrungsmittel nicht so gut bekamen wie den Tieren; so erfanden sie die Kochkunst. Darauf stellten sie fest, daß sie die gewöhnlichen Speisen, mochten diese noch so gut gekocht oder gebraten sein, ebenfalls nicht mehr vertrugen, wenn sie krank wurden. Sie mußten deshalb Kostformen finden, die den Kranken zuträglich waren, und dabei das richtige Maß zwischen Zuviel und Zuwenig einhalten lernen. Also von der urmenschlichen Rohkost über die Kochkunst zur Heilkunst – so sieht dieser Hippokratiker des 4. Jahrhunderts v. Chr. die Entstehung der Medizin. Das ist aufschlußreich – nicht für die wirkliche Urgeschichte der Medizin, die nicht so eingleisig verlaufen ist, sondern für die geistige Orientierung der hippokratischen Ärzte: für sie war die Heilkunst eine von Anfang an rein weltliche, auf Beobachtung und Erfahrung beruhende Sache.

Die naturwissenschaftliche Auffassung der Medizin, die die Schrift über die heilige Krankheit zum Ausdruck bringt, ist von einer Weite und Tiefe, die wir noch etwas beleuchten müssen. Was den epileptischen, asthmatischen oder apoplektischen Anfall hervorruft, das ist, wie bereits erwähnt, ein Übermaß von Schleim, der die Adern verstopft. Doch mancherlei Faktoren bestimmen Ausbruch, Form und Ausgang des Leidens mit: die auf Vererbung beruhende Konstitution, das Lebensalter, äußere Einflüsse wie Wetter und Jahreszeit, Kälte und Wärme. Namentlich der feuchte Südwind wirkt ungünstig auf das ohnehin feuchte Hirn. Bereits denkt der Autor in diesem Zusammenhang an die Möglichkeit, seine Theorie durch eine Autopsie zu beweisen (Kap. 11, Sätze 3–6): «Wenn man dem Vieh, das von dieser Krankheit befallen ist, und besonders den weiblichen Ziegen (denn diese werden am meisten befallen) den Kopf zerschlägt und nachschaut, wird man finden, daß das Gehirn feucht ist und voll von wässeriger Flüssigkeit und schlecht riecht. Daran erkennt man deutlich, daß es nicht ein Gott ist, der den Körper befleckt, sondern die Krankheit [11].»

Das war die Methode, mit der Alkmaion von Kroton festgestellt hatte, daß die Augen durch die «Gänge» der Sehnerven mit dem Hirn verbunden sind [12]; dieser Befund war eine wesentliche Stütze für seine Lehre von der herrschenden Rolle des Hirns im Körper. Die Hippokratiker haben diesen neuartigen Weg der aktiven Forschung aber nur sehr zögernd betreten und kaum weiter beschritten.

Wie sich aber die Lage einer Stadt, die dadurch bedingte Qualität des Trinkwassers und die vorherrschende Windrichtung auf Gesundheit und Krankheitsspektrum der Bevölkerung auswirken sollen, das wird in der Schrift über die Umwelt – eigentlich «Über Lüfte, Gewässer und Orte», «Peri aërôn, hydatôn, topôn» – ausführlicher, aber reichlich schematisch abgehandelt. Es ist möglich, daß dieses Buch vom gleichen Autor stammt wie dasjenige über die heilige Krankheit [13]. Die koischen Studenten dürften sich den Inhalt der ersten elf Kapitel genau eingeprägt haben, fanden sie hier doch scheinbar sichere Angaben darüber, mit welchen Krankheiten sie zu rechnen hatten, wenn sie später in einer fremden Hafenstadt landeten, um dort ihre Praxis aufzunehmen. Für diesen Zweck war der Schematismus, der uns mit seinen Verallgemeinerungen so unrealistisch anmutet, sogar ein Vorteil.

Wind und Wetter hängen von den Jahreszeiten ab, und diese werden von den Gestirnen regiert. Auch am Sternenhimmel mußte daher der hippokratische Arzt Bescheid wissen (Umwelt, Kap. 2) [14]: «Wenn aber einer meint, dies sei Sternguckerei (meteôrologia), so sollte er doch seine Meinung ändern und einsehen, daß die Astrologie (astronomia) nicht wenig zur ärztlichen Kunst beiträgt. Denn zugleich mit den Jahreszeiten ändert sich auch die Beschaffenheit des Leibesinnern bei den Menschen.»

Damit ist die ganze Weite des Kosmos, in dem alles gesetzmäßig zusammenhängt, in das Blickfeld der Medizin einbezogen.

Wie tief die hippokratische Erkenntnis, daß Krankheiten Naturvorgänge sind, greift und wie ernst es jenen griechischen

Ärzten damit war, ihre Einsicht konsequent anzuwenden, das zeigt sich darin, daß der Autor der Schrift über die heilige Krankheit auch die *Gemüts- und Geistesstörungen* in seine Erörterungen einbezieht. Schon im Eingangskapitel hat er festgestellt, daß Albdrücken und Raserei nicht durch übernatürliche Mächte bewirkt werden, und gegen Schluß kommt er auf diese wichtigen Dinge eingehend zu sprechen (Kap. 14–17). Wie für Alkmaion ist für ihn das Hirn der Sitz der Geistestätigkeit und des Gemütes – eine Auffassung, die sich in der Folge noch lange nicht allgemein durchgesetzt hat. Unser Hippokratiker mußte sie noch gegen die volkstümliche, uns aus Homer bekannte Vorstellung verteidigen, daß Denken und Empfinden im Zwerchfell (und damit in der Mitte des Körpers) beheimatet seien (17, 1–5). Im folgenden Jahrhundert aber erklärte *Aristoteles* das Herz, den Ausgangspunkt des Lebens im Körper, auch zum Zentrum aller psychischen Tätigkeit, denn für ihn waren Leben und Beseelung eins. Dem Hirn schrieb er bloß die Aufgabe zu, die aus dem Herzen aufsteigende Hitze zu dämpfen und auf das zuträgliche Mittelmaß zu reduzieren. Doch der hippokratische Autor lehrt (14, 4–5 und 7): «Gerade durch eben dieses Organ verfallen wir auch in Raserei und Wahnsinn und treten Angst und Schrecken an uns heran, sowohl des Nachts als auch am Tage, dazu Schlaflosigkeit, Irrtümer, unpassende Sorgen, Verkennung der tatsächlichen Lage und Vergessen. All das erleiden wir vom Gehirn her, wenn es nicht gesund ist, sondern wenn es wärmer als normal wird oder kälter oder feuchter oder trockener oder sonst eine widernatürliche Veränderung erfährt, die es nicht gewohnt ist ... Solange aber das Gehirn ruhig ist, ist der Mensch bei Verstand.»

Es sind also Veränderungen in der physikalischen Beschaffenheit des Hirns, die sich in den Störungen des Denkens, Fühlens und Verhaltens äußern. Folgenschwer sind namentlich Erhitzung und Abkühlung des Organs; solche Störungen werden durch die Körpersäfte Schleim, Galle und Blut vermittelt. Der Schleim ist kalt, Galle und Blut sind heiß. Sammelt sich im Kopf

zuviel Schleim an, so wird das Hirn abgekühlt, und der Patient
fühlt sich deprimiert, auch sein Gedächtnis leidet infolge der
Erstarrung des Hirns, die durch die Abkühlung bewirkt wird.
Wird aber das Zentralorgan von Galle überschwemmt, dann
erhitzt es sich; der Kranke schreit, lärmt, ist bösartig und tut
allerlei Unpassendes (das Musterbeispiel für einen solchen Zustand bot das Fieberdelir). Fließt die Galle wieder aus dem Hirn
in die Adern zurück, so klingt der Anfall ab, der Patient wird
wieder ruhig. Sinnestäuschungen und irres Reden stellen sich
ein, wenn das Hirn zu feucht ist: dann wackelt es, Gesicht und
Gehör können auch nicht ruhig bleiben, «man sieht und hört bald
dieses, bald jenes» (14, 6), und die Zunge schwatzt entsprechend
ungereimtes Zeug. Aber nicht nur die eindeutig krankhaften
Gemüts- und Geistesstörungen werden durch solche humoral,
das heißt durch die Säfte bewirkten Veränderungen des Hirns
erklärt, sondern auch harmlosere, recht häufige Erscheinungen,
wie das mit bösen Träumen verbundene Schreien im Schlaf. Die
Erhitzung, die daran schuld ist, wird durch einen momentanen
Blutandrang hervorgerufen, der das Hirn «zum Kochen bringt»
(15, 5).

So naiv diese Theorie uns vorkommen mag, sie stellt den
ersten Versuch dar, die psychischen Störungen aus dem gesetzmäßigen Wirken natürlicher Krankheitsfaktoren abzuleiten, sie
arbeitet mit realen Gegebenheiten und ist, in den Grenzen des
damals verfügbaren Wissens, wohlüberlegt. Da die Hippokratiker darauf gebaut haben, daß die Natur für die Vernunft
durchschaubar sein müße, haben sie sich trotz aller Unzulänglichkeit ihrer Kenntnisse getraut, vernünftige Hypothesen zu
entwickeln, um dem Wirken der Natur auf die Spur zu kommen. Mehr kann die medizinische Wissenschaft oft gar nicht
tun.

Deutlicher, als es in der Schrift über die heilige Krankheit
geschieht, kann man kaum die These entwickeln, daß Gemüts-
und Geisteskrankheiten Hirnkrankheiten sein müssen. Diese
These ist seither immer wieder von den einen bekräftigt, von

andern aber bestritten worden. So standen sich etwa in der ersten Hälfte des 19. Jahrhunderts in der deutschen Psychiatrie die Verfechter des körperlichen und des seelischen Ursprungs der Geisteskrankheiten, die «Somatiker» und die «Psychiker», schroff gegenüber. Der Autor der Schrift «Über die heilige Krankheit» ist eindeutiger Somatiker. Die somatische Hypothese hat sich für die medizinische Forschung als höchst fruchtbar erwiesen, und die Psychiatrie darf nie aufhören, nach den materiellen Veränderungen im Hirn zu fragen, welche bestimmte psychische Veränderungen begleiten oder auslösen. Aber ebenso wesentlich ist es für den Arzt, der Eigengesetzlichkeit des Psychischen Rechnung zu tragen und bei der Behandlung seelisch Kranker deren Leiden im Zusammenhang mit ihrer seelisch-geistigen Konstitution und ihrer Lebensgeschichte zu sehen. Doch zunächst war die somatische Betrachtungsweise, die Auffassung der Gemüts- und Geistesstörungen als Hirnstörungen, die logische Konsequenz aus dem hippokratischen Konzept der Krankheit als Naturvorgang.

In ihrer Grundhaltung, in ihrer Folgerichtigkeit und in der Fülle ihrer Gesichtspunkte ist die kurze Schrift «Über die heilige Krankheit» ein ganz erstaunliches Werk. In ihr wird die Medizin zur Naturwissenschaft. Der Mann, der sie schrieb, muß ein Hippokrates-Schüler von besonderem Format gewesen sein – wenn es nicht, allen unseren gelehrten Bedenken zum Trotz, der große Meister selber war.

SECHSTES KAPITEL

HIPPOKRATISCHE PRAXIS

a) Krankenuntersuchung und Prognostik

Was ist der unmittelbare Zweck einer ärztlichen Untersuchung? Die Krankheit zu erkennen, eine *Diagnose* zu stellen – darüber dürfte zwischen Arzt und Patient heute Übereinstimmung herrschen. (Natürlich kann die Diagnose auch in der Feststellung der Gesundheit bestehen.) Aus der *Diagnose* ergibt sich die *Therapie*, und nach dem Wesen der Krankheit und der Wirkung der Behandlung stellt der Arzt seine Prognose, die Voraussage über den weiteren Krankheitsverlauf und die Heilungsaussichten.

Die Diagnose nimmt also in unserem ärztlichen Tun und Denken einen zentralen Platz ein; um sie drehen sich zuerst und immer wieder die Gespräche zwischen dem Patienten, seinen Angehörigen und seinem Arzt, und das scheint uns selbstverständlich. Doch auch diese Selbstverständlichkeit ist das Ergebnis einer historischen Entwicklung. Sie setzt voraus, daß es Krankheiten als etwas Reales zu diagnostizieren gibt: objektivierbare Veränderungen des Körpers oder des seelisch-geistigen Zustandes des Menschen; Veränderungen, die sich in charakteristischen Symptomgruppierungen, noch besser aber in greifbaren Organveränderungen und meßbaren Funktionsstörungen äußern. Organveränderungen als Grundlage und Kern innerer Krankheiten nachzuweisen, waren die Ärzte vor 1800 aber nur ausnahmsweise in der Lage; die Erreger infektiöser Krankheiten sind erst seit etwa hundert Jahren mehr und mehr bekannt geworden; die chemische und physikalische Analyse der Säfte und der Funktionen unseres Organismus hat sich erst in den letzten Jahrzehnten zum umfassenden Untersuchungsprinzip entwickelt. Durch die angedeuteten Wandlungen hat die Krankheitsdiagnostik an Objektivität und Präzision ungemein gewonnen – auch wenn gerade die Vielfalt objektiver Befunde und Meßwerte gelegentlich den Blick des Arztes verwirren und vom Wesentlichen ablenken kann.

Nun haben sich schon die Ärzte der Schule von Knidos um eine exakte Diagnostik bemüht, indem sie Krankheiten und deren Unterarten aufgrund der Symptome zu unterscheiden und zu benennen suchten. So kamen sie – nach *Galen*[1] – auf sieben Arten von Gallenleiden, vier Formen von Gelbsucht, zwölf verschiedene Blasenleiden usw. Sie stützten sich dabei vor allem auf die Befragung der Kranken und neigten dazu, ein Leiden anders zu benennen, wenn schon nur ein einzelnes Symptom anders war als in ähnlichen Fällen. Dieses Verfahren wird von jenem Arzt der koischen Schule – Hippokrates? – getadelt, der die Schrift «Über die Lebensweise in akuten Krankheiten» verfaßte[2]: So könne man die Krankheiten schließlich kaum mehr zählen, aber in Wirklichkeit mache ja ein anderer Name noch keine andere Krankheit. Aufgrund sorgfältigen Befragens könnte ferner auch ein Laie die Leiden eines Kranken richtig beschreiben; der Blick des Arztes fasse aber noch mancherlei sonst auf und dringe tiefer. Der erste Punkt dieser Kritik überzeugt; der zweite mit seiner Abwertung der Patientenbefragung, der Anamnese, leuchtet uns weniger ein, entspricht jedoch durchaus einer deutlichen Tendenz in der wissenschaftlichen Medizin von heute: aufgrund seiner objektiven Befunde möchte der moderne Arzt die Krankheit seines Patienten durchschauen. Mit seinem Bestreben, Krankheiten abzugrenzen und zu benennen, steht der heutige Mediziner in der knidischen Tradition; aber in seinem Vertrauen, kraft seiner Wissenschaft den Krankheitsprozeß objektiv erfassen und, unabhängig von den subjektiven Äußerungen des Patienten, richtig verstehen zu können, ist er den Hippokratikern von Kos näher.

Unter den Büchern, die höchstwahrscheinlich von *Hippokrates* selber stammen, finden wir tatsächlich eine Anleitung
zur Krankenuntersuchung. Daß das Ziel der Untersuchung
nicht die Diagnose ist, kommt deutlich im Titel zum Ausdruck: das Buch nennt sich «Prognôstikon» – «Buch der Vorhersage»[3]. Die brennende Frage, über die der zu einem Kranken
gerufene Arzt damals möglichst rasch Klarheit haben wollte,
lautete nicht: «Was für eine Krankheit liegt vor?», sondern:
«Wie steht es um den Kranken – wird er davonkommen?» Dies
zu wissen war das wichtigste – hören wir Hippokrates selbst
(Kap. 1):

«Für den Arzt ist es nach meiner Ansicht sehr wichtig, daß
er die Kunst der Voraussicht (pronoia) übt. Denn wenn er im
Beisein der Kranken von sich aus das Gegenwärtige, das Vergangene und das Zukünftige vorauserkennt und vorhersagt
und wenn er genauer ausführt, was die Kranken in ihren Aus-
sagen übergehen, dann wird man um so mehr darauf *vertrauen*,
daß er den Zustand der Kranken erkennt, und so werden die
Menschen *wagen, sich dem Arzt anzuvertrauen*. Auch die Behandlung wird er am besten durchführen, wenn er aus den
gegenwärtigen Leiden die zukünftigen vorhersieht. Denn alle
Kranken gesund zu machen ist unmöglich. Das wäre natürlich
noch besser, als das Zukünftige vorherzuerkennen. Aber die
Menschen sterben nun einmal oft genug, noch bevor der Arzt
mit seiner Kunst den Kampf gegen die Krankheit aufnehmen
konnte, und zwar die einen, noch ehe sie den Arzt gerufen haben, weil die Krankheit zu stark war, die andern, gleich nachdem sie ihn gerufen haben, nachdem sie etwa noch einen Tag
gelebt haben oder auch etwas länger. Daher muß man die Natur
derartiger Krankheiten erkennen und wissen, wie sehr sie der
Kraft der Körper überlegen sind, außerdem aber auch, ob etwas
Göttliches in den Krankheiten wirksam ist, und ihre Prognose
gründlich lernen. *So wird man mit Recht bewundert werden und ein
guter Arzt sein.* Denn man kann auch diejenigen, die die Krankheit überleben können, noch besser bewahren, wenn man sich

von langer Hand alles, was kommen kann, überlegt, und man
wird, wenn man vorher erkennt und voraussagt, wer sterben
und wer am Leben bleiben wird, *von der Verantwortung frei*
(anaitios – unschuldig).»

Man sieht gleich, daß Hippokrates den Begriff der Prognose
recht weit faßt, indem er «das Gegenwärtige, das Vergangene
und das Zukünftige» darein einschließt, und wie anders könnte
man überhaupt auf den weiteren Verlauf und den Ausgang einer
Erkrankung schließen, wenn nicht aufgrund der bisherigen
Entwicklung und des gegenwärtigen Zustandes? Wesentlich ist
es also für den Arzt, gleich ein Gesamtbild zu gewinnen. Dieses
muß über den gegenwärtigen Augenblick hinaus in die Vergangenheit und in die Zukunft reichen, und ebenso muß es über die
Angaben des Patienten und seiner Umgebung hinausgehen.
Darin zeigt sich die Überlegenheit des Arztes, daß er auch Dinge
erkennt, die man ihm – sei es aus Unachtsamkeit oder mit Absicht
– verschweigt. Erweist er sich so als fähig, den bisherigen
Krankheitsverlauf über das Mitgeteilte hinaus richtig zu beschreiben, so traut man ihm auch zu, daß er weiß, was noch
kommen wird, und vielleicht die bevorstehenden Gefahren
abwenden kann. Im Gegensatz zu heute, wo der Arzt sich nichts
vergibt, wenn er mit der genauen Diagnose zuwartet, bis alle
abklärenden Untersuchungen durchgeführt sind, verlangten
die Zeitgenossen des Hippokrates von ihren Ärzten sofort eine
treffende Aussage über ihr Leiden und dessen Ausgang – dann
erst waren sie bereit, sich ihrer Behandlung anzuvertrauen. Die
raschen, richtigen Prognosen waren es, womit der hippokratische Arzt sich Autorität gegenüber seinen Patienten und
Ansehen beim Publikum erwarb. Sie mußten ihn aber zugleich
auch vor ungerechten Anklagen bei Todesfällen schützen. Die
ärztliche Vorhersage war, wie man sieht, das wichtigste Instrument, um die Beziehung zwischen Arzt und Patient auf die
richtige Grundlage – Autorität und Vertrauen – zu stellen und die
Verantwortlichkeit des Arztes abzugrenzen. War «die Natur der
Krankheit der Kraft des Körpers überlegen», oder spielte gar –

ausnahmsweise – «etwas Göttliches», also ein übermächtiges Verhängnis mit (siehe oben S. 67), so durfte der griechische Arzt so gut wie der ägyptische die Behandlung des ohnehin verlorenen Kranken ablehnen; wir werden darauf im nächsten Kapitel zurückkommen.

Neben diesem psychologisch-sozialen Nutzen der Prognosenkunst tritt in unserem Text die wissenschaftlich-technische Funktion der Zustands- und Verlaufsbeurteilung an den zweiten Platz. Es war für den Arzt Hippokrates freilich eine Selbstverständlichkeit, daß sich die Behandlung nach dem natürlichen Krankheitsverlauf, dem bisherigen wie dem voraussichtlich zukünftigen, zu richten habe.

In den Kapiteln 2–14, die auf das zitierte erste folgen, nennt und bespricht Hippokrates *die einzelnen prognostischen Zeichen,* auf die der Arzt achten muß. Ergänzungen dazu enthalten die Kapitel 15–24, die sich mit dem zeitlichen Verlauf und gewissen Komplikationen der Fieber befassen.

Der erste Blick des Arztes richtet sich auf das Gesicht des Kranken (Kap. 2): «Folgendes muß man in den akuten Krankheiten beobachten: erstens das Gesicht des Kranken, ob es dem der Gesunden ähnlich ist, vor allem aber, ob es sich selbst ähnlich geblieben ist. So wäre es nämlich am besten; am schlimmsten aber ist das, was der Ähnlichkeit am stärksten entgegengesetzt ist. Das sieht folgendermaßen aus: *die Nase ist spitz, die Augen sind hohl, die Schläfen eingefallen, die Ohren kalt und zusammengeschrumpft, die Ohrläppchen zurückgebogen, die Gesichtshaut ist hart, gespannt und schrumpelig und die Farbe des ganzen Gesichts blaß oder schwärzlich.* Wenn das Gesicht zu Beginn der Krankheit so aussieht und es noch nicht möglich ist, die Prognose durch die andern Zeichen zu bestätigen, so muß man den Kranken fragen, ob er schlecht geschlafen hat, ob sein Stuhl übermäßig flüssig war oder ob ihn hungert, und wenn er eine von diesen Fragen bejaht, kann man die Zeichen für weniger schlimm ansehen. Es entscheidet sich aber binnen Tag und Nacht, ob das Gesicht aus diesen Gründen so aussieht. Wenn

der Kranke aber alle diese Fragen verneint und sich sein Aussehen innerhalb der angegebenen Zeit nicht bessert, dann muß
man wissen, daß es ein Anzeichen des Todes ist.»

Das in knappen, einprägsamen Zügen geschilderte, unheilverkündende Aussehen des Gesichtes ist als «Facies Hippocratica» bis heute bekannt und unter diesem Namen auch in die
Dichtung eingegangen. In *Conrad Ferdinand Meyers* Hutten-
Gedicht heißt ein Abschnitt «Das Todesurteil»; er wird eingeleitet mit einem Arztbesuch des Paracelsus bei dem unheilbar
kranken Ritter auf der Ufenau[4]:

«Er tat, als würd’ er meiner nicht gewahr,
doch streifte mich sein scharfes Augenpaar. [...]
Indem verstohlen er herüber sah,
raunt schnell er: ‹Facies Hippocratica›. [...]»

Für Hippokrates ist das eingefallene, ausgetrocknete Gesicht
des Todkranken vor allem bei akuten Krankheitsverläufen als
prognostisches Zeichen wichtig (bei chronischen Leiden konnte
wohl schon er sich mit der Prognose etwas mehr Zeit lassen).
Doch selbst dieses an sich so deutliche Zeichen muß im
Zusammenhang mit der Gesamtsituation beurteilt werden:
Schlaflosigkeit, Hunger oder Durchfall können das Gesicht des
Kranken in gleicher Weise entstellen, ohne daß akute Lebensgefahr bestünde. Hier erweist sich nun die gezielte Befragung des
Patienten als unerläßlich und unersetzlich. Aber immer und vor
allem andern muß der Arzt das Gesicht, und überhaupt das
Aussehen und Verhalten des Kranken danach beurteilen, «ob es
sich selbst ähnlich geblieben ist». Je mehr der Krankheitszustand
von der individuellen Natur des Patienten abweicht, um so
schlimmer steht es.

Dauert das Kranksein schon länger an, so bekommt speziell das
Aussehen der Augen für Hippokrates besonderes Gewicht. Als
nächstes prüft er, wie der Patient in seinem Bett liegt, ob er
wundgelegen ist und (Kap. 4) ob er seine Hände ruhig hält. Wenn
bei akuten Fiebern, speziell bei Lungenentzündung und beson-

ders in Verbindung mit Delirien (phrenitis) und Kopfschmerzen, die Hände «sich vor dem Gesicht herumbewegen, im Leeren etwas zu erhaschen suchen, Flocken von den Kleidern abzupfen und Fäserchen sammeln und Spreu von den Wänden abzureißen versuchen, so ist das alles schlimm und tödlich». – Wir kennen dieses unbewußte «Flockenlesen» als Symptom der Hirnhautentzündung.

Der hippokratische Praktiker soll im weiteren die Atmung und die Schweißausbrüche beobachten. All das bisher Genannte sind Dinge, die man *sehen* kann; der Schweiß – ist er warm oder kalt? – leitet zu den Symptomen über, die *ertastet* werden müssen. Erstaunlich ist, daß Hippokrates den Arterienpuls nicht erwähnt, den doch schon die Ärzte des alten Ägyptens zu fühlen pflegten (siehe S. 27) und der in der späten Antike, bei Galen, ein Hauptelement der ärztlichen Untersuchung sein wird (siehe S. 205). Doch den Bauch betasteten die Hippokratiker nicht weniger aufmerksam als ein Arzt des 19. oder 20. Jahrhunderts (Kap. 7): «Mit dem Oberbauch steht es am besten, wenn er frei von Schmerzen und weich und nach rechts und links gleichmäßig ist. Wenn er aber entzündet ist und Schmerzen macht oder gespannt oder ungleichmäßig im Verhältnis der rechten zur linken Seite ist, so muß man das alles im Auge behalten. Wenn es außerdem im Oberbauch auch noch klopft, so deutet es auf eine Störung oder auf Delirium ...»

Schwellungen im Bauch, Eiter- und Wasseransammlungen werden festgestellt und prognostisch gewertet. «Eine harte und schmerzhafte Harnblase ist in jedem Fall gefährlicher» (Kap. 19). Einen Hinweis auf die akute Blinddarmentzündung, die sicher auch schon vorkam, finden wir im Prognôstikon nicht.

Mit der tastenden Hand wird auch die Temperatur der Körperteile geprüft; ein schlimmes Zeichen ist es, wenn Kopf, Hände und Füße erkalten und wenn der Körper des Kranken schwer und unbeweglich wird. Verfärben sich dazu noch Finger und Nägel bläulich (Kap. 9), so steht der Tod unmittelbar bevor. Das Beispiel zeigt, daß der gute hippokratische Arzt

immer den ganzen Patienten, in seinem Aussehen und seinen
Lebensäußerungen, im Auge behält. Nur als Teil des Gesamt-
bildes ist das einzelne Zeichen aussagekräftig. Das erweist sich
deutlich bei der Besprechung der Kopf- und Ohrenschmerzen
beim Fieber (Kap. 21 und 22): je nach Begleitumständen und
Lebensalter können sie Delirium und Tod ankünden oder die
Hoffnung auf eine heilsame Entleerung – Nasenbluten, Eiter-
fluß – wecken.

Konnte der Arzt den Kranken über längere Zeit beobachten,
so fand auch der Schlaf seine Aufmerksamkeit (Kap. 10): Schlaf
zur Unzeit ist kein gutes Zeichen, am schlimmsten aber ist
anhaltende Schlaflosigkeit, denn sie rührt entweder von
Schmerzen und anderen starken Beschwerden her oder sie
kündet ein Delirium an.

In mehr als einer Hinsicht ist das 23. Kapitel für uns aufschlußreich, in welchem Hippokrates die *Entzündungen des Rachens und
des Halses* erörtert. Findet er bei einem Fieber Geschwüre im
Rachen, so ist das gefährlich – wir sehen also, daß er dem
Patienten in den Hals schaute, die Zeichen starker Entzündung
an der Rachenschleimhaut wie an den Mandeln feststellte –
seien es nun in Wirklichkeit eitrige Beläge, Diphtherie-Mem-
branen oder eigentliche Geschwüre gewesen – und sie alle als
Geschwürsbildungen interpretierte. Ganz übel ist jedoch die
«kynanchê», die Angina[5] (im wörtlichen Sinne als Beengung,
nicht nur des Schluckens, sondern auch des Atmens verstanden),
wenn sie den Kranken in große Qual und Atemnot stürzt, ohne
im Rachen oder außen am Hals sichtbare Veränderungen zu
verursachen: noch am gleichen Tag oder an einem der drei
nächsten wird der Patient an Erstickung sterben. Wir haben es
hier offensichtlich mit der Kehlkopfdiphtherie zu tun. Hippokrates kannte weder den Sitz noch die Art der tödlichen
Organveränderung, das klinische Bild aber erfaßte er in seiner
ganzen Schwere. Gerade daß von außen nichts zu sehen war,
ließ ihm die Krankheit als besonders heimtückisch erscheinen.
Sind bei der Angina Schwellungen und Rötung im Rachen

sichtbar, dann ist nach seinem Urteil der Tod nicht so nahe; verbreitet sich die Rötung auch nach außen über Hals und Brust, so darf man auf Genesung hoffen. Hinter diesem prognostischen Schema steht die theoretische Auffassung, daß sich im kranken Körper irgendwelche verdorbene und verderbliche Materie angehäuft hat. Die Gesundung hängt davon ab, daß diese Krankheitsmaterie irgendwie nach außen tritt. Neben Blutung, Eiterung, Erbrechen, Durchfall usw. kann auch ein Ausschlag auf der Haut der Ausdruck einer solchen «Apostasis» – Absonderung, Verlagerung – sein, wie das ja auch der deutsche Ausdruck im Grunde meint: die gesunden Kräfte des Organismus drängen, schlagen die böse Materie aus dem Inneren hinaus an die Körperoberfläche.

Die hippokratische Krankenuntersuchung schließt auch die *Ausscheidungen* ein: den Stuhl, den Urin, das Erbrochene, den Auswurf, den Eiter. Dabei muß der Arzt nicht nur das Aussehen, sondern auch den Geruch dieser Exkremente beurteilen und nach anderen Schriften[6] sogar den Geschmack – Untersuchungen, die ihn einige Überwindung kosten konnten.

So lehrten Hippokrates und seine Nachfolger ihre Schüler, systematisch die Veränderungen zu erfassen, die sich am Körper des kranken Menschen und an allem, was dieser Körper ausschied, wahrnehmen ließen. Indem der Arzt die einzelnen Zeichen gegeneinander abwog und sie zu einem Gesamtbild zusammenfügte, sollte er das Schicksal des Patienten erkennen können. Darin fand die wissenschaftliche Überzeugung der Hippokratiker von der natürlichen Gesetzmäßigkeit der Krankheiten ihre Anwendung auf die Praxis. Die allgemeine Gültigkeit der prognostischen Regeln wird im Schlußkapitel des Prognôstikon (Kap. 25) ausdrücklich festgehalten: sie gelten auch bei Krankheiten, die in dieser Schrift nicht genannt worden sind. Zwar muß man «die Entwicklung der zur Zeit epidemisch im Lande auftretenden Krankheiten» beachten und die jeweilige Wetterlage berücksichtigen. «Jedoch muß man sich ... klarmachen, daß in jedem Jahr und in jedem Land[7] die schlimmen Zeichen Schlimmes und die guten Gutes bedeuten. Erweisen sich doch die vorstehend beschriebenen Zeichen in Afrika ebensogut als wahr wie auf Delos und in Skythien.»

In der Sammlung der hippokratischen Lehrsätze, die man als die «Aphorismen» kennt und die medizinisches Wissen und ärztliche Weisheit in knappen Formulierungen für den Schul- und Alltagsgebrauch enthalten, findet sich eine bemerkenswerte, wohl aus bitterer Erfahrung stammende Einschränkung dieses Prinzips der allgemeinen Gültigkeit und Zuverlässigkeit der prognostischen Zeichen (Sektion 2, Aphorismus 19)[8]: «In akuten Krankheiten ist die Voraussage, sei es des tödlichen Ausganges oder der Genesung, nicht ganz zuverlässig (ou pampan asphalees hai prosagoreusies).» Oder muß man mit *Müri* sogar übersetzen «ganz unzuverlässig»? Dies ergäbe einen unwahrscheinlich großen Gegensatz zum Prognôstikon, das sich als zuversichtlicher Führer durch die Prognosenkunst, insbesondere bei akuten und subakuten Krankheiten, gibt.

Zu den im Prognôstikon niedergelegten Grundzügen der Krankenuntersuchung und -beobachtung sind im Laufe der Zeit viele zusätzliche Hinweise auf Krankheits- und Verlaufszeichen gekommen. Zum Betasten des Bauches tritt beispielsweise in den «Koischen Vorhersagen» eine weitere *aktive Untersuchung:* wenn der Arzt eine Brustfelleiterung, ein Empyem, vermutet, dann packt er den Patienten an den Schultern und schüttelt ihn[9]: «Empyem-Patienten, bei welchen beim Schütteln an den Schultern ein starkes Geräusch entsteht, haben weniger Eiter als diejenigen, bei denen das Geräusch gering ist, die aber mehr Atemnot, wenn auch eine bessere Farbe haben; bei welchen aber gar kein Geräusch entsteht, während sie schwer nach Atem ringen und bläuliche Fingernägel haben, diese sind voll von Eiter und dem Tode verfallen.»

Voraussetzung für das Auftreten dieses plätschernden Geräusches beim Schütteln – man spricht noch heute von «Succussio Hippocratis», Hippokratischem Schütteln – ist ein nicht zu dickflüssiger, mehr wässeriger als eitriger Erguß in der Brustfell-

höhle bei gleichzeitigem Eindringen von Luft aus der Lunge
(Seropneumothorax oder Pyopneumothorax); die koische
Regel «je mehr Eiter, desto weniger Geräusch» stimmt also in
einem gewissen Grade. – Läßt sich das Empyem nicht mit Hilfe
eines solchen Geräusches erkennen, dann kann man es aufgrund
einer Reihe von Allgemein- und Fernsymptomen doch diagnostizieren, wie das Buch «Über die Orte im Menschen» lehrt [10];
unter anderem «sind *die Nägel gewölbt*». Die heutigen Internisten
sprechen von «Uhrglasnägeln bei Trommelschlegelfingern und
-zehen» und sehen sie ab und zu bei chronischen Lungenleiden
mit erschwertem Gasaustausch zwischen Atemluft und Blut;
das Zeichen, das den scharfen ärztlichen Blick der Hippokratiker auf sich zog, kann also tatsächlich auch bei einer Brustfell-
vereiterung einmal auftreten [11]. Dabei müssen wir uns darüber
klar sein, daß die hippokratische Diagnose «Empyem» notwendigerweise sehr viel summarischer war als die heutige. Doch
gerade in diesem Falle lag den griechischen Ärzten viel daran,
die Eiteransammlung richtig und auch am richtigen Ort zu
diagnostizieren, um sie nämlich mit dem Messer (oder dem
Glüheisen!) von außen eröffnen zu können [12].

Die Lob- und Verteidigungsrede auf die Medizin, die uns
unter dem Titel «Über die Kunst» überliefert ist, geht in der
Diagnostik noch einen Schritt weiter [13]: Wenn die Natur bei
inneren Krankheiten die Zeichen der Beurteilung nicht freiwillig preisgibt, so kennt die Kunst Mittel, ihr die notwendigen
Aufschlüsse auf unschädliche Weise abzuzwingen, indem man
etwa die Atmung des Patienten unter der Anstrengung des
Steigens und Laufens beobachtet. Modern ausgedrückt: der
Arzt kann eine Funktionsprüfung, einen Belastungstest vornehmen.

Die Naturgesetzlichkeit im Krankheitsverlauf äußerte sich
für die Hippokratiker auch darin, daß die Krankheiten gewissen Zeitgesetzen gehorchten (Prognôstikon, Kap. 20): «Ob
die Menschen am Fieber sterben oder wieder gesund werden,
entscheidet sich an denselben kritischen Tagen. Denn die

gutartigsten, unter den günstigsten Zeichen auftretenden Fieber
enden nach vier Tagen oder früher, und die bösartigsten und
unter den schlimmsten Zeichen auftretenden verlaufen nach
vier Tagen oder früher tödlich.»

Spätere Fieberschübe enden am 7., 11., 14., 17. und 20. Tag.
Zieht sich die Krankheit in die Länge, so umfaßt die erste Periode
34, die zweite 40 und die dritte 60 Tage. Die grundlegende,
oben mitgeteilte Zahlenfolge beschreibt Hippokrates als Addi-
tionssystem von je vier Tagen. Dabei werden für jeden Abschnitt in der Regel der Anfangs- wie der Schlußtag mitge-
zählt: 1–4, 4–7, 11–14, 14–17, 17–20. Dazwischen fällt als wirk-
liches Vierer-Intervall der Zeitabschnitt 7.–11. Tag. Hippokrates ist sich bewußt, daß die natürliche Fieberperiodik sich nicht
in ein ganz einfaches Schema zwängen läßt, so wie ja auch das
Jahr und die Mondmonate nicht genau durch ganze Tage teil-
bar sind.

Bis gegen 1800 n. Chr. sind die Ärzte von dem Bestreben nicht
losgekommen, aus dem System der *kritischen Tage* größere
Sicherheit für ihre Beurteilung des Krankheitsverlaufes und für
ihre Prognose abzuleiten. Trat an den kritischen Tagen die
Ausscheidung der Krankheitsmaterie auf – etwa als Schweiß-
ausbruch, Durchfall, Nasen- oder Hämorrhoidalblutung –,
dann war es gut; stellte sie sich an anderen Tagen ein, so
mußte man mißtrauisch bleiben und auf Rückfälle und Komplikationen gefaßt sein.

Das Schema der kritischen Tage kommt uns künstlich vor.
Dahinter steht aber die Tatsache, daß manche akute Infektions-
krankheiten tatsächlich einen einigermaßen gesetzmäßigen
Fieberverlauf zeigen. Die Versuchung, das Gesetz zu formulie-
ren und als Stütze in der Praxis zu benutzen, war übermächtig.

Um die Gesetzmäßigkeiten der Krankheitsverläufe zu erkennen, aber auch ihre Verschiedenartigkeit zu ermessen, das
Unberechenbare darin abzuschätzen, bedurfte es einer wichtigen Voraussetzung: von den Beobachtungen, die die einzelnen
Ärzte im Laufe ihres Berufsleben machen konnten, mußte eine

hinreichende Anzahl schriftlich festgehalten und zusammengestellt werden. Eine solche Sammlung von Krankengeschichten
bilden die sieben Bücher der «Epidemien»; Hippokrates hat
offenbar den Anfang gemacht (die Bücher 1 und 3 dürften, wie
schon erwähnt, aus seiner Feder stammen), andere haben die
Sammlung weitergeführt.

Der Ausdruck «Epidemien» umfaßt hier alle Krankheiten,
die während eines gegebenen Zeitraumes bei der Bevölkerung
einer bestimmten Stadt auftraten, die sich also *bei* oder *auf* (epi)
diesem *Volk* (dêmos) entwickelten. Die hippokratischen
«Volkskrankheiten» beschränkten sich somit nicht auf das, was
wir heute als Epidemien bezeichnen, nämlich die akuten
Massenerkrankungen, die Seuchen; es gehörte vielmehr auch
alles dazu, was vereinzelt und immer wieder vorkam (soweit
es zur Kenntnis des Arztes gelangte), also auch die endemischen, *in* (en) einer Bevölkerung über längere Zeit vorkommenden Leiden. Die hippokratische Betrachtungsweise ist epidemiologisch in einem umfassenden Sinn; auch die moderne
Epidemiologie befaßt sich nicht bloß mit den Seuchen, sondern mit Verbreitung und Häufigkeit der Krankheiten überhaupt.

Auch bei seinen Krankheitsberichten sieht Hippokrates das
von ihm betreute Stadtvolk im Zusammenhang mit dem
Geschehen in der äußeren Natur: er skizziert im 1. und 3. Buch
der «Epidemien» zuerst den Witterungscharakter eines Jahres –
von Herbst zu Herbst – und führt vor diesem Hintergrund sein
Krankheitspanorama aus. Ausführlichere Krankengeschichten
einzelner, mit ihren Namen genannter Patienten, knapp und
präzis abgefaßt, ergänzen den Überblick und vertiefen das Bild.

Die mitgeteilten Krankheitsfälle verlaufen meist tödlich; das
gab dem ruhmredigen Girolamo Cardano im 16. Jahrhundert
die Möglichkeit festzustellen, ihm selber seien weniger Patienten gestorben als dem Hippokrates. Er gibt freilich zu, daß
auch Hippokrates gewiß bessere Erfolge gehabt hätte, wenn es
ihm vergönnt gewesen wäre, im gesegneten Italien zu wirken

statt im unwirtlichen Thessalien mit seinen rauhen Winden, seinem verdorbenen Wasser und seinem schlechten Wein[14].

b) Behandlung

Wir wollen nicht auf die vielbesprochene Regelung der gesamten Lebensweise eingehen, jene «diaita», die in der hippokratischen Krankenbehandlung die Hauptrolle spielte, weil alles darauf ankam, die Heilkraft der Natur im kranken Körper zu unterstützen. Arzneien und ärztliche Maßnahmen wie Klistier oder Aderlaß sollten demselben Zweck dienen, indem sie den Körper von schädlichen Stoffen befreiten[15]. Wir möchten vielmehr an einem chirurgischen Beispiel zeigen, wie der hippokratische Arzt versuchte, einen körperlichen Schaden wieder in Ordnung zu bringen.

Nicht anders als in den von Homer so anschaulich ausgemalten Kämpfen vor Troja waren später im hellenischen Alltag Verletzungen aller Art häufig – nicht nur bei den keineswegs seltenen kriegerischen Unternehmungen und in der Schiffahrt, sondern auch beim friedlichen Leben auf dem Lande. Sklaven und Banausen verletzten sich bei ihrer Arbeit, die freien Männer beim sportlichen Training und Wettkampf. «Gerade der Sportunfall mit seinen ständig wiederkehrenden Verletzungsformen bot zugleich Gelegenheit, gesetzmäßige Vorgänge zu erkennen und in Erfahrung umzusetzen», betont *Michler*[16]; diese Verletzungen, unter denen Verrenkungen und Knochenbrüche nicht selten sein konnten, hatten also für den hippokratischen Arzt auch einen wissenschaftlichen Reiz.

Bei der Besprechung der *Schulterluxation,* mit der die Schrift «Über die Gelenke» beginnt[17], wird die Uniformität dieser Verrenkung geradezu überbetont, indem der Autor – nach *Joly* höchstwahrscheinlich Hippokrates selbst – feststellt, er selber habe nie eine andere Form als die Ausrenkung des Gelenkkopfes nach innen, in die Achselhöhle hinein, angetroffen. Er weiß, daß die Hilfe des Arztes nicht in jedem Falle nötig ist

(Kap. 2): «Wem die Schulter häufig ausrenkt, der ist meist selbst imstande, sie wieder einzurenken. Indem er die Knöchel der andern Hand in die Achselhöhle legt, drängt er mit Gewalt den Gelenkkopf aufwärts, während er zugleich den Ellbogen seitlich an die Brust führt. Auf die gleiche Weise kann auch der Arzt einrenken ...»

Leicht eingerenkt, aber auch wieder leicht ausgerenkt – das ist die Eigenheit dieser sogenannten habituellen, gewohnheitsmäßigen Schulterluxation. Bei einer erstmaligen Ausrenkung – die ja oft zum Glück auch einmalig bleibt – geht es nicht ganz so einfach; größere Kräfte müssen zur Wirkung gebracht werden (Kap. 3): «Der Patient muß sich rücklings auf den Boden legen. Der Arzt setzt sich auf den Boden, auf der Seite der Verrenkung. Er faßt mit seinen Händen den ausgerenkten Arm und zieht ihn an, während er mit der Ferse, die er in die Achsel einsetzt (die linke Ferse in die linke Achsel, die rechte in die rechte), den Gegendruck ausübt.»

Das ist die Methode, die wir noch heute als die Einrenkung nach Hippokrates kennen: die Ferse des Arztes stellt das Widerlager dar, über welches der Gelenkkopf in die Pfanne zurückgehebelt wird. Von diesem Zusammenwirken von Druck und Zug sagt der Autor, es sei «beinahe naturgemäß» («engys tou kata physin»). Er führt weiter aus, daß man einen kleinen, harten Lederball in die Achselhöhle des Patienten legen müsse, weil sonst das Bein des Arztes zu kurz sei. «Ferner muß jemand sich auf die andere Seite setzen und die gesunde Schulter während der Einrenkung festhalten, damit der Körper nicht herumgedreht wird, wenn man am verletzten Arme zieht.»

Als Hebel-Widerlager kann auch (Kap. 4) die Schulter des – stehenden – Chirurgen dienen, falls er größer als der Patient ist: dieser wird sozusagen geschultert, indem der Arzt den ausgerenkten Arm über seine Schulter zieht, während der übrige Körper als Gegengewicht hinten herunterhängt. Ist der Verletzte zu leicht, so soll sich noch ein kleiner Junge als Zusatzgewicht an ihn klammern. «Alle diese Methoden der Einrenkung lassen sich auf dem Ringplatz mühelos anwenden, weil sie weiter keiner Instrumente bedürfen; man kann sie aber auch anderswo benützen.»

Am allerwirksamsten ist es jedoch (Kap. 7), den ausgerenkten Arm gestreckt und möglichst unbeweglich auf ein Brett zu binden und dieses über eine waagrechte Latte, eine Leitersprosse, eine hohe Stuhllehne oder dergleichen zu hebeln: auf diese Weise werden die immer etwas nachgiebigen Körperteile als Hebel durch das starre Holz ersetzt; dieses bewahrt zugleich den Arm vor einem allfälligen Knochenbruch durch allzu kräftiges Anpacken. So kann man selbst veraltete Verrenkungen wieder einrichten; «denn was vermöchte eine regelrechte Hebelvorrichtung nicht zu bewegen?». Das Vertrauen in die Gesetze der Mechanik, die sich mit geringem technischem Aufwand auch auf den menschlichen Körper anwenden lassen, gibt, wie man sieht, dem griechischen Arzt auch in kniffligen Verrenkungsfällen die nötige Zuversicht.

Mit der geglückten Einrenkung ist die Aufgabe des Arztes aber noch nicht beendet. Damit das Gelenk wieder vollkommen gesund und brauchbar wird, muß es zuerst geschont und durch einen Verband ruhiggestellt, später massiert und sorgfältig bewegt werden (Kap. 9). «Alle Verrenkungen heilen, bald nach längerer, bald nach kürzerer Zeit» – das ist die ermutigende Feststellung eines erfahrenen Praktikers und überlegenen Lehrmeisters.

Ganz besonders schärft Hippokrates seinen Schülern ein, daß sie sich bei einer *habituellen* Schulterluxation nicht mit der allzu leichten Einrenkung zufriedengeben dürfen (Kap. 11)[18]. Gerade diese Patienten sind ernstlich gefährdet, weil sich die Schulter aus geringem Anlaß immer wieder ausrenkt. Manche sonst völlig gesunde und kräftige Männer können allein deswegen nicht an Wettkämpfen und Feldzügen teilnehmen; im Krieg ist diese Schwäche eines wichtigen Gelenkes unter Umständen sogar lebensgefährlich. Man muß also etwas unternehmen, um die schlaffe Gelenkhülle zu kräftigen und zu straffen. Hippokrates ergreift in der Achselhöhle des Patienten eine Hautfalte, zieht sie nach unten und durchbohrt sie mit einem schlanken und spitzen, weißglühenden Eisen. Er beschreibt das kunstgerechte Vorgehen sehr eingehend, «denn ich kenne niemand, der die Behandlung richtig ausführt; die einen machen gar nichts, und die andern kommen in Theorie und Praxis gerade zum Gegenteil dessen, was helfen würde [19]».

Die heroische Methode des Hippokrates konnte tatsächlich helfen, indem die Brandwunden eine narbige Schrumpfung der Gelenkkapsel und -bänder bewirkten.

Ähnlich wie die Verrenkungen werden die *Knochenbrüche* durch Zug und Gegenzug gerichtet und dann das verletzte Glied durch Schienung und Verband ruhiggestellt. Maß und Richtschnur ist dabei die natürliche Form und Haltung des Gliedes; Künsteleien sind verkehrt.

Wer in einer volkreichen Stadt praktiziert, der schafft sich mit Vorteil einen Extensionstisch an; diese «Bank des Hippokrates» (scamnum Hippocratis) ist noch im 16./17. Jahrhundert unter den chirurgischen Gerätschaften beschrieben und dann auch abgebildet worden [20].

Zu einem recht aktiven Vorgehen entschloß sich der hippokratische Arzt bei unübersichtlichen Wunden am *Schädel*. Im Prinzip empfiehlt der Verfasser des Lehrtextes «Über die Kopfwunden» [21] eine offene, trockene Wundbehandlung ohne Waschungen – «nicht einmal mit Wein» –, ohne Salben und Verbände. Hat man es aber mit einer kleinen, in die Tiefe reichenden Wunde zu tun, wo man nicht deutlich sieht, inwieweit die Weichteile gequetscht sind und der Knochen verletzt ist, dann soll man sie durch Einschneiden erweitern (und nachher natürlich auch verbinden). Besonders wichtig ist die Diagnose eines allfälligen Schädelbruches. Findet man keine Frakturlinie, obwohl die Heftigkeit des erlittenen Schlages einen Bruch vermuten läßt, so soll man den bloßgelegten Knochen vor dem Verbinden schwarz anstreichen und ihn am

Tag darauf abschaben: die Bruchlinie erscheint dann geschwärzt.

Bei bestimmten Schädelverletzungen, nämlich einer einfachen Fraktur oder einer «Quetschung» des Knochens, nicht aber bei einer Impressionsfraktur (wo die Schädeldecke gesplittert und eingedrückt ist), kommt die uns aus der Vorzeit bekannte Methode der *Trepanation* (hier als «prîsis», «das Sägen», bezeichnet) zu ihrem Recht. Das Prinzip dieser Auswahl der Verletzungsformen für die Trepanation ist nicht ganz klar. *Withington* formuliert es wie folgt[22]: «... kurz, in einen verletzten Schädel sollte ein Loch gebohrt werden, wenn nicht schon eines da ist.»

Auf keinen Fall darf der Chirurg jedoch beim Aufbohren des Schädels die unter dem Knochen liegende Hirnhaut verletzen. Unser Autor empfiehlt deshalb, eine dünne Knochenlamelle am Grund der Bohrstelle stehenzulassen; sie wird mit der Zeit von selbst abgestoßen werden. Uns will scheinen, diese Vorsichtsmaßnahme mache den ganzen Zweck des Eingriffs zunichte, der doch darin bestehen müßte, eine Abflußöffnung für Blut und Eiter anzulegen. Aber der hippokratische Chirurg operierte vorsichtig und machte lieber zu wenig als zu viel. *Michler* bringt diese Zurückhaltung, sicher zu Recht, mit den mangelnden Anatomiekenntnissen der Hippokratiker, die ja noch keine systematische Zergliederung von Leichen durchführen konnten, in Zusammenhang. Aber es war wohl nicht nur der Mangel an Wissen, was die Operationsfreude der hippokratischen Ärzte dämpfte, sondern auch die Scheu, mit grober Hand in das subtile und geheimnisvolle Gefüge des Organismus einzugreifen, und zugleich das große Vertrauen in die heilkräftige Natur, die *Physis:* sie wird schließlich selber den Schaden in Ordnung bringen, wenn man sie nur nicht unbedacht stört.

SIEBTES KAPITEL

DER GUTE UND DER SCHLECHTE ARZT –
HIPPOKRATISCHE ETHIK

a) Die ärztliche Techne

Wenn Ärzte sich Gedanken über ihren Beruf machen, werfen sie gerne die Frage auf, ob die Medizin eine Wissenschaft oder eine Kunst sei – Heil-*Kunde* oder Heil-*Kunst*. Dabei bleibt unbestritten, daß die Wissenschaft die Grundlage des ärztlichen Wirkens bildet, und wir haben gesehen, daß wir diese Überzeugung den Hippokratikern verdanken. Aber ist die Medizin nun ausschließlich angewandte Naturwissenschaft, wie das beispielsweise der Internist *Hans Staub* (1890–1967) in Basel uns Studenten immer und immer wieder einhämmerte? Die Mehrheit der in Leben und Praxis erfahrenen Ärzte dürfte finden, die ärztliche Tätigkeit erschöpfe sich nicht darin, die Erkenntnisse der Naturwissenschaft und die daraus entwickelten Untersuchungs- und Behandlungstechniken auf Krankheiten und Verletzungen anzuwenden, so wichtig das alles auch sei. Es komme beim guten Arzt noch ein künstlerisches Element dazu. Was dieses künstlerische Element sein soll, das ist allerdings weniger leicht zu definieren: Intuition in der Diagnostik und Fingerspitzengefühl in der Therapie, Menschenverständnis und Fähigkeit zur Menschenführung, Takt und Überzeugungskraft.

Für die Griechen stellte sich dieses begriffliche Problem kaum. Für sie war die Medizin die «iatrikê technê», was man gewöhnlich mit Heil-Kunst übersetzt («l'art de guérir»); in Tat und Wahrheit umfaßt der Begriff der «technê» jedoch von vornherein nicht nur das Können, sondern auch das Wissen. *Felix Heinimann* hebt unter den geistigen Voraussetzungen der

hippokratischen Medizin[1] neben der vorsokratischen Naturphilosophie die praktische, auf den Menschen bezogene Orientierung hervor, die die Sophisten dem Wissen gegeben haben
und die zum Begriff der Techne als «praktischer Wissenschaft»
geführt hat. In diesem, dem sophistischen Sinne ist eine Techne
grundsätzlich ein Werkzeug, das dem Fachmann auf einem
beliebigen Gebiet den Erfolg sichert und ihm erlaubt, irgend-
einen Lebensbereich verstandesmäßig zu beherrschen. Die
ärztliche Kunst und Wissenschaft erscheint nun als ein Spezial-
fall, ja Musterfall einer solchen Techne. (Als Beispiel einer
wirklichen, wissenschaftlich begründeten Kunst wird sie denn
auch von Platon im «Gorgias» der trügerischen Scheinkunst
der Rhetorik gegenübergestellt.)

Der «dêmiourgos» der Odyssee, der für die Bevölkerung einer
Stadt nützliche Berufsmann, wird nun also im 5. Jahrhundert
schärfer charakterisiert als «technitês», als kunstverständiger
Fachmann, welcher – nach *Heinimann* – über sichere, überprüf-
bare Methoden verfügt und damit berechenbare Resultate
erzielt. Dieser Kunstverständige kann sein Ziel – in unserem Falle
die Wiederherstellung eines Kranken oder Verletzten – scharf
anvisieren und zuverlässig treffen.

Das scheint uns nun für die Heilkunde ein Ideal, das – auch
heute noch – allzuoft unerreichbar bleibt. Und doch nahmen
hippokratische Ärzte diese Treffsicherheit und Zuverlässigkeit
für sich in Anspruch. Dies geschieht in der Schrift «Über die alte
Heilkunst», wo hauptsächlich von der Diät die Rede ist. Das
ganz Richtige zu treffen sei zwar schwierig. Doch tatsächlich
hätten viele Gebiete der Medizin bereits diese Exaktheit
(akribeiê) erreicht (es liegt nahe, dabei an die Behandlung der
Verrenkungen und Knochenbrüche zu denken). Andere Bereiche seien noch nicht so weit, aber dies sei kein Grund, um
der Medizin den Charakter einer Techne abzusprechen; vielmehr müsse man sie dafür bewundern, daß sie aus tiefer Unwissenheit heraus durch Überlegung schon zu einem so hohen
Grad der Genauigkeit habe fortschreiten können[2].

Freilich sind die wirklich kunstverständigen Ärzte nach dem Urteil unseres Autors nicht sehr zahlreich. Ja die Mehrzahl der Ärzte taugt nichts, nur merkt es der Laie für gewöhnlich nicht. Denn die meisten Krankheiten sind so harmlos, daß auch ganz unfähige Ärzte dabei kein Unheil anrichten können. «Wenn sie aber an eine große, schwere und gefährliche Krankheit geraten, dann werden ihre Fehler und ihr Mangel an Kunstverstand (atechniê) allen offenbar; denn dann lassen die Folgen ihrer Verkehrtheit nicht lange auf sich warten, sondern stellen sich schleunigst ein.»

Es verhält sich mit einem solchen Arzt wie ,mit einem schlechten Steuermann, der sein Schiff bei ruhiger See zwar ganz gut ans Ziel bringt, im Sturm aber jämmerlich versagt[3].

Der praktische Wert der Heilkunde wurde offensichtlich vom Publikum manchmal angezweifelt. Für den verkannten Hippokrates-Jünger mag es in Augenblicken der Entmutigung ein Trost gewesen sein, sich an einen Text in seiner Schulbibliothek zu erinnern, der mit der ganzen Macht sophistischer Rhetorik die ärztliche Techne gegen ihre Kritiker verteidigte. Nicht ein Arzt hat ihn verfaßt, sondern ein geschulter Redner. Im 3. Kapitel seiner Rede über die ärztliche Kunst, «Peri technês», gibt dieser Sophist eine Definition der Medizin, die wir festhalten müssen[4]: «Ärztliche Kunst ist nach meiner Ansicht: die Kranken gänzlich von ihren Leiden befreien, die Heftigkeit der Krankheiten dämpfen und die Behandlung unterlassen bei denen, die von der Krankheit überwältigt sind.»

Darauf nimmt er sich die einzelnen Einwände gegen die Existenz einer wirksamen ärztlichen Techne vor und erledigt sie – wenn nicht durchwegs überzeugend, so doch immer wuchtig. Erstens (Kap. 4–6): Wenn ein Kranker geheilt wird, so verdankt er dies ausnahmslos der Medizin. Selbst wenn er gar keinen Arzt beigezogen hat, ist es so: dann hat er eben selber, unbewußt, die ärztliche Kunst angewandt. Eine spontane Heilung «durch Zufall» gibt es überhaupt nicht. «Zufall» (to automaton) ist ein leeres Wort, denn alles, was geschieht, hat seine Ursache; in der

Kenntnis dieser Kausalität und in dem darauf gegründeten Vorauswissen erweist die ärztliche Kunst, jetzt und in alle Zukunft, ihre Realität. Zweitens (Kap. 7): An den Todesfällen, die man den Ärzten und ihrer Behandlung zur Last legt, sind nicht sie schuld – sondern die Kranken selbst [5]: «Es ist doch viel wahrscheinlicher, daß die Kranken unfähig sind, die Verordnungen zu befolgen, als daß die Ärzte das Verkehrte verordnen.»

Drittens (Kap. 8): Geradezu verrückt ist es, die Heilkunst zu schelten, weil Ärzte es ablehnen, zu weit fortgeschrittene Krankheiten zu behandeln. Ein vernünftiger Mensch wird nämlich nicht verlangen, daß eine Kunst etwas leiste, wozu sie nicht geschaffen ist.

«Auf dem Gebiet, das wir mit den Werkzeugen unserer Natur oder der Kunst meistern können, ist es uns möglich, Handwerker (dêmiourgoi) zu sein, anderswo aber keinesfalls. Wenn nun der Mensch an einem Übel leidet, das stärker ist als die Werkzeuge der ärztlichen Kunst, so darf man auch nicht erwarten, daß es von der ärztlichen Kunst überwunden werden könnte [6].»

Man fühlt sich an das Verdikt der alten ägyptischen Ärzte erinnert: «eine Krankheit, die man nicht behandeln kann» (s. Seite 33), und wird dem griechischen Sophisten die Folgerichtigkeit nicht ganz absprechen, wenn er weiter erklärt [7]: «Die Menschen aber, die die Ärzte tadeln, welche unheilbare Krankheiten nicht behandeln, verlangen von ihnen, daß sie sich ebensosehr mit dem befassen, was sie nichts angeht, wie mit dem, was sie angeht.»

Diejenigen griechischen Ärzte, die fanden, eine Behandlung unheilbarer Leiden liege außerhalb ihres Faches, vertraten (wie schon auf Seite 58 erwähnt) eine saubere Handwerkerethik: wenn man einen defekten Gegenstand nicht wieder in Ordnung bringen kann, soll man wenigstens nicht noch daran herumpfuschen. Der Verfasser der Lob- und Verteidigungsrede für die Heilkunst erklärt diese Einstellung des Arztes als die einzig richtige. Nach einigen Erörterungen über sichtbare und unsichtbare Krankheiten, wobei – wie schon auf Seite 88 besprochen –

die körperliche Belastung als diagnostisches Hilfsmittel gepriesen wird, schließt er mit der Versicherung (Kap. 13), die Medizin verbürge tatsächlich dort, wo sie vernünftigerweise eingreife, eine fehlerfreie Behandlung; «das zeigen meine jetzt vorgetragenen Argumente und die Beweise der Sachverständigen [das heißt der Ärzte], die sie lieber auf ihre Taten als auf Reden gründen[8]».

Diese Rede in ihrer ganzen Einseitigkeit und mit all ihren Spitzfindigkeiten haben die hippokratischen Ärzte also in ihre Schriftensammlung aufgenommen. Sie fanden wohl, im Grunde habe der Mann doch recht. Hippokrates selbst war freilich nicht der Meinung gewesen, unheilbare Zustände gingen den Arzt überhaupt nichts an; vielmehr gehörten sie für ihn so gut zur ärztlichen Wissenschaft (gnômê) wie die heilbaren. Der Arzt muß zu verhindern wissen, daß heilbare Leiden unheilbar werden; «im Unheilbaren aber muß er sich auskennen, damit er nicht nutzlos quäle[9]».

Auch die Aufgabe des Arztes im allgemeinen hat Hippokrates etwas anders umschrieben als der spätere Anwalt der ärztlichen Techne – weniger lapidar, aber umfassender und zugleich bescheidener, menschlicher[10]: «Was vorausgegangen ist, erklären, das Gegenwärtige erkennen, das Kommende voraussagen. Darin sich üben. Für die Behandlung der Krankheit gilt zweierlei: nützen, oder doch nicht schaden. Die Heilkunst umfaßt dreierlei: die Erkrankung, den Kranken, den Arzt. Der Arzt ist der Diener der Kunst. Der Kranke muß zusammen mit dem Arzt gegen die Krankheit sich wehren.»

«*Nützen, oder doch nicht schaden*» (ôphelein ê mê blaptein), das ist und bleibt doch wohl der wichtigste Grundsatz ärztlicher Ethik neben der Achtung vor dem menschlichen Leben, die im hippokratischen Eid zum Ausdruck kommt. Eine Abwandlung des Gedankens[11]: «Ist es möglich, ihn [den Kranken] auf viele Arten gesund zu machen, so soll man diejenige wählen, die am wenigsten beschwerlich ist. Denn das ist eines tüchtigen Mannes würdiger (andragathikôteron) und kunstgerechter (technikôteron), es sei denn, es strebe einer nach quacksalberischer Popularität[12].»

Die Versuchung, durch eine neue, spektakuläre Behandlungsmethode Aufsehen zu erregen und konkurrierende Ärzte auszustechen, mag bei den ruhmesdurstigen Hellenen besonders groß gewesen sein. So zürnt Hippokrates[13]: «Einen gebrochenen Vorderarm einzurichten ist nicht besonders schwierig und sozusagen jedem Arzt möglich. Ich sehe mich jedoch gezwungen, mehr darüber zu schreiben, weil ich weiß, daß Ärzte als weise gelten dank den Lagen, die sie dem Vorderarm im Verband geben, während sie ihnen den Ruf der Unkenntnis eintragen sollten. Aber so wird noch vieles in dieser Kunst beurteilt: das Fremdartige, dessen Brauchbarkeit sich noch nicht erkennen läßt, lobt man mehr als das Vertraute, dessen Trefflichkeit man kennt, das Absonderliche mehr als das Selbstverständliche.»

Sind wir in diesem Punkte wirklich vernünftiger geworden?

In der Absicht, künftigen Schaden vermeiden zu helfen, haben die hippokratischen Ärzte auch eigene Fehler und Unterlassungen niedergeschrieben. Diese intellektuelle Redlichkeit, für die Hippokrates und seine Schüler uns das Beispiel gegeben haben, ist mehr wert als die angebliche Unfehlbarkeit, die der sophistische Lobredner für die Heilkunst in Anspruch nimmt.

Der schlechte Arzt, der sein unzulängliches Wissen und Können hinter Dergleichentun und Effekthascherei mehr oder weniger erfolgreich verbirgt, war offenbar eine Erscheinung, die den hippokratischen Ärzten immer wieder Kummer machte, sie in Ärger und Unmut versetzte. Es ist eindrücklich, wie der Unterschied zwischen dem wirklich Sachverständigen und demjenigen, der sich nur den Anschein davon gibt, in so verschiedenen Schriften wie der «Alten Heilkunst» und den «Gelenken» betont und kommentiert wird: im internistisch-diätetischen Bereich wurde das Ärgernis so lebhaft empfunden wie im chirurgischen. In den Vordergrund gerückt erscheint es in dem kurzen Text, der den eigenartigen Titel «Das Gesetz»

(«Nomos») trägt und aus der zweiten Hälfte des 4. Jahrhunderts stammen dürfte[14]. Er beginnt mit der traurigen Feststellung: «Die Medizin ist von allen Berufstätigkeiten die vornehmste, aber infolge der Unwissenheit derer, die sie ausüben, und derer, die über solche Leute urteilen, ohne nachzudenken, steht sie heute an Ansehen weit hinter allen anderen zurück. Die Hauptursache für diesen Irrtum scheint mir die folgende zu sein: Die Medizin ist die einzige Techne, für welche es in unseren Städten keine Strafe gibt außer Unehre (adoxiê), diese jedoch ist einem schlechten Charakter gleichgültig.»

Die Pseudo-Ärzte werden den Statisten in den Tragödien verglichen, die Gestalt, Kostüm und Maske eines Schauspielers tragen, ohne es tatsächlich zu sein. Leider gebe es viele dieser Art, die sich Ärzte nennen, aber nur wenige, die es wirklich seien.

Das «Gesetz» hält dann die Bedingungen fest, die erfüllt sein müssen, damit jemand ein guter Arzt wird: Naturanlage, Unterweisung, ein geeigneter Ort dafür, Unterricht von früher Jugend an (paidomathiê), Fleiß und schließlich Zeit. Begabung, Instruktion und Fleiß allein genügen also nicht; wesentlich ist ebenfalls eine dem Lernen zuträgliche Atmosphäre, der «genius loci» des Ausbildungszentrums sowie der frühe Beginn der beruflichen Schulung; «das Leben ist kurz, die Kunst ist lang[15]», und erst die Zeit wird die angeborenen Fähigkeiten zusammen mit den erlernten Kenntnissen zur vollen Kraft ausreifen, den Beruf zur zweiten Natur werden lassen. Dann erst ist jemand nicht nur dem Namen, sondern auch dem Können nach ein Arzt, der zuversichtlich von Stadt zu Stadt ziehen und mit frohem Mut an seine Aufgaben herantreten darf. Ein solcher echter Arzt weicht Schwierigkeiten nicht feige aus, handelt dabei aber auch nicht verwegen; denn auch unbedachtes Draufgängertum ist Pfuscherei.

Diller interpretiert den ungewöhnlichen Ausdruck «paido-mathia» in einem umfassenderen Sinn als «gute Erziehung». Damit nähert er den alten Text unserer heutigen Auffassung an, wonach eine gründliche Allgemeinbildung, das heißt eine Vertrautheit mit der Kultur im ganzen, die beste Grundlage für die medizinische Ausbildung ist. Eine Stütze für diese Deutung gäbe gewiß der einer jüngeren Schrift angehörende Satz ab: «Ein Arzt, der die Weisheit liebt, ist gottgleich» – «iêtros philosophos isotheos»[16]. Sie würde zudem dem wissenschaftlichen Charakter der hippokratischen Medizin entsprechen. Die griechische Heilkunst hatte aber auch ihre handwerkliche Tradition, und diese legt es nahe, unter «paidomathia» wirklich das Prinzip der frühzeitigen Ausbildung, die «instruction from infancy» *(W.H.S.Jones)* zu verstehen, wie sie in den Gewerben auch später üblich blieb: «Früh übt sich, was ein Meister werden will.» Noch *Edward Jenner* (1749–1823), dem die Welt die Schutzimpfung gegen Pocken und damit letzten Endes die Ausrottung dieser Seuche verdankt, trat mit etwa dreizehn Jahren bei einem Landpraktiker seine Chirurgenlehre an.

In einem ebenfalls jüngeren Text, den «Vorschriften» («Parangeliai»), wird das Gegenteil der «paidomathia» beleuchtet, die «opsimathia», das späte, allzu späte Erlernen der Heilkunde[17]: Ein Arzt, der sich erst in vorgerückteren Jahren mit der Medizin vertraut gemacht hat, kann zwar ein großes theoretisches Wissen haben und durch eine entsprechende Beredsamkeit das Publikum beeindrucken, aber es fehlt ihm an der praktischen Erfahrung, die das eigentliche Fundament der Heilkunst ist.

Für das Abgehen von einem so frühen Beginn der fachlichen Ausbildung haben wir gute Gründe. Ganz ungewollt ist uns dagegen die für das Lernen günstige Atmosphäre des «geeigneten Ortes» abhanden gekommen: eng drängen sich heute die Studierenden der Medizin in den Hörsälen und Laboratorien unserer Universitäten; ein starrer Studien- und Prüfungsplan bedrängt sie auch zeitlich und zwingt sie zum hastigen Aneignen des Wissensstoffes.

Das hippokratische «Gesetz» schließt recht überraschend mit einem geheimnisvollen, geradezu religiösen Ton: «Heilige Dinge werden nur geheiligten Menschen offenbart, Ungeweihten aber sind sie nicht zugänglich, solange diese nicht in die Mysterien der Wissenschaft eingeweiht sind.»

Das deutet darauf hin, daß die hippokratischen Ärzte eine Gemeinschaft – oder mehrere Gemeinschaften – bildeten, in die nicht jeder Beliebige aufgenommen wurde. Der für würdig befundene Schüler hatte einen feierlichen Eid zu schwören.

b) Der hippokratische Eid[18]

Here we have committed to writing those noble rules, obedience to which has raised the calling of a physician to be the highest of all professions (W.H.S. Jones)[19].

1. Ich schwöre und rufe Apollon den Arzt und Asklepios und Hygieia und Panakeia und alle Götter und Göttinnen zu Zeugen an, daß ich diesen Eid und diesen Vertrag nach meiner Fähigkeit und nach meiner Einsicht erfüllen werde.

Ich werde den, der mich diese Kunst gelehrt hat, gleich meinen Eltern achten, ihn an meinem Unterhalt teilnehmen lassen, ihm, wenn er in Not gerät, von dem Meinigen abgeben, seine Nachkommen gleich meinen Brüdern halten und sie diese Kunst lehren, wenn sie sie zu lernen verlangen, ohne Entgelt und Vertrag. Und ich werde an Vorschriften, Vorlesungen und aller übrigen Unterweisung meine Söhne und die meines Lehrers und die vertraglich verpflichteten und nach der ärztlichen Sitte vereidigten Schüler teilnehmen lassen, sonst aber niemanden.

2. Ärztliche Verordnungen werde ich treffen zum Nutzen der Kranken nach meiner Fähigkeit und meinem Urteil, hüten aber werde ich mich davor, sie zum Schaden und in unrechter Weise anzuwenden.

3. Auch werde ich niemandem ein tödliches Mittel geben, auch nicht, wenn ich darum gebeten werde, und werde auch niemanden dabei beraten; auch werde ich keiner Frau ein Abtreibungsmittel geben.

4. Rein und fromm werde ich mein Leben und meine Kunst bewahren.

5. Ich werde nicht schneiden, sogar Steinleidende nicht (oder: «Ich werde auch nicht Steinleidende schneiden»), sondern werde das den Männern überlassen, die dieses Handwerk ausüben.

6. In alle Häuser, in die ich komme, werde ich zum Nutzen der Kranken hineingehen, frei von jedem bewußten Unrecht und jeder Übeltat, besonders von jedem geschlechtlichen Mißbrauch an Frauen und Männern, Freien und Sklaven.

7. Was ich bei der Behandlung oder auch außerhalb meiner Praxis im Umgang mit Menschen sehe und höre, das man nicht weiterreden darf, werde ich verschweigen und als Geheimnis bewahren.

8. Wenn ich diesen Eid erfülle und nicht breche, so sei mir beschieden, in meinem Leben und in meiner Kunst voranzukommen, indem ich Ansehen bei allen Menschen für alle Zeit gewinne; wenn ich ihn aber übertrete und breche, so geschehe mir das Gegenteil.

Mit *Diller* dürfen wir annehmen, daß diese Schwurformel tatsächlich das Gelübde der koischen, von Hippokrates geprägten Ärzteschule war; den überlieferten Namen des hippokratischen Eides trägt sie demnach gewiß zu Recht. Allgemeine Geltung hat der Eid aber erst viel später, nämlich in christlicher Zeit, erlangt. Christen und Mohammedaner haben die Anrufung der Gottheit selbstverständlich geändert, den Inhalt jedoch im wesentlichen beibehalten [20].

Überraschend für den heutigen Leser ist der doppelte Charakter des Eides: er enthält keineswegs nur ethische Normen, sondern betrifft auch ganz konkrete «Standesinteressen». Der erste Abschnitt des Eides ist ein *Lehrvertrag*. Der junge Mann, der ihn schwört, tritt in eine Asklepiaden-«Sippe» ein (s. oben S. 60) und verspricht, seinem Lehrer ein treuer Sohn zu sein. Nach außen schließt sich die hippokratische Ärztefamilie ab, sie will ihr Wissen für sich behalten. Wir haben den Grund für diese Exklusivität bereits kennengelernt: die hippokratischen

Ärzte mußten sich gegen die Überzahl der minderwertigen Heilkünstler verteidigen. Wer Anteil an ihrem Wissen und Können haben wollte, der mußte die entsprechenden Verpflichtungen eingehen – gegenüber Lehrern und Studiengenossen, aber auch gegenüber Patienten und Publikum. Denn nicht nur durch berufliche Tüchtigkeit und Solidarität untereinander wappneten sich die hippokratischen Ärzte für ihren Existenzkampf, sondern auch durch ihr *Berufsethos*. Die im Eid formulierte hippokratische Ethik umfaßt allerdings Bestimmungen von unterschiedlichem Gehalt und Gewicht:

1. Das Wohl der Kranken soll das Tun des Arztes als oberstes Prinzip leiten (Absatz 2).

2. Der Arzt verpflichtet sich auf den Schutz des Lebens, von der Empfängnis bis zum natürlichen Tod (Absatz 3).

3. Er verpflichtet sich, keine blutigen Operationen wie Blasensteinschnitt auszuführen, sondern sie den «Spezialisten» zu überlassen (Absatz 5).

4. Er wird die Vorzugstellung, die ihm sein Beruf im Hause seiner Patienten verleiht, nicht zum eigenen Vorteil ausnutzen, und er wird Stillschweigen bewahren über das, was er über die privaten Angelegenheiten anderer erfährt (Absätze 6/7).

Es sind diese knappen ethischen Grundsätze, formuliert als zwei allgemeine Regeln und zwei präzise Verbote, die den hippokratischen Eid zu einem Dokument machen, das immer wieder aktuell und richtungsweisend erscheint, das Stütze und Halt gibt, das mahnt und warnt – aber auch Anstoß erregt. Ich werde deshalb nicht nur den Eid als historischen Text kommentieren, sondern auch versuchen, seine Bedeutung für den Arzt unserer Zeit zu zeigen.

Wenn wir die vier Punkte einzeln ansehen, so brauchen wir uns beim ersten nicht lange aufzuhalten: Daß *das Wohl der Kranken* die Entscheidungen des Arztes bestimmen soll, ist eine Norm, die sich von selbst zu verstehen scheint. Eingestanden oder uneingestanden können sich freilich in praxi andere

Gesichtspunkte einschleichen. Neben dem geschäftlichen, der wohl schon zu Hippokrates' Zeiten bei manchen Ärzten ein ungebührliches Gewicht besaß, konnte damals vor allem die Ruhmsucht einen Arzt zu einem mehr aufsehenerregenden als heilsamen Vorgehen verleiten (vgl. S. 101). Heute tritt an manchen Kliniken der wissenschaftliche Gesichtspunkt als gleichwertig neben den therapeutischen. Dabei besteht die Gefahr, daß der Kranke für den Arzt nicht mehr in erster Linie ein Mitmensch ist, der Hilfe braucht, sondern ein Objekt der Forschung und des Experimentierens.

In engem Zusammenhang mit diesem ersten Punkt steht der vierte, die Verpflichtung zur *Zurückhaltung und Verschwiegenheit*. Daß es dem Arzt wirklich ernst ist mit seiner Sorge um das Wohl des Patienten, wird diesem selbst und den ihm Nahestehenden gerade darin deutlich, daß er jedes Ausnutzen seiner Stellung und jedes Geschwätz vermeidet. Es ging dabei in der Antike nicht um die Wahrung eines juristisch definierbaren Berufsgeheimnisses, aber es ging von vornherein mit aller Deutlichkeit um die Privatsphäre des Kranken, die respektiert werden mußte – und muß. Und nicht nur das: ein Arzt, der sich angewöhnt hat, über die privaten Belange seiner Patienten zu schweigen, wird sich auch sonst so verhalten und die persönlichen Angelegenheiten anderer diskret behandeln. Also nicht die Erfüllung einer rechtlichen Pflicht, sondern eine besondere menschliche Haltung wird hier vom Arzt gefordert. Sie erwirbt dem Arzt das Vertrauen der Patienten – und derer, die es noch werden können.

Das Gebot der Diskretion schloß die Mitteilung medizinischer Befunde und Erwägungen an andere Leute nicht unbedingt aus. In der griechischen Polis beruhte ja das Ansehen eines Arztes nicht zuletzt auf seiner Prognosekunst, auf den Voraussagen also, die er mehr oder weniger öffentlich über seine Patienten machte. In den «Epidemien» werden die Krankengeschichten zahlreicher Patienten mitgeteilt und diese mit Namen genannt. Nicht so sehr die Krankheit eines Menschen war Gegenstand der Geheimhaltung als vielmehr seine persönlichen Angelegenheiten im allgemeinen.

Von den beiden präzisen Bestimmungen ist die eine ausgesprochen zeitgebunden: das *Verbot* des blutigen Operierens, namentlich des *Blasensteinschnittes* («ou temeô de oude mên lithiôntas»). Ob der merkwürdige Satz in der ursprünglichen Fassung des Eides enthalten war, läßt sich nicht entscheiden. *Jones* und *Deichgräber*[21] bezweifeln es; Jones[22] vermutet, er sei vielleicht im 2.Jahrhundert n.Chr. beigefügt worden, als in Rom – wie man von *Galenos* erfährt – die gelehrten Ärzte das Operieren den darin geschulten Spezialisten überließen (vgl. S.209).

Für *Edelstein*[23] hingegen war das Operationsverbot von Anfang an im Eid enthalten; er sieht darin, ebenso wie im Verbot der Abtreibung und der Beihilfe zum Selbstmord, eine Manifestation pythagoreischen Geistes und hält den Eid für das Gelöbnis einer pythagoreischen Ärzteschule des 4.Jahrhunderts v.Chr.; denn von allen philosophischen Richtungen im Griechentum hätten einzig die Anhänger des Pythagoras so unbedingt jedes Töten und Blutvergießen abgelehnt. Wir müssen darauf noch zurückkommen. Für den Augenblick konzentrieren wir uns auf das Operationsverbot und müssen immerhin mit der Möglichkeit rechnen, daß es schon in der Urfassung des Eides stand, die wir der Schule des Hippokrates zuschreiben und von der uns natürlich keine Handschrift erhalten ist.

In diesem Falle muß der Satz allerdings restriktiv interpretiert werden, so wie *Müri* ihn übersetzt[24]: «Auch werde ich den Blasenstein nicht operieren, sondern es denen überlassen, deren Gewerbe dies ist.»

Denn an und für sich gehörte das Schneiden durchaus zu den Methoden der ärztlichen Techne, wie die Hippokratiker sie verstanden. Man denke nur an das im vorangehenden Kapitel über die Schädeltrepanation Gesagte oder an den wuchtigen Satz, der die hippokratische Aphorismensammlung beschließt[25]: «Was Arznei nicht heilen kann, heilt das Eisen; was

das Eisen nicht heilen kann, heilt das Feuer; was aber das Feuer
nicht heilen kann, muß als unheilbar gelten.»

Um 1780 hat ein junger württembergischer Militärarzt, noch
wohlvertraut mit den hippokratischen Lehrsätzen, diesen Aphorismus von den Krankheitszuständen des Körpers auf diejenigen
der menschlichen Gesellschaft übertragen. An deren Unheilbarkeit glaubte er offensichtlich nicht: der letzte Teil des Aphorismus fehlt im Motto von *Schillers* «Räubern».

Ob es nun aus der Zeit des Hippokrates oder erst aus späteren
Jahrhunderten stammt, das uns so befremdende Operationsverbot bildet ein weiteres, unerwartet frühes Zeugnis für ein
ärztliches Spezialistentum. Mit dieser Abtrennung der operativen Chirurgie oder doch einzelner Operationsverfahren von der
übrigen Medizin deutete sich also schon in der Antike ein
Gegensatz an, der sich dereinst im Mittelalter zu voller Schärfe
entwickeln sollte und den man annähernd zutreffend als
Gegensatz zwischen Innerer Medizin und Chirurgie bezeichnen
kann. Mit dem Aufblühen der mittelalterlichen Universitäten
wurde der «Internist» zum Gelehrten, zum «physicus»; er besaß
den Doktorhut und fühlte sich dem Wundarzt, dem «chirurgus», der «nur» ein Handwerker war, weit überlegen. Das Ergebnis war unpraktische Gelehrsamkeit auf der einen, bloße
Empirie auf der andern Seite, beides zum Nachteil des Patienten.

Eine Begründung für die Einschränkung der ärztlichen
Tätigkeit durch das Operationsverbot des Eides ist uns in keiner
der hippokratischen Schriften überliefert. Einigermaßen plausibel scheint mir die folgende Erklärung: die Operation des
Blasensteins, um die es vor allem geht, war den hippokratischen
Ärzten zu gewagt, die Gefahr eines tödlichen Ausgangs zu groß.
Wenn jemand die Operationstechnik erlernen und sie bei
Patienten anwenden wollte, die sich lieber einer lebensgefährlichen Operation unterzogen als weiterhin die Qualen des
Steinleidens zu erdulden, dann mochte er es tun. Aber der
hippokratische Arzt selber, der so großes Gewicht auf die

Zuverlässigkeit seiner Techne legte, wollte ein so unsicheres Verfahren nicht anwenden. Die Einsicht, daß es Behandlungsmethoden gibt, die nicht jedermann liegen und besondere Schulung verlangen, scheint sich hier zu verbinden mit der Scheu vor einem Eingriff, der den Kranken ebensogut umbringen wie heilen kann.

Es bleibt uns nun noch die eine Bestimmung des Eides zu besprechen, die ebenso präzis wie konkret das formuliert, was *Albert Schweitzer* die «*Ehrfurcht vor dem Leben*» genannt hat; *Müri* übersetzt folgendermaßen: «Ich werde niemandem, auch nicht auf eine Bitte hin, ein tödliches Gift verabreichen oder auch nur dazu raten. Auch werde ich nie einer Frau ein Abtreibungsmittel geben.»

Für «Abtreibungsmittel» steht im griechischen Text «pesson phthorion», also «abtreibende Scheideneinlage», «Abtreibezäpfchen». Die von *Jones* edierte christliche Variante des Eides, deren Entstehung er um 100 n. Chr. ansetzt, präzisiert[26]: «Gleicherweise werde ich Frauen kein Abtreibungsmittel geben, sei es von oben oder von unten.» («Homoiôs de oudé gynaixi dôsô phthorion, anôthen te ê katôthen.»)

Der ganze kurze Abschnitt ist das Kernstück des Eides, und gerade in unserer Zeit beunruhigt er immer wieder die Gewissen und die Gedanken. Auch für die Historiker und Philologen ist er nicht so unproblematisch, wie man zunächst denken könnte. Denn die eidliche Verpflichtung des Arztes, das Leben von der Empfängnis bis zum Tode zu schützen, auch gegen den Wunsch der Hauptbeteiligten, nämlich der angehenden Eltern oder des lebensmüden Patienten, entspricht nicht etwa den im Altertum allgemein herrschenden moralischen Auffassungen.

Die *Abtreibung* als solche galt bei den Griechen so wenig wie bei den Römern als Verbrechen[27]; die in einer nicht datierbaren Pseudo-Galen-Schrift mitgeteilte Überlieferung, die alten Gesetzgeber Lykurg und Solon hätten sie mit Strafen belegt[28], ist ganz unsicher. Wo sich griechische Gerichtshöfe tatsächlich damit zu befassen hatten, lagen besondere Umstände vor. Von

Lysias in Athen ist, aus dem Anfang des 4. Jahrhunderts v. Chr., das Fragment einer Anklagerede in einem solchen Fall erhalten[29]: der Kläger warf seiner Frau vor, «sie habe mit der Abtreibung verhindert, daß er Vater eines Kindes genannt würde». Im 1. Jahrhundert v. Chr. berichtet *Cicero*[30], während seines Aufenthaltes in Kleinasien sei in Milet eine Frau zum Tode verurteilt worden, weil sie, von Verwandten ihres Mannes bestochen, durch Medikamente ihr Kind abgetrieben hätte. Cicero heißt das Urteil gut: die Delinquentin betrog ihren Mann, die Familie und den Staat um die berechtigte Hoffnung auf einen Stammhalter, einen Erben, einen Bürger. (Damals stand Milet schon längst unter römischer Herrschaft.) In den beiden Fällen ging es übereinstimmend nicht um das Lebensrecht des ungeborenen Kindes, sondern um das Recht des Mannes auf legitime Nachkommen.

Die Staatstheoretiker Platon und Aristoteles sahen im Schwangerschaftsabbruch ein Instrument der Staatsraison. *Platon* wollte in seinem utopischen Idealstaat das fortpflanzungsberechtigte Alter auf 40 Jahre für die Frauen und auf 55 Jahre für die Männer begrenzen, um dem Gemeinwesen einen möglichst gesunden, kräftigen Nachwuchs zu sichern[31]. Leute, die jenseits der erlaubten Altersgrenze noch ein Kind zeugten, sollten dafür sorgen, daß dieses nicht geboren würde; käme es trotzdem zur Welt, so müßte man es eben beseitigen.

Neben den qualitativ-eugenischen Gesichtspunkt tritt bei *Aristoteles* der rein quantitative[32]: werden mehr Kinder gezeugt, als zur Erhaltung der Stadtbevölkerung auf einem festgesetzten Niveau notwendig sind, so soll man die überzähligen abtreiben. Dies muß jedoch geschehen, bevor der Embryo «Empfindung und Leben» erhält. Ein Lebewesen, das eine empfindende Seele besitzt, kann sich auch bewegen, und diesen kritischen Zeitpunkt, von dem an das Kind im Mutterleib als beseelter Mensch zu gelten hatte, weil es durch eigene Bewegungen sein Dasein kundtun konnte, setzte Aristoteles bei etwa 40 Tagen Schwangerschaftsdauer für einen Knaben, bei 90 Tagen für ein Mädchen an[33]. (In Wirklichkeit sind Kindsbewegungen nicht vor Ablauf von 16 Wochen seit der letzten Menstruation zu spüren.) In den ersten 40 Tagen der Schwangerschaft war nach diesem biologisch-psychologischen Kriterium also deren Abbruch für die Griechen sicher keine Tötung eines Menschen.

Ein anderes Kriterium war das morphologische: wann ist die menschliche Form erkennbar? Nach der im Corpus Hippocraticum enthaltenen Schrift «Über das Fleisch» («Peri sarkôn»), die sich mit Entstehung und Aufbau des menschlichen Körpers befaßt, kann man schon sieben Tage nach der Empfängnis an der ausgestoßenen und ins Wasser gelegten Frucht die Anlagen der Augen, der Ohren und der Glieder sehen[34]. Derartige Untersuchungen nahm der wißbegierige Verfasser jener Schrift an abgetriebenen Früchten von Freudenmädchen vor. Er war sicher, daß eine erfahrene Frau es gleich nach dem Geschlechtsakt merke, ob sie empfangen habe oder nicht, und verließ sich deshalb auf die Angaben seiner Patientinnen über den Konzeptionstermin. So unterschätzte er das Alter der Embryonen, die sie ihm brachten; denn die menschliche Gestalt des Keimes wird erst im zweiten Monat nach der letzten Menstruation erkennbar. Doch wenn ein hippokratischer Arzt einer Tänzerin, die empfangen zu haben glaubte, in den folgenden Tagen den Rat gab, mehrmals kräftig hochzuspringen und sich dabei mit ihren Fersen gegen das Gesäß zu schlagen[35], so bezweckte er damit nicht die Abtreibung eines Kindes, sondern bloß das Ausfließen des noch ungeformten Samens.

Die eigentliche Abtreibung wird hingegen in Platons «Theaitetos» von Sokrates, dem Sohn der Hebamme Phainarete, ganz unverblümt als Bestandteil der Hebammentätigkeit erwähnt[36]: die Hebammen können «mit Arzneimitteln und Beschwörungen die Wehen anregen oder sie nach Belieben mildern», schwere Geburten erleichtern «oder auch eine Abtreibung vornehmen, wenn es ratsam scheint, eine noch junge Frucht abzutreiben».

Recht, Philosophie und Sitte der Griechen tolerierten die

Abtreibung also in gewissen, etwas vagen Grenzen. Dieser je nach Gesichtspunkt größeren oder kleineren Toleranz stellt nun der hippokratische Eid sein schroffes Nein entgegen. Ähnlich liegen die Dinge beim *selbstgewählten Tod.* Aristoteles erklärt zwar in der «Eudemischen Ethik», kein Tapferer fliehe vor dem Schmerz in den Selbstmord[37]; aber die Griechen im allgemeinen sahen es nicht für schimpflich, sondern eher für ehrenhaft an, daß ein Mensch sich den Tod gab, wenn ihm unheilbares körperliches Leiden oder große seelische Bedrängnis das Leben unerträglich machten. Der Arzt, der dem zum Sterben Entschlossenen das dazu nötige Gift gab, tat nichts Unerlaubtes. Doch auch hier weigert sich die hippokratische Schule mitzumachen. Im einen wie im andern Fall, bei der Abtreibung wie bei der Beihilfe zum Selbstmord, ist es dasselbe: der hippokratische Eid bekräftigt nicht die schon bestehenden moralischen Normen; indem er dem Arzt die Mithilfe bei jeglicher Vernichtung menschlichen Lebens bedingungslos verbietet, setzt er vielmehr eine neue Norm. So ist der Eid zunächst das Bekenntnis einer Minderheit gewesen – einer Minderheit gewiß auch unter den Ärzten[38].

Nun stellt sich natürlich die Frage, woher die Inspiration zu dieser neuen, für die damaligen Verhältnisse so ungewohnten Hochschätzung des menschlichen Lebens gekommen ist. *Ludwig Edelstein* hat darin, wie schon erwähnt (S. 108), die Wirkung der pythagoreischen Lehre gesehen.

Einleuchtender scheint mir jedoch die Erklärung von *Hans Diller*[39]: Viel mehr als den Einfluß einer bestimmten Philosophie bringe der Eid die große Begabung der Griechen zum Ausdruck, «aus einer Sache die ihr gemäßen Folgerungen zu ziehen, einfach weil das ihr innewohnende Gesetz es so will». Da es die Aufgabe des Arztes sei, zu helfen und zu nützen und das Leben zu stärken, könne er seine Kunst nicht zu entgegengesetzten Zwecken mißbrauchen. So betrachtet, hat das Abtreibungs- und Tötungsverbot des hippokratischen Eides auch heute nichts von seiner grundsätzlichen Gültigkeit verloren; aber wir müssen zugeben,

daß es Grenzfälle gibt, die eine differenziertere Beurteilung
verlangen.

c) Die Achtung vor dem Leben in der heutigen Medizin

Während etwa die Sowjetunion den Abschluß des Medizinstu-
diums mit der feierlichen Verpflichtung der jungen Ärztinnen
und Ärzte auf den «Eid des sowjetischen Arztes» verbindet, ist
man bei uns mehr und mehr von Eidesleistungen und Gelöbnis-
sen beim Eintritt ins Berufsleben abgekommen. Unausgespro-
chen steht aber der hippokratische Eid auch heute noch im
Hintergrund der Arzt–Patient-Beziehung, und das Publikum
rechnet damit, daß der Arzt sich nach wie vor an die hippokratischen Grundsätze der Hilfsbereitschaft, der Verschwiegenheit
und des Dienstes am Leben gebunden fühlt. In einen heftigen
Meinungsstreit ist in jüngster Zeit die Pflicht des Arztes
gegenüber dem werdenden und dem vergehenden Leben
geraten; die Schlagworte sind Liberalisierung des Schwangerschaftsabbruches und Euthanasie. Der Thematik des vorliegenden Buches entsprechend, habe ich im vorangehenden versucht,
den hippokratischen Eid in seiner Geschichtlichkeit darzustellen und verständlich zu machen. Als Mitglied einer medizinischen Fakultät hielte ich es aber für unzulässig, nicht auch zu
seiner heutigen Bedeutung für diese aktuellen Fragen Stellung
zu nehmen.

Zunächst zum *Schwangerschaftsabbruch,* dessen gesetzliche
Neuregelung zur Zeit (1976/77) in der Schweiz zur Diskussion
steht. Klarer als die hippokratischen Ärzte und der große Biologe
Aristoteles können wir heute erkennen, daß mit der Einbettung
des befruchteten Eies in die Gebärmutter die Entwicklung eines
neuen menschlichen Wesens beginnt. Wenn wir diese Entwicklung vorzeitig beenden, so töten wir dieses menschliche
Wesen. Das steht tatsächlich im Widerspruch zu der lebenserhaltenden Aufgabe des Arztes, und die römisch-katholische Kirche

ist durchaus konsequent, wenn sie – wie in vorchristlicher Zeit die hippokratischen Ärzte – jeden Schwangerschaftsabbruch ablehnt.

Doch so einfach können wir es uns meines Erachtens nicht machen. Dem Lebensrechte des unbewußt werdenden Kindes steht das Wohl der Mutter, eines bewußten, in vielfältiger menschlicher Verantwortung stehenden Menschen, gegenüber. Ihre Gesundheit, ihr seelisches Gleichgewicht (für das sich allerdings auch der fruchtabtreibende Eingriff als Erschütterung auswirken kann), unter besonderen Umständen auch eine sehr große Belastung durch die schon vorhandene Familie, all das sind Momente, die einen Schwangerschaftsabbruch rechtfertigen können. Wesentlich scheint mir dabei, daß eine wohlerwogene Indikation vorliegt: die Abweichung von der Norm, auch das werdende Menschenleben zu schützen, muß begründet werden.

Bei der sogenannten Fristenlösung, wo innerhalb einer bestimmten Frist – in der Regel 90 Tage nach der letzten Menstruation – der Abbruch der Schwangerschaft gesetzlich generell erlaubt wird, und erst recht bei einer noch weiter gehenden Freigabe ist das anders. Es gibt freilich Ärzte, die gerade deswegen die Fristenlösung befürworten, weil sie einen freien Raum schaffe, in dem die schwangere Frau und ihr Arzt gemeinsam, ohne Druck von außen, das Wohl der Mutter gegen den Lebensanspruch des Kindes abwägen können[40]. Aber den Ausschlag gibt letztlich der Wunsch der Mutter, und sie braucht ihn nicht zu begründen, denn sie hat ein Recht auf die Fruchtabtreibung durch den Arzt. Ob sie ihr Kind aus bloßer Bequemlichkeit loswerden will oder ob sie sich gar dem Druck ihres Mannes, ihres Liebhabers oder ihrer Eltern fügt, das geht den Arzt nichts mehr an.

Hier erklären nun manche Frauen: Es geht den Arzt wirklich nichts an; es ist unwürdig, daß sich die schwangere Frau von der Ärzteschaft bevormunden lassen muß. Es ist aber eben der Arzt – ob Mann oder Frau, ist gleichgültig –, der die Tötung des werdenden Kindes vorzunehmen hat und der damit gegen eine Grundregel seines Berufes handeln muß. Deswegen hat er legitimerweise auch etwas dazu zu sagen; er muß sein eigenes Handeln begründen und vor sich selbst verantworten können. Zudem scheint es mir zweifelhaft, ob die mehr oder weniger weitgehende Freigabe des Schwangerschaftsabbruches wirklich der erstrebten Befreiung der Frau von männlicher und gesellschaftlicher Bevormundung dient. Von Natur aus sind doch Geschlechtlichkeit und Mutterschaft im Empfinden der Frau stärker miteinander verbunden als Sexualtrieb und Zeugungswunsch beim Mann. Oft ist es deshalb in erster Linie der Mann, der zwar die geschlechtliche Vereinigung heiß begehrte, aber das daraus hervorgehende Kind als bloße Last und Störung empfindet und auf seine Beseitigung dringt. Kommt nicht die Freigabe des Schwangerschaftsabbruches mehr der männlichen als der weiblichen Mentalität entegen? Und könnte sich nicht die vermeintlich befreite Frau in Wirklichkeit in verstärktem Maße gedrängt sehen, sich männlichen Wünschen zu fügen? Wir können auf die Dauer nicht einfach die Tatsache ignorieren, daß Sexualität und Zeugung etwas miteinander zu tun haben, und wir sollten uns vielleicht wieder mehr der Einsicht öffnen, daß Kinder nicht Fabrikate, sondern Geschöpfe sind.

Das letztere gilt ganz besonders im Hinblick auf die Tendenz, den Schwangerschaftsabbruch als Mittel der Bevölkerungsplanung einzusetzen. Hier bewirkt kurzsichtiges Nützlichkeitsdenken eine weitere Abwertung des individuellen Menschen gegenüber dem anonymen Kollektiv.

Selbstverständlich sind auch die umschriebenen Indikationen für den Schwangerschaftsabbruch nicht unproblematisch. Ein Gesetzgeber wird heute ohne Bedenken die sogenannte eugenische Indikation für den Schwangerschaftsabbruch als vernünftig akzeptieren: eine Schwangerschaft darf danach künstlich beendet werden, wenn mit hoher Wahrscheinlichkeit die Geburt eines mißgebildeten Kindes zu erwarten wäre. Bei näherem Zusehen läßt aber gerade diese Indikation erkennen, wie bedenklich das Abgehen vom hippokratischen Prinzip der unbedingten Lebenserhaltung im Grunde ist. Wenn nämlich das *voraussichtlich* mißgebildete Ungeborene getötet werden darf, warum dann nicht auch das *erkennbar* mißgebildete Neugeborene? (Die Spartaner und andere Griechen ließen bekanntlich verkrüppelte und schwächliche Kinder nach der Geburt zugrunde gehen, und Aristoteles fand, in einem vorbildlichen Staatswesen müsse es «ein Gesetz geben, kein Kind aufzuziehen, das mit einem schweren körperlichen Gebrechen zur Welt kommt».) Natürlich muß hier eine Grenze gezogen werden, aber es haftet ihr hinfort etwas Willkürliches an. Bedrückt denken wir daran, zu welcher Unmenschlichkeit die Anwendung eugenischer Maßstäbe auf das Lebensrecht menschlicher Geschöpfe im Hitler-Reich geführt hat, und wir müssen zugeben, daß der Entscheid über Wert oder Unwert eines Menschenlebens im Grund unsere Einsicht und Kompetenz übersteigt. So glaube ich denn, daß wir den hippokratischen *Grundsatz*, das Leben eines Menschen von der Empfängnis an zu respektieren, nicht aufgeben dürfen. Die Unterbrechung einer Schwangerschaft muß für den Arzt eine Ausnahme bleiben; der Entschluß dazu darf nicht automatisch erfolgen, sondern kann nur aus verantwortungsbewußter Überlegung fließen.

Anders gelagert als zur Zeit des Hippokrates sind heute die Probleme, die sich dem Arzt angesichts des *Todes* stellen. Der hippokratische Eid verbot ausdrücklich, den Tod eines kranken oder lebensmüden Mitmenschen zu beschleunigen; er verpflichtete den Arzt aber nicht, den Tod, wenn er unausweichlich geworden war, hinauszuschieben; wie wir gesehen haben, verpflichtete er ihn nicht einmal, einen unheilbaren Kranken überhaupt zu behandeln. Erst zur Zeit der Aufklärung setzte sich, wie *Ackerknecht* gezeigt hat[41], allgemein die Auffassung durch, der Arzt habe auch dem unheilbaren Patienten beizustehen – bis zu seinem Tod. Der Medizinprofessor *John Gregory* in Edinburg formulierte das 1772 folgendermaßen[42]: «Es gehört [sich] nicht nur für den Arzt, Krankheiten zu heilen, sondern auch Schmerzen zu lindern und, wenn der Tod unvermeidlich ist, wenigstens den Weg dazu zu ebnen.»

In diesem Sinne, als Erleichterung eines sonst qualvollen Sterbens, gehörte die Sterbehilfe seither zu den selbstverständlichen Aufgaben des Arztes.

Der Ausdruck *Euthanasie,* der ursprünglich nichts anderes als ein «gutes Sterben» bedeutet, wird aber nicht nur in diesem legitimen Sinne verstanden, sondern auch für die aktive Lebensverkürzung durch medizinische Mittel verwendet, also für die «Gnadentötung» eines leidenden Menschen (mercy killing)[43]. Gerade das ist die Handlung, die die hippokratische Schule ihren Angehörigen untersagte – und sie tat recht daran. Ohne die Gewißheit, daß der Arzt seine Kunst nicht zum Töten mißbraucht – selbst wenn es hoffnungslos zu stehen scheint –, könnte der Kranke sich ihm nicht anvertrauen.

Im Lauf der letzten Jahrzehnte haben Wissenschaft und Technik nun Hilfsmittel entwickelt, die es möglich machen, selbst den unvermeidbar gewordenen Tod noch für einige Zeit – Tage, Wochen, Monate – hinauszuschieben. Im äußersten Fall kann man geradezu von künstlicher Lebensverlängerung sprechen. Kann sich der Arzt, der alle lebenserhaltenden Apparaturen einsetzt, um einen offensichtlich am Ende seines Lebensweges angekommenen Mitmenschen nicht sterben zu lassen, ebenfalls auf Hippokrates berufen? Ich glaube nicht. Asklepios, der einen vom Tode schon Gepackten ins Leben zurückholte, beging nach griechischer Auffassung selbst einen todeswürdigen Frevel (siehe S. 60). Es ist nicht die Aufgabe des Arztes, seinen Kranken den Weg zum Tode zum beschwerlichen Umweg zu machen. Der französische Kliniker *Jean Hamburger* hat aus der Krankenhauspraxis heraus diese Auffassung folgendermaßen formuliert[44]: «Auf der einen Seite steht der zufällige, vorzeitige, pathologische Tod, auf der anderen der natürliche Tod, ein normales Ereignis, das zur festgesetzten Stunde eintritt wie die Pubertät oder die Menopause. Diese Unterscheidung ist wichtig, denn klar ergibt sich daraus die Pflicht des Arztes. Seine Aufgabe besteht nicht darin, das Leben um jeden Preis zu erhalten, und nicht darin, dem natürlichen Tod in den Weg zu treten; seine Aufgabe ist bloß, dem pathologischen Tod, dem Sterben vor der Zeit, vorzubeugen und es zu verhindern.»

Albert Schweitzer selbst hat seinen Mitarbeitern aufgetragen, sie sollten nichts mehr unternehmen, um ihn am Leben zu erhalten, wenn er einmal nicht mehr sprechen und nicht mehr aufstehen könne[45]. Entscheidend für den Arzt ist nicht die Ehrfurcht vor dem Leben schlechthin, sondern die Achtung vor der Person des Mitmenschen.

ACHTES KAPITEL

DER HIPPOKRATISCHE ARZT
AM KRANKENBETT
UND IM BEHANDLUNGSRAUM

Eine Kunst kann und soll ihren Meister nähren. Bereits Platon hat indessen darauf hingewiesen, daß das mit dem eigentlichen Wesen der jeweiligen Techne nichts zu tun hat[1]: «Genau betrachtet, bewirkt die Heilkunst Gesundheit, die Kunst des Lohnerwerbs aber Lohn; die Baukunst das Haus, die damit verbundene Kunst des Lohnerwerbs aber Lohn, und ebenso alle übrigen Tätigkeiten: jede bewirkt ihr besonderes Werk und bringt den Nutzen, für den sie eingesetzt ist.»

Das Geldverdienen ist demnach eine Kunst für sich, und die Höhe seines Einkommens ist keineswegs ein zuverlässiger Gradmesser für die berufliche Güte eines Arztes.

«Der Arzt sieht Schreckliches, berührt Unangenehmes und erntet aus fremdem Unglück eigenen Kummer; die Kranken aber werden durch die Kunst von den größten Übeln befreit», so preist der Verfasser der medizinischen Schrift «Über die Winde» die Techne, in deren Dienst er ein gutes Maß an Ungemach auf sich zu nehmen bereit ist[2]. Solche Erwägungen haben ihre Berechtigung; aber der junge Grieche, der sich als Lernender der Heilkunde zuwandte und seinem Meister ein Lehrgeld zahlte[3], sofern er nicht einer der im hippokratischen Eid begünstigten Ärztesöhne war, hoffte selbstverständlich, als gutausgebildeter Arzt nicht nur andern zu nützen, sondern auch für sich etwas zu gewinnen. Wer jenen Eid schwor, bekannte sich ausdrücklich zu der Erwartung, «im Leben und im Beruf voranzukommen» und berühmt zu werden. Das schloß wohl auch den materiellen Wohlstand ein, ohne ihn zu überwerten; Ansehen und Ruhm waren wichtiger als Reichtum.

Wer mit andern Menschen viel zu tun hat, auf ihr Vertrauen angewiesen und von ihrer Anerkennung abhängig ist, dem kann es nicht gleichgültig sein, wie seine Person auf die andern wirkt. Bei einem Volk mit einem so ausgeprägten Schönheitssinn, wie die Griechen ihn besaßen, mußte schon der *äußere Eindruck* für die Entwicklung einer Beziehung ins Gewicht fallen. Das galt auch für den Arzt im Umgang mit seinen Patienten und ihren Angehörigen und Freunden. (Wahrscheinlich achten auch in unseren heutigen Verhältnissen Patienten und Publikum oft stärker auf Erscheinung und Haltung des Arztes, als manche glauben.) Die kurze, wohl aus dem 4. Jahrhundert v. Chr. stammende Schrift «Der Arzt», die den Anfänger über einige elementare Dinge der ärztlichen Praxis – Verbinden, Schröpfen, Aderlaß, Abszesse und anderes – belehrt, beginnt mit dem folgenden Idealporträt des vertrauenerweckenden Arztes[4]: «Zum Arzt gehört Autorität (prostasiê). Im Aussehen wird er von guter Farbe und gesundem Fleischansatz sein, soweit es seine Konstitution erlaubt. Diejenigen, welche körperlich nicht gut dran sind, gelten bei der Menge als unfähig, für andere richtig zu sorgen. In der Kleidung soll er auf Reinlichkeit und auf ein anständiges Gewand halten, auf wohlriechende Salben mit unaufdringlichem Duft. Durch all das fühlen sich die Patienten angenehm berührt; darauf muß man Wert legen. Was die innere Haltung betrifft: maßvoll, nicht allein durch Zurückhaltung im Sprechen, sondern überhaupt ausgeglichen in der Lebensführung; darin liegen nämlich die größten Vorteile für die Erwerbung von Ansehen. Im Charakter ein Gentleman (kalos kai agathos – «schön und gut», *Müri*: «ein Edelmann»), als solcher gegen alle gemessen, gütig, höflich. Denn das Überstürzte und Hastige wird nicht geschätzt, auch wenn es ganz nützlich sein sollte ... Im Ausdruck des Gesichtes: nachdenklich, ohne abweisend zu sein; sonst erscheint man eigenwillig und menschenfeindlich. Wer leicht in Lachen ausbricht und zu aufgeräumt ist, wird als ordinär empfunden: davor muß man nicht am wenigsten auf der Hut sein. In allem Verkehr mit den

Menschen muß der Arzt gerecht sein; denn oft muß Gerechtigkeit *ihm* aushelfen. Auch stehen die Kranken in einem bedeutenden Verhältnis zum Arzt, geben sie sich doch in seine Hand,
und zu jeder Stunde kommt er mit Frauen, Mädchen und wert-
vollstem Besitz zusammen. All dem gegenüber muß er an sich
halten.»

Daß für den hippokratischen Arzt äußere und innere Haltung eins sind, kommt in dieser Schilderung sehr schön zum
Ausdruck.

Wie ein solcher Arzt, der die Verläßlichkeit der ärztlichen
Techne sichtbar für alle verkörpert, *seine Kranken besucht,* das ist
in der Schrift «Über das gute Benehmen» («Peri euschêmosynês») festgehalten[5]. Dieser Text ist freilich nach *Jones* nicht
vor 300 v. Chr. und nach *Diller* wahrscheinlich sogar erst im
1. oder 2. Jahrhundert n. Chr. entstanden, sicher also in einer
Epoche, da die griechische Polis nicht mehr das war, was sie
zur Zeit von Hippokrates gewesen: die vitale, souveräne Einheit des staatlichen und sozialen Lebens. Unberührt vom politischen Niedergang waren aber Aufgabe und Stellung des Arztes in der hellenischen Stadt dieselben geblieben. Die Bezeichnung «hippokratischer Arzt» verwende ich dementsprechend
in einem weiten Sinn für den guten griechischen Arzt, der sich
in seiner Berufsauffassung der hippokratischen Tradition verpflichtet wußte.

Die Schrift «Über das gute Benehmen» sowie die «Vorschriften»[6], die ebenfalls erst spät dem Corpus Hippocraticum
beigefügt worden sind, betreffen beide die ärztliche Deontolo-
gie, die Pflichtenlehre, und stehen durchaus in der Tradition
guter hippokratischer Berufsauffassung. Diese wird hier bis in
Einzelheiten des alltäglichen Verhaltens hinein entwickelt; das
bringt notwendigerweise eine gewisse Oberflächlichkeit, zugleich aber eine dem Historiker hochwillkommene Anschaulichkeit mit sich. Auf die Bemühungen und den Scharfsinn der
Philologen sind wir hier in besonders hohem Maße angewiesen,
denn die beiden Schriften sind in ihrem Stil weit von der Klarheit

der großen hippokratischen Texte entfernt[7]. In ihrem Inhalt erweisen sie sich aber als lebensnahe Zeugnisse feiner Menschenkenntnis.

Ehe der Arzt sich auf den Weg zu einem bettlägerigen Kranken macht, legt er in seinem Haus oder Standquartier alles bereit, was für die Behandlung später nötig sein könnte: «erweichende Mittel», Abführmittel und andere kräftige Tränke («Benehmen», Kap. 10). Bevor er noch das Krankenzimmer betritt, sollte er sich zudem schon ein ungefähres Bild der Situation gemacht haben – wohl aus dem Bericht des Boten, der ihn geholt hat –, um nach der Untersuchung ohne langes Überlegen das Richtige anordnen zu können (Kap. 11). Wesentlich ist nach wie vor die treffende Prognose: «Wie der Ausgang sein wird, muß man aus seiner Erfahrung vorherbestimmen können; das dient dem Ansehen und läßt sich leicht erlernen.»

Von der sorgfältigen Betrachtung des Kranken und seiner Ausscheidungen, wie wir sie im «Prognôstikon» kennengelernt haben, ist hier nicht mehr die Rede. Der Autor ist offenbar überzeugt, daß der gewiegte Praktiker nicht selten imstande ist, aufgrund seiner Erfahrung eine Blitzprognose zu stellen und damit gleich seine Meisterschaft zu beweisen. (Demgegenüber mahnen die «Vorschriften» in Kapitel 2 den Arzt, er solle sich nicht scheuen, auch die Laien, also den Kranken und seine Umgebung, zu befragen, wenn er sich davon einen Vorteil für die Behandlung verspreche.)

Auch in dem entscheidenden Augenblick des ersten Herantretens ans Krankenbett, wo alles darauf ankommt, eine unbekannte Situation sofort richtig zu erfassen, vergißt der Arzt seine äußere Haltung nicht («Benehmen», Kap. 12). Gemessen in seinem Gehaben, knapp in seinen Worten, dabei aufmerksam dem Kranken zugewandt, fällt es ihm nicht schwer, bei auftauchenden Schwierigkeiten ruhig zu bleiben. Widerspruch wird kurz und bündig abgetan; die Aufregung der Angehörigen erstirbt vor einem so überlegenen Mann. Der Arzt beherrscht die

Szene vollkommen, doch hinter seinem wohlüberlegten Auftreten ist seine Hilfsbereitschaft wach.

Im Hinblick auf den weiteren Verlauf der Behandlung fügt
unser Autor die Mahnung bei: «Erinnere dich deiner ersten
Anordnungen!» Es ist tatsächlich peinlich, wenn man als Arzt
einen Kranken wiedersieht und nicht mehr recht weiß, was
man ihm das letztemal verordnet hat.

Der Kranke soll häufig besucht werden, damit nicht der Arzt
vom Wechsel der Krankheitserscheinungen überrumpelt wird
und der Patient darüber zu Schaden kommt (Kap. 13).

Man muß aber auch mit dem *Ungehorsam der Patienten* rechnen (Kap. 14). Manche nehmen die verordneten Arzneien nicht
ein und gefährden dadurch ihr Leben. Ihren Ungehorsam ge-
stehen sie nicht ein; die Schuld am Mißerfolg wird dem Arzt
aufgebürdet. Die alte Streitfrage: «Wer ist schuld?», die der
wortgewaltige Autor der Rede «Über die Kunst» ein für allemal
zugunsten des Arztes und zu Lasten des Patienten entschieden
haben wollte, stellte sich also in der Praxis trotzdem hie und da
aufs neue. Der Kranke müsse zusammen mit dem Arzt gegen
die Krankheit sich wehren, hatte Hippokrates erklärt (siehe
S. 100) und damit die Partnerschaft von Arzt und Patient postu-
liert. Doch der griechische Arzt rechnete auch mit der menschlichen Schwäche seines Partners und traute ihm nicht blindlings
allzuviel zu. In diesem Sinne war er bezüglich der Krankendiät
gelehrt worden[8]: «Besser etwas weniger heilsame Getränke
und Speisen, die angenehmer sind, als heilsamere und unange-
nehmere.»

Von seinem diskreten Mißtrauen gegenüber der Folgsamkeit
und Aufrichtigkeit des Kranken läßt der hippokratische Arzt
diesen selbst so wenig wie möglich spüren. Wenn freilich Tadel
nötig ist, dann soll er deutlich und mit Ernst angebracht werden; danach muß man dem Kranken aber auch wieder freundlich zureden (Kap. 16). Das Wichtigste ist, ihm immer wieder
Mut zu machen. Von den Gefahren, in denen er schwebt, soll
man ihm nichts sagen, denn durch solche Eröffnungen sind

schon viele «zu Schlimmem getrieben worden» («eph' hetera apeôsthêsan»). Ob damit der Selbstmord gemeint ist, wie es diese Übersetzung von *Müri* annehmen läßt, oder bloß die Apathie des Patienten, der sich selber aufgegeben hat und dem infolgedessen nicht mehr aufzuhelfen ist, das läßt sich aus dem griechischen Text nicht eindeutig ableiten.

Hier wird also die immer wieder aktuelle und wohl nie einwandfrei zu beantwortende Frage berührt, ob der Arzt einem Schwerkranken *«die Wahrheit» sagen* solle. Ich setze die Anführungszeichen mit Überlegung, denn unsere diagnostische und prognostische Wahrheit ist immer begrenzt, und selbst wo, beispielsweise bei einem Krebsleiden, alle Befunde und all unser Wissen für ein baldiges Sterben sprechen, tritt immer wieder einmal eine unerwartete, ja unerklärliche Wendung zum Besseren ein. Schon diese Relativität seines Wissens muß den Arzt zur Zurückhaltung im Aussprechen einer schlechten Prognose veranlassen.

Nun haben wir schon bei der Besprechung des «Prognôstikon» gesehen, daß gerade der hippokratische Arzt bestrebt war, rasch eine klare Prognose zu gewinnen und diese auch auszusprechen, um sein Ansehen zu mehren und sich vor Anschuldigungen bei erfolgloser Behandlung zu schützen. Auf der anderen Seite sollte er, wie «Peri euschêmosynês» lehrt, dem Kranken die Gefahren seines Zustandes verheimlichen, um ihn nicht mutlos zu machen. Aus diesen beiden gegensätzlichen Forderungen ergibt sich jene pragmatische Regel, auf die die Ärzte immer wieder zurückkommen als auf den Weg des kleinsten Übels: den Angehörigen die unerfreuliche Wahrheit eröffnen, dem Patienten selbst aber die Hoffnung auf Besserung erhalten – auch wenn man ihn zu diesem Zweck belügen muß.

Dabei ist es durchaus möglich, daß sich in der Zeit nach Hippokrates die Akzente verlagert haben und daß ursprünglich die nüchterne Beurteilung des Zustandes, auch dem Patienten selbst gegenüber, im Vordergrund stand («Prognôstikon», «Peri technês»). Die Ablehnung der Behandlung bei unheilbarer Krankheit, wie sie die Rede «Über die Kunst» als das Richtige preist, konnte jedenfalls dem Patienten nicht verborgen bleiben und lief für ihn auf die Verkündigung eines Todesurteils hinaus. In hellenistischer Zeit hätte dann, gewiß aus der Erfahrung von Generationen heraus, die psychologische Rücksicht auf den Patienten größeres Gewicht bekommen.

Was im Corpus Hippocraticum überhaupt nicht in Betracht gezogen wird, ist die grundsätzliche Frage nach der Wahrhaftigkeit als einer sittlichen Norm, nach der Aufrichtigkeit des Arztes dem Patienten gegenüber. Es geht ganz einfach um das kunstgerechte Verhalten, um mehr nicht. Kunstgerecht, das heißt der ärztlichen Techne gemäß, ist es einerseits, nicht mehr zu versprechen, als man mit seiner praktischen Wissenschaft leisten kann, anderseits – wenn man eine Behandlung übernimmt –, dem Patienten das zu sagen, was ihm wohlbekommt, und das zu verschweigen, was ihm schaden könnte. Die intellektuelle Redlichkeit, die wir früher (S. 101) an den hippokratischen Ärzten gerühmt haben, liegt in einem anderen, nämlich dem berufsinternen Bereich: das Eingestehen und Analysieren eigener Fehler dient der Vervollkommnung der Heilkunst und ist somit eine Angelegenheit der Fachleute unter sich.

Was der hellenistische oder spätantike Hippokrates-Schüler, der das «gute Benehmen» des Arztes skizzieren will, über die *Krankenpflege* schreibt, ist wohl auch heute weder belanglos noch ganz selbstverständlich (Kap. 16): «Alles ist ruhig, mustergültig, zuvorkommend zu tun; das meiste soll der Kranke gar nicht bemerken. Wo etwas anzuordnen ist: mit Freundlichkeit und heiterer Ruhe.»

Die Überwachung des Kranken soll der Arzt einem Schüler anvertrauen, der schon gewisse medizinische Kenntnisse hat, so daß er nicht nur die angeordnete Behandlung (die ja die ganze Lebensweise betrifft) zuverlässig durchführen, sondern allenfalls auch selbständig notwendige Ergänzungen des Therapieplanes vornehmen kann (Kap. 17). «Auch wird dir so zwischen

deinen Besuchen nichts entgehen. Laien darfst du in keinem Fall
mit der Überwachung betrauen; tust du es doch, so wird ein
Mißerfolg als Tadel auf dich fallen.»

Diese Vorschrift setzt voraus, daß jeder selbständige Arzt im
Normalfall Schüler bei sich hatte – wie sich sonst ein Hand-
werksmeister Lehrlinge hält. (Die im nächsten Kapitel noch zu
diskutierende Möglichkeit, daß der Arzt einen Sklaven zum
Gehilfen heranbildet, wird an dieser Stelle nicht in Betracht
gezogen.) Für den Fall, daß der Arzt ohne Assistenz war, fährt
unser Autor mit der beruhigenden Versicherung fort, wenn die
Behandlungsvorschriften nur unzweifelhaft klar seien, so
könne sich kein Tadel an den Arzt hängen. Die Schrift «Über
das gute Benehmen» verheißt am Schluß dem klugen Arzte
Ruhm «bei Eltern und Kindern», also über mehrere Generationen hin (Kap. 18). So erklingt hier noch deutlich hörbar
ein Echo der Verheißung, die den hippokratischen Eid beschließt.

Während der innerlich Kranke den Arzt zu sich ins Haus
kommen ließ, wurden die chirurgischen Behandlungen eher in
den Räumen der Arztpraxis, im *«Iatreion»*, durchgeführt,
soweit man sie nicht, wie bei gewissen Sportverletzungen
(siehe S. 93), am Unfallort selbst vornahm. Es ging ja in der
hippokratischen, voralexandrinischen Chirurgie hauptsächlich
um Wund- und Knochenchirurgie, um Einrenken, Schienen
und Verbinden, gelegentlich allerdings auch um Amputieren
und Trepanieren. Was wir in den hippokratischen Schriften
über die Einrichtung der Behandlungsräume und die Tätigkeit
des Arztes darin erfahren, steht erwartungsgemäß vorwiegend
mit der Chirurgie in Zusammenhang. Gutes Licht und klares
Wasser sind wichtig[9]. Am besten ist es, die Operationen – im
weitesten Sinne, einschließlich Verbinden, Schröpfen usw. –
im direkten Tageslicht durchzuführen; der Patient soll aber
nicht durch die Sonne geblendet werden. Übrigens sollen die
Praxisräume des Arztes auch nicht dem Wind ausgesetzt sein.
Die Einrichtung sei zweckmäßig und einfach[10]: «Bronze soll

man, abgesehen von den Instrumenten, nicht verwenden, denn es scheint mir plumpe Wichtigtuerei zu sein, sich solcher Geräte zu bedienen.»

Hier hatte der Arzt seinen Extensionstisch stehen, die «Bank des Hippokrates», die ihm zur Einrichtung von Knochenbrüchen diente (S. 94). Wie der Chirurg sich für seine Manipulationen hinsetzen und wie er stehen soll, wird in der Schrift über das Iatreion ebenfalls erörtert, in knappen Worten die Rolle der Gehilfen umschrieben: sie sollen den zu behandelnden Körperteil dem Arzt so hinhalten, wie er es wünscht und braucht, den übrigen Körper des Patienten unbeweglich festhalten – und schweigen («Peri iêtreiou», Kap. 6).

Die Fingernägel des Chirurgen sollen auf die Länge der Fingerspitzen geschnitten sein und diese nicht überragen. Bei sämtlichen Operationen soll er die linke wie die rechte Hand brauchen können (eine Fähigkeit, die in späterer Zeit namentlich für Augenoperationen wichtig wurde). Das Ziel soll immer sein, die notwendige Operation «gut, schön, rasch, schmerzlos, elegant und leicht» auszuführen («agathôs, kalôs, tacheôs, aponôs, eurythmôs, euporôs» – «Peri iêtreiou», Kap. 4).

Die Binden sollen sauber, leicht, weich und dünn sein (Kap. 10). Zur chirurgischen Tätigkeit gehörte auch die Massage («anatripsis») verletzter Glieder während der Zeit ihrer Heilung; der Autor der Schrift über das Iatreion unterscheidet eine «harte» Massage, die zusammenziehen, und eine «weiche», die entspannen soll (Kap. 17). Er erinnert seine Leser daran, daß der Gebrauch eines Körperteils diesen stärkt, während die Untätigkeit ihn schwächt (Kap. 20).

Aus all diesen Angaben gewinnt man den Eindruck, das hippokratische Iatreion müsse ein heller, sauberer, schlichter Raum gewesen sein, in dem sich der Arzt bemühte, seinen Patienten nach vernünftigen, klaren Grundsätzen mit so wenig Plage wie möglich zu helfen.

Vom «Prognôstikon» bis zur «Euschêmosynê» haben wir das Streben nach Ehre und Ansehen als wichtige Triebfeder für die

Berufsleistung des hippokratischen Arztes kennengelernt. Die von Homer so unvergleichlich ausgesprochene Sehnsucht des Hellenen, «immer der Erste zu sein und vorzustreben den andern», wirkte sich auch als Ansporn für Vervollkommnung in der ärztlichen Kunst aus. Es muß dem griechischen Arzt aus dieser Einstellung heraus wohl besonders schwergefallen sein zuzugeben, daß ein anderer vielleicht noch besseren Rat für seinen Patienten wissen könnte als er selber. Die in der Natur der Dinge liegenden, allgemeingültigen Grenzen der Techne zu sehen und einem «von der Krankheit Überwältigten» keine von vornherein unwirksame Behandlung angedeihen zu lassen, war eines; eine Behandlung einzuleiten und nach einiger Zeit, weil die Heilung nicht nach Wunsch und Erwartung vorangeht, einen zweiten Arzt zur Beratung, zum Konsilium, zuzuziehen, das ist etwas ganz anderes. Gerade das verlangen aber die schon erwähnten «Vorschriften» (Kap. 8) vom guten Arzt.

«Jedem Überfluß wohnt Mangel inne[11]» – auch der kundigste Arzt weiß nie genug. Daß er sich dessen bewußt ist, zeichnet den rechten Arzt gegenüber dem Scharlatan aus. Freilich muß sich auch der zugezogene Konsiliarius kollegial verhalten[12]: «Beim Eid: nie soll die Argumentation eines Arztes durch Mißgunst gegenüber dem andern geprägt sein; das wäre kläglich anzusehen. Wer leichthin so spricht, gleicht eher einem Marktschreier [als einem Arzt].»

Die «Vorschriften» zeichnen sich dadurch aus, daß sie die Frage nach dem richtigen Verhalten des Arztes auch auf das ausdehnen, was – nach Platon – nicht zur Heilkunst im eigentlichen Sinne gehört und trotzdem für den sie Ausübenden lebensnotwendig ist: die *Bezahlung* (ho misthos, ta mistharia). Dies geschieht unter zwei Gesichtspunkten, einem psychologischen (Kap. 4) und einem sozialen (Kap. 6). Der handwerklichtechnische Aspekt der Medizin könnte es dem Arzt nahelegen, vor Beginn der Behandlung gleich die Gegenleistung des Patienten festzusetzen, ein Honorar auszuhandeln. Davor warnt der Verfasser der «Vorschriften» (Kap. 4): Auf diese Weise erweckt man beim Paticnten die Befürchtung, der Arzt werde ihn einfach seinem Schicksal überlassen, wenn er nicht in eine Vereinbarung einwillige. Das kann dem ohnehin bedrückten Kranken nur schaden, besonders bei einem akuten Leiden, wo rasche Hilfe not tut. Es ist das kleinere Übel, über undankbare Patienten schimpfen zu müssen, nachdem man sie gerettet hat, als Geld aus ihnen herauszuquetschen, während sie in Lebensgefahr schweben. Auch diese Rücksicht bildet einen Bestandteil der ärztlichen Behandlung und «trägt etwas zum Gesamten bei».

Bei der Festsetzung des Honorars, so lehren die «Vorschriften» weiter (Kap. 6), soll der Arzt den Wohlstand oder die geringen Mittel des Patienten berücksichtigen[13].

«Bisweilen gratis – indem du dich früherer Dankbarkeit erinnerst oder an dein jetziges Ansehen denkst.» (Geachtet und gepriesen zu werden war ja für den Griechen an sich schon Lohn.) Bietet sich die Gelegenheit, einem Fremdling beizustehen, der nichts besitzt, dann soll man dies mit allen Kräften tun; «denn wo Liebe zum Menschen ist, da ist auch Liebe zur Kunst[14]».

Ludwig Edelstein interpretiert diesen vielzitierten, schönen Satz in dem Sinne, daß die Menschenfreundlichkeit (philanthrôpia) des Arztes beim Publikum die Hochschätzung der Heilkunst (philotechnia) hervorrufe[15], und der unmittelbare Textzusammenhang erlaubt diese Erklärung durchaus. Das nächste Kapitel (Kap. 7) beginnt jedoch mit der Feststellung, für das eben Gesagte hätten die «im tiefen Meer der Unwissenheit» («en bythô atechniês») Versunkenen, also die Scharlatane und Pseudo-Ärzte, kein Verständnis. Sie brächten – so darf man wohl den Schluß des zum großen Teil «hoffnungslos»[16] überlieferten Kapitels verstehen – die Kranken um ihr Hab und Gut, ohne ihnen wirklich zu helfen. In diesem größeren Zusammenhang betrachtet, behält der Satz von der Menschenliebe und der Liebe zur Kunst seinen einfachen, unkomplizierten Sinn: menschlich anständige Gesinnung und das Bestreben, eine gute Medizin auszuüben, gehen Hand in Hand. Ihre Verbindung kennzeichnet den wahren Arzt. Ich glaube, die «Vorschriften» haben hier in einem knappen, unvergeßlichen Satz einfach das gefaßt, was auch sonst die Berufsauffassung der hippokratischen Ärzte – und der besten Ärzte aller Zeiten – wesentlich mitbestimmt.

NEUNTES KAPITEL

DER ARZT IN DER GRIECHISCHEN POLIS

Die kleinen nachhippokratischen Schriften, mit deren Inhalt wir uns im vorangehenden Kapitel befaßt haben, lassen uns im lebendigen Detail erkennen, was die hippokratischen Ärzte unter richtiger Praxisführung verstanden. Ärztliche Ethik und Etikette, Freude am Beruf und Hilfsbereitschaft, dazu eine klug bemessene Rücksicht auf die Sicherheit der eigenen Existenz und ein zuversichtliches Streben nach Ansehen unter den Menschen – all das durchdringt sich zu einer eindrücklichen, ja vorbildlichen ärztlichen Haltung. Die beiden zuletzt genannten Züge, die man egoistisch nennen kann, imponieren deswegen, weil sie offen zutage treten und nicht schamhaft verschwiegen werden. Der hippokratische Arzt sprach nicht scheinheilig von Philanthropie, wenn er den eigenen Vorteil, die eigene Ehre meinte. In seinem Denken und Wollen hatte beides nebeneinander Platz.

Von der äußeren Stellung dieses Arztes in der altgriechischen Gesellschaft hat *Ludwig Edelstein* das folgende Bild entworfen [1]: Der hippokratische Arzt war ein Handwerker, entweder seßhaft oder herumziehend, und wenn er sich in einer Stadt niederließ, war es oft nur für kurze Zeit. Niedergelassene Ärzte gab es durchwegs in den größeren Städten, in den kleineren aber nicht immer. Meist war der Arzt ein zugewanderter Fremdling und gehörte somit nicht zur Schicht der die Polis regierenden Stadtbürger; als ein Mann, der vom Lohn seiner Arbeit lebte, war der gewöhnliche Arzt zudem ein wenig geachteter Banause. Der höchste Grad der wirtschaftlichen und sozialen Stabilität, den er erreichen konnte, war die Wahl zum Gemeindearzt (s. unten); aber diese Stellung gab es nur in größeren Städten.

Ein Arzt, der sich nur vorübergehend in einer Stadt aufhielt, mietete sich eine Bude, ein Iatreion, wo jedermann ein- und ausgehen konnte, auch bloß Neugierige. Seine Tätigkeit wickelte sich hier unter den Augen des Publikums ab; auch «Kollegen», die ihm kritisch auf die Finger sahen, stellten sich ein. Diskussionen entbrannten, die nicht immer im Geiste gegenseitigen Wohlwollens geführt wurden. Zur Tätigkeit im Behandlungsraum kamen die Hausbesuche in Begleitung von Schülern. Auch da fehlte die Intimität, die wir als selbstverständlich voraussetzen; Verwandte und Freunde des Kranken waren während der Konsultation zugegen und mischten sich ein.

Der Wanderarzt hätte nach Edelstein das Land fast wie ein Hausierer durchzogen und an die Türen geklopft, um nach Arbeit zu fragen. In den Städten hätte ein ungehemmter Konkurrenzkampf zwischen den Ärzten aller Art geherrscht, wobei jeder versuchte, durch Worte und Tat – vor allem zunächst durch das Wort – das Zutrauen der Leute zu gewinnen, seine Konkurrenten auszustechen und ihnen die Patienten abspenstig zu machen.

Diese Sicht des Arztberufes bei den Griechen des 5. und 4. Jahrhunderts v. Chr. ist wohl auch heute noch ungewohnt; als Edelstein 1931 seine Studie in Deutschland publizierte, muß sie geradezu schockierend gewirkt haben[2]. Es war offensichtlich die Absicht des jungen Gelehrten (Edelstein lebte von 1902 bis 1965), den herrschenden Mythos des erhabenen griechischen Arztes zu zerstören. Er wollte zeigen, daß der typische hippokratische Arzt nicht in erster Linie ein Denker oder gar ein Heiliger war, sondern ein Gewerbetreibender, der hart um seine materielle Existenz zu ringen hatte.

Owsei Temkin hat dieses krasse Bild einer sich im Konkurrenzkampf zerfleischenden griechischen Ärzteschaft differenziert[3]. Er unterscheidet zwei Typen von Ärzten: den gewerblich orientierten simplen Praktiker («leech») und den wissenschaft-

lich eingestellten eigentlichen Arzt («physician»). Der simple
Praktiker weiß, bei welchen Krankheitssymptomen und Verletzungen man bestimmte Mittel und Maßnahmen anwendet; er
besitzt einen oft recht großen Schatz praktischer Kenntnisse, die
er als Jüngling von seinem Meister gelernt und später in seiner
Praxis erprobt, vielleicht auch erweitert hat. Dieses Erfahrungs-
gut gibt er seinen eigenen Söhnen und Lehrlingen weiter. Der
wissenschaftlich eingestellte Arzt dagegen möchte die Krank-
heits- und Heilungsprozesse verstehen, aus diesem Verständnis
heraus auch neuartige, zunächst unklare Situationen meistern
und seine Behandlung der Individualität jedes Kranken anpassen
können. Er will für sein jeweiliges Tun und Lassen gute Gründe
angeben können.

Das eben macht nach *Platon* den Unterschied zwischen der
wahren Techne und der bloßen Routine (empeiria) aus, daß die
letztere eine «unvernünftige Sache» ist, die «keine Einsicht (logos) in die Natur der Mittel hat, die sie anwendet, und also
die Ursache eines jeden nicht anzugeben weiß[4]».

Das Praktikergewerbe ist nach Temkin uralt, es hält sich die
ganze Antike hindurch (und gewiß auch darüber hinaus ins
Mittelalter hinein); der Aufstieg des wissenschaftlichen Arztes
fällt ins 5. Jahrhundert. Zwischen den beiden scharf profilierten
Typen muß es in Wirklichkeit alle Zwischenformen und
Übergänge gegeben haben, und die jeweiligen wissenschaftlichen Einsichten und Denkströmungen haben früher oder später
auch die heilgewerbliche Routine des tieferen Niveaus beeinflußt.

In Temkins «physician» erkennen wir nun deutlich den
hippokratischen Arzt, wie wir ihn in diesem Buch gezeichnet
haben, den zugleich wissenschaftlich gebildeten und praktisch
geschulten Meister der Kunst. (In dem englischen Ausdruck
«physician», der den Arzt internistischer Richtung – im Gegensatz zum «surgeon» – bezeichnet, hat sich übrigens, für die
meisten natürlich unbemerkt, die Vorstellung erhalten, daß der
Arzt ein «physikos» sei: einer, der die Natur kennt und studiert,

wie das in der Schrift «Über die heilige Krankheit» zum erstenmal gefordert wurde.) Diese Ärzte waren weder in der klassischen noch in der hellenistischen Zeit so zahlreich, daß sie sich gegenseitig die Patienten hätten abjagen müssen. Das Aufblühen der knidischen, koischen und anderer Ärzteschulen im 5. Jahrhundert und wohl nicht zuletzt das Auftreten eines strahlenden Vorbildes und berühmten Lehrers wie Hippokrates haben zwar eine Vermehrung der Ärzte zur notwendigen Folge gehabt. Aber es wuchs in den hellenischen Städten auch die Nachfrage nach ihren Diensten. *Jacob Burckhardt* (1818–1897) urteilt hierüber in seiner «Griechischen Kulturgeschichte» folgendermaßen[5]: «Uns aber interessiert bei der Vermehrung der Ärzte und ihres Ansehens vor allem der Umstand, daß man der ärztlichen Kunst mehr als früher *bedurfte*. Die Griechen waren offenbar kränklicher geworden, und dies wohl kaum infolge größeren Wohllebens – obschon Pythagoras in Kroton und Empedokles bei seinen reichen Sikelioten auch hiermit dürften zu kämpfen gehabt haben –, sondern vielleicht mehr vom vielen zurückgetretenen politischen Ehrgeiz und vom ungesunden Treiben der ganzen Polis. All die satanischen Bosheiten, womit man einander zusetzte, wird man auch physisch nicht umsonst gehabt haben, vielmehr mußte der unendliche heruntergefressene Ärger und Jammer des ‹Bürgers›, wobei dieser noch beständig von Sophrosyne [weiser Mäßigung] duften sollte, Unzählige mit Notwendigkeit krank und nervös gemacht haben. Zudem mußte aber auch die ‹Entwicklung des Individuums› ihr Teil an der Entwicklung der Krankheiten und daher das Steigen der Ärzte mit sich bringen.»

Die Zahl der wissenschaftlich denkenden, gutausgebildeten Ärzte blieb wahrscheinlich trotzdem hinter dem Bedarf zurück. Für die hellenistische Zeit hat *Louis Cohn-Haft* das einleuchtend dargelegt[6], und im 5. und 4. Jahrhundert war es kaum besser. Eine Ausnahme dürfte, neben Kos mit seiner hervorragenden Ärzteschule, am ehesten Athen gemacht haben, später natürlich auch Alexandreia, das die Vorzüge einer königlichen

Residenz und Landeshauptstadt mit denjenigen eines wissenschaftlichen Zentrums vereinigte. Im Jahre 388 läßt allerdings
Aristophanes in seinem «Plutos» den attischen Bauern Chremylos ausrufen (Verse 407 f.):

«Wo ist denn noch ein Arzt in dieser Stadt?
Der Lohn ist schlecht, und schlecht drum auch die Kunst!»

(Und deswegen bringt Chremylos seinen Gast, den blinden
Gott des Reichtums, dann eben zur Heilung ins Asklepieion.)
Auch wenn diese Worte in erster Linie auf die Geldgier der
Ärzte zielten – ein unerschöpfliches Thema für den Spott der
Laien! –, so lassen sie doch gewiß nicht den Schluß zu, daß die
damaligen Athener gerade unter einem Ärzte-Überfluß ge-
litten hätten.

Die Wettbewerbssituation in den griechischen Städten der
klassischen und hellenistischen Zeit stellt sich uns nach alledem
folgendermaßen dar: Die gründlich und gut ausgebildeten
Ärzte standen sich nicht gegenseitig im Wege, aber sie litten
unter der völlig freien Konkurrenz der weniger qualifizierten
Heilpraktiker und anderer Heilkünstler wie Gymnastiklehrer
(s. unten), Magier (vgl. S. 70) und Scharlatane. In dieser Situation beschritten die hippokratischen Ärzte, für alle Zeiten vorbildlich, den auf die Dauer einzig sinnvollen und der Sache, um
die es geht, gemäßen Weg: sie lebten nicht nach dem Satz «Not
kennt kein Gebot», sie ließen nicht jedes Mittel im Existenzkampf gelten, sondern sie strebten darnach, sich durch die
Qualität ihrer Leistung und ihrer menschlichen Haltung zu
behaupten.

Aus den besprochenen Texten haben wir immer wieder
heraushören können, mit wieviel Ernst und Umsicht diese
griechischen Ärzte daran arbeiteten, sich einen guten Namen zu
schaffen und zu erhalten. Von der öffentlich anerkannten
Tüchtigkeit eines Arztes hingen sein Ansehen und sein Einkommen ab. Der Vergleich mit dem Schauspieler (im «Gesetz», vgl.
S. 102) geht vielleicht tiefer, als es im ersten Augenblick schei-

nen mochte: für den Arzt wie für den Mimen ist der Beifall des
Publikums – wenn auch auf verschiedene Art – lebensnotwendig, und der Arzt arbeitete damals, wie *Edelstein* gewiß zu Recht
betont, viel mehr unter den Augen der Öffentlichkeit, als wir
das gewohnt sind. Als Glied eines redegewandten und rede-
freudigen Mittelmeervolkes mußte er dabei sein Tun und seine
Auffassungen begründen und gegen Einwände und Angriffe
verteidigen können. Mehrere Schriften des Corpus Hippocraticum verdanken dieser Notwendigkeit der Begründung und
Verteidigung des eigenen Tuns ihre Entstehung: «Über die
Kunst» und «Über die alte Heilkunst» sind von dieser Art (vgl.
unser 7. Kapitel). In anderen Schriften gewinnen manchmal
medizinische Darlegungen aus dem Bewußtsein des Verfassers,
im Kampf gegen Unwissenheit und Verkehrtheit zu stehen,
einen besonderen Schwung und Glanz; ich erinnere an die auf
Seite 100 f. zitierten Sätze aus den chirurgischen Schriften und
vor allem an das Werk «Über die heilige Krankheit». Hier ist
zudem die Freude an einer angriffigen Polemik ganz unverkennbar. In dieser Hinsicht war der hippokratische Arzt ein
Intellektueller. Doch auch im Bereich der Auseinandersetzung
verlangte die hippokratische Schule (im weitesten Sinne) von
ihren Angehörigen Mäßigung. Der Autor der Rede «Über die
Kunst» bestätigt den Ärzten, daß sie lieber durch ihr Tun als
durch ihr Reden das Publikum überzeugen (s. Seite 100). Später
wird in den «Vorschriften» nicht nur der Zank der Ärzte am
Krankenbett verpönt (s. Seite 129); der Verfasser mißbilligt
auch ärztliche Vorträge für die große Menge – und ganz besonders das Zitieren von Dichtern bei solcher Gelegenheit: das
wäre nichts als gehaltlose Effekthascherei[7]. Auf der andern Seite
pries die Stadt Perge in Pamphylien (Kleinasien), wahrscheinlich im 2. Jahrhundert v. Chr., den Arzt Asklepiades in einer
Inschrift gerade dafür, daß er im Gymnasion, dem Sportstadion,
Vorträge für seine Mitbürger hielt und ihnen dabei viel Nützliches für ihre Gesundheit darlegte[8]. Die medizinische Volks-
aufklärung hatte offenbar schon damals ihre zwei Seiten!

Der hippokratische Arzt muß sich unter den geschilderten Umständen oft isoliert gefühlt haben: in einer fremden Stadt, zu deren Bürgerschaft er nicht gehörte; unter einer im Grunde verständnislosen Bevölkerung, die zwar durchaus geneigt war, ihm Dank und Ruhm zu spenden, wenn er ihren Kranken half, die aber sehr rasch auch bereit war, ihm zu mißtrauen und ihn zu beschuldigen, wenn etwas nicht nach Wunsch verlief; unter Konkurrenten, die ihn beargwöhnten oder sogar, offen oder hintenherum, befehdeten. Einen Rückhalt fand dieser griechische Arzt vielleicht in der örtlichen Asklepiadengilde einer größeren Stadt (s. Seite 60), vor allem aber in der ideellen Gemeinschaft seiner Schule, der er für sein ganzes Leben angehörte. Wir verstehen nun besser, warum diese Ärzteschulen, wie es im hippokratischen Eid zum Ausdruck kommt, sich gegen außen abschlossen: die Abgrenzung nach außen war das Korrelat der inneren Zusammengehörigkeit und Festigkeit. Mochte der Einzelne auch räumlich von seinen Lehrern und Brüdern durch Bergzüge und Meere getrennt sein, er wußte sich mit ihnen trotzdem verbunden, wenn er seine Praxis im hippokratischen Geist führte: auf der Grundlage seiner praktischen Wissenschaft, dabei immer bereit, aus neuen Erfahrungen zu lernen – menschenfreundlich, besonnen und realistisch. Die hippokratischen Ärzte bildeten eine Minderheit unter den Heilbeflissenen des alten Hellas, aber sie waren eine geistige Elite, wie sie jede menschliche Gesellschaft immer wieder braucht.

Die materielle Existenz des Arztes in der Polis war also ungesichert, sie hing von seiner – wirklichen oder scheinbaren – beruflichen Tüchtigkeit und seiner Arbeitskraft ab. Versagten diese, so mußte er von dem früher Erworbenen zehren oder die Hilfe seiner Söhne und Schüler in Anspruch nehmen, wie das im hippokratischen Eid vorgesehen war.

Eine partielle materielle Sicherheit gewährten die griechischen Städte denjenigen Ärzten, die sie zu *Gemeindeärzten* wählten. Der Ausdruck, der diese Stellung umschreibt, lautet

«iatros dêmosieuôn», das heißt «im öffentlichen Dienste stehen-
der Arzt». Man erklärt diesen Titel meist in dem Sinne, daß ein
solcher Stadtarzt die Einwohner oder doch einen Teil derselben
unentgeltlich behandelt habe. Die Einrichtung der Gemeindeärzte hätte also etwas wie einen unentgeltlichen staatlichen
«Gesundheitsdienst» im modernen Sinne dargestellt, der über
eine besondere Arztsteuer, das «iatrikon» (sc. telos), finanziert
worden wäre.

Louis Cohn-Haft hat 1956 diesen Fragenkomplex aufgrund
der Ehrendekrete, das heißt der Inschriften, die griechische
Städte in hellenistischer Zeit ihren Ärzten widmeten, neu über-
prüft und ihn im gesamten sozial- und medizinhistorischen Zusammenhang zu lösen versucht[9]. Er kommt zum Schluß, daß
es einen unentgeltlichen Gesundheitsdienst in den alten Griechenstädten nicht gegeben habe. Zwar erkläre ein antiker
Aristophanes-Kommentar, der «iatros dêmosieuôn», wie Aristophanes ihn in seinen «Acharnern» (425 v. Chr.) erwähnt[10], sei
von der Polis angestellt gewesen, um Kranke ohne Honorar zu
behandeln. Dieser Kommentar stelle aber kein verläßliches
Zeugnis dar; vor allem sei er wahrscheinlich erst später als
400 n. Chr. geschrieben worden[11]. (Sein Verfasser hatte somit
das anders geordnete spätrömische Medizinalwesen vor Augen.) Aus den fünf Jahrhunderten vor Christi Geburt gibt es
nach Cohn-Haft keinen Beleg für die unentgeltliche ärztliche
Behandlung auf Staatskosten, wohl aber zahlreiche Indizien,
die dagegen sprechen.

Cohn-Haft geht von der bereits erwähnten Voraussetzung
aus, daß es zu wenig gutqualifizierte Ärzte gegeben habe. Wenn
eine Polis einen solchen Arzt zum Gemeindearzt wählte und
ihm ein – zumeist eher bescheidenes[12] – Gehalt ausrichtete, so
sicherte sie sich damit einfach seine Präsenz, zumindest für ein
Jahr. (Die Jahreskontrakte konnten beliebig erneuert werden.)
Die Ernennung zum «iatros dêmosieuôn» verpflichtete nach
dieser Auffassung den Arzt zu nichts anderem, als während der
Vertragsdauer in der Stadt zu bleiben – natürlich auch falls eine

Seuche ausbrach – und hier zu praktizieren. Die Honorierung seiner Dienste durch den einzelnen Patienten wurde dadurch nicht berührt.

Auch für diese Art eines Abkommens zwischen einer Gemeinde und einem Arzt gibt es ein modernes Gegenstück: die Wartegeldpraxis. In ärmeren Berggebieten der Schweiz, vor allem in den Kantonen Graubünden und Tessin, zahlen die Krankenkassen ihrem Arzt eine feste jährliche Entschädigung dafür, daß er sich für die oft beschwerliche und nicht eben lukrative Praxis an einem solchen Ort zur Verfügung stellt. Seine ärztlichen Leistungen werden ihm zusätzlich nach Aufwand und Tarif honoriert[13]. In der gleichen Absicht stellen manche Gemeinden auf dem Land den Ärzten Praxisräume, Bauland oder Darlehen zu günstigen Bedingungen zur Verfügung, und man nimmt an, daß manche griechischen Städte in ähnlicher Weise ihrem Arzt ein Iatreion besorgt haben. Im einen wie im andern Fall, in der alten griechischen Polis wie in der schweizerischen Berggemeinde unserer Zeit, hat die Vereinbarung denselben Zweck: einen gutqualifizierten Arzt am Orte festzuhalten und so die Voraussetzung für eine gute ärztliche Versorgung der Bevölkerung zu schaffen, nicht aber den Kranken die Bezahlung des Arztes abzunehmen. Es lag im Ermessen des hippokratischen Arztes, seine Honorarforderungen der sozialen Lage seiner Patienten anzupassen und sie «bisweilen gratis» zu behandeln, wie ihm das die «Vorschriften» nahelegten (s. Seite 130). Seine Besoldung durch die Stadt, auch wenn sie nur einen Teil seines Einkommens bildete, machte ihm diese Rücksichtnahme wohl geradezu zur Pflicht – wenn nicht rechtlich, so doch moralisch.

Cohn-Hafts Untersuchungen zeigen des weiteren, daß auch die Gemeindeärzte, wie die Ärzte überhaupt, in ihrer Mehrzahl keine Stadtbürger, sondern Ortsfremde, Metöken, waren. Für die Stadt Gortyn auf Kreta ist verbürgt, daß sie sich um 220 v. Chr. an die Stadt Kos wandte, die ihr prompt den Arzt Hermias als Gemeindearzt schickte[14]. Dieses Detail macht das

hohe Ansehen deutlich, das die koische Ärzteschule auch in
hellenistischer Zeit – zumindest im 3.Jahrhundert v. Chr. –
nach wie vor genoß. Die Medizin war dort, wie Cohn-Haft
sich ausdrückt, «in gewissem Sinne der nationale Beruf»[15]. Kos
brauchte deshalb auch keine fremden Ärzte als «dêmosieuontes»
zu verpflichten, sondern verfügte jeweils über deren mehrere
aus der eigenen Bürgerschaft. Über ihre Aufgaben läßt sich
aufgrund der publizierten Quellen nichts Bestimmtes sagen[16].
Immerhin ist gerade Kos einer der griechischen Stadtstaaten,
für welche die Erhebung der Ärztesteuer, des Iatrikons, verbürgt ist[17]. Ob es wohl hier auch zur Finanzierung der Ärzteschule diente?

Eine besondere Bewandtnis hatte es mit den Gemeindeärzten
in der Großstadt Athen[18], die auf dem Höhepunkt ihrer Macht
und ihres Glanzes, vor dem Ausbruch des Peloponnesischen
Krieges (431), etwa 150000 Einwohner gehabt haben dürfte. Im
Laufe des Krieges nahm die Bevölkerung ganz beträchtlich ab,
nachher wieder zu bis auf vielleicht 200000 (323 v.Chr.),
während die Gesamtbevölkerung Attikas den Höchststand von
etwa 310000 (Anno 431) nicht wieder erreichte[19]. Aber jedenfalls konnten die Athener sich darauf verlassen, ohne besondere
Bemühungen jederzeit erstklassige Ärzte in ihren Mauern zu
haben. Wenn *Herodot* richtig informiert war, dann hatten sie es
sich allerdings, um 525 v.Chr., 100 Minen (rund 10000
Goldfranken, etwa 50000 Schweizer Franken heutiger Wäh-
rung) kosten lassen, den hochberühmten Arzt Demokedes von
Kroton (Süditalien) für ein Jahr in ihren Dienst zu bekommen[20] – ein fabelhaftes Gehalt, einem außergewöhnlichen
Mann angeboten, ihm wie der Polis zur Ehre. Aus späterer Zeit
wissen wir nur, daß die Volksversammlung Ärzte wählte; *Platon* nimmt in seinem «Gorgias» zweimal darauf Bezug[21]. Von
Sokrates befragt, worin denn der Wert der Redekunst eigentlich bestehe, prahlt der Sophist Gorgias (456 B/C): «Wenn ein
rednerisch Geschulter zusammen mit einem Arzt in eine beliebige Stadt kommt und sie vor der Volksversammlung oder sonst

einer Versammlung zur Entscheidung bringen müssen, wen
von beiden man zum Arzte wählen soll, dann wird der Arzt
überhaupt nicht zur Geltung kommen, sondern den, der zu
reden weiß, wird man wählen, wenn er nur will.»

Sokrates hatte zuvor die naheliegende, aber – wie man nun
hört – naive Meinung geäußert, wenn Ärzte oder andere
Fachleute zu wählen seien, dann komme es doch auf deren
Tüchtigkeit an, und um diese festzustellen, brauche man keinen
Redner. – Im weiteren Verlauf des langen Streitgespräches mit
Gorgias und seinen Anhängern kommt Sokrates noch einmal
auf die Qualifikation des Arztes zu sprechen, der sich der
öffentlichen Wahl stellen will: er muß sich bereits über eine
erfolgreiche Berufstätigkeit ausweisen können. Über die jeweilige Zahl, die Pflichten und das Salär der athenischen «iatroi
dêmosieuontes» erfahren wir jedoch kaum etwas. Cohn-Haft
folgert aus diesem Fehlen positiver Angaben, daß es sich um
einen Titel gehandelt haben könnte, der seinen Träger als gutausgebildeten und erprobten Arzt kennzeichnete, ohne ihm
besondere Pflichten gegenüber dem Gemeinwesen zu überbin-
den. Der «iatros dêmosieuôn» der Athener wäre demnach nicht
so sehr ein der Öffentlichkeit dienender als ein öffentlich aner-
kannter Arzt gewesen. Es scheint freilich unwahrscheinlich, daß
die verwöhnten Bürger von Athen eine solche Anerkennung
bloß den Ärzten zuliebe aussprachen. Wenn sie schon einem
Arzt einen Titel verliehen und ihm vielleicht auch ein Gehalt
aus öffentlichen Mitteln zusprachen, wollten sie gewiß etwas
mehr von ihm haben als nur die Zusicherung, ein Jahr lang in
ihrer Stadt seine Praxis zu führen.

Einen kleinen Einblick in die Beziehungen zwischen der
athenischen Stadtgemeinde und ihren Ärzten geben Inschriften
wie diejenige aus dem Jahre 304 oder 303 v. Chr., die den
Volksbeschluß zu Ehren des Pheidias von Rhodos festhält[22]:
«Da Pheidias immerfort zum besten des Volkes von Athen
handelt und die Athener, die seiner bedürfen, generös (philoti-
môs) pflegt und da er jetzt sich anerboten hat, ohne Entgelt als

Gemeindearzt zu wirken», spricht ihm die Bürgerschaft einen Kranz aus Ölbaumzweigen zu; sie läßt ihren Beschluß in Stein meißeln und die Inschrift im Tempel des Asklepios, des Schutzgottes der Ärzte, aufstellen. Dieser Text sagt uns immerhin so viel, daß der aus Rhodos zugewanderte Pheidias sich als tüchtiger, dienstbereiter und menschenfreundlicher Arzt bewährt hat, dies wahrscheinlich bereits in der Stellung eines Gemeindearztes. Nun erklärt er sich bereit, in Zukunft auf die ihm zustehende Besoldung zu verzichten; trotz seiner Großzügigkeit im Umgang mit den Kranken genügen ihm offenbar die Honorare seiner Patienten zum Leben. Der Polis gegenüber beweist er jene Gesinnung, die wir bereits als charakteristisch für den hippokratischen Arzt kennengelernt haben: Ehre gilt ihm mehr als Geld. Es ist freilich nicht ausgeschlossen, daß die Stadt, durch den eben zu Ende gegangenen Peloponnesischen Krieg ruiniert, ganz einfach die Besoldung des armen Pheidias gestrichen hatte und ihn dafür mit einem Ehrendekret entschädigte. Nach *Jacob Burckhardt* war die athenische Demokratie sehr freigebig mit solchen Ehrungen, die sie nicht viel kosteten[23].

Zusammenfassend müssen wir feststellen, daß wir über die Pflichten und die Privilegien der Gemeindeärzte, der «iatroi dêmosieuontes», in den griechischen Städten wenig wissen. Sicher ist, daß die Stadtgemeinden wohl schon in der klassischen und erst recht in der hellenistischen Epoche Wert darauflegten, mindestens einen guten Arzt in ihren Mauern zu haben, und daß sie zu diesem Zweck an Geld und Ehrenbezeugungen einiges aufzuwenden bereit waren. Fast ebenso sicher ist es, daß die Bürger und Einwohner einer Polis keinen allgemeinen Anspruch auf unentgeltliche Behandlung durch ihre Gemeindeärzte hatten. Gewiß durfte man von ihnen soziales Entgegenkommen in Honorarfragen erwarten; es ist ja auch für den Arzt eine Erleichterung, wenn er nicht darauf angewiesen ist, aus allem, was er tut, Geld zu schlagen. Das Wichtigste aber war, daß der öffentlich verpflichtete Arzt überhaupt da war und den

Leuten aus der Stadt und ihrer Umgebung zur Verfügung
stand, wenn sie ihn brauchten. Auch das ist, wie wir heute wieder wissen, keine unbedingte Selbstverständlichkeit.

Unter den Leuten, die sich mit Gesundheitspflege und Krankenbehandlung befaßten, ohne Ärzte zu sein, haben wir die
Gymnastiklehrer, die sportlichen Trainer erwähnt (S. 136) [24].
Sie hatten wohl häufig bei Sportverletzungen die erste Hilfe zu
leisten. Sie kannten sich im Salben und Massieren des gesunden
Körpers aus; die Heilmassage nach Verletzungen ließ sich davon gar nicht trennen. Erstaunlicher ist es, daß *Platon* auch für
die Einführung der diätetischen Medizin einen Gymnastiklehrer (paidotribês) namens Herodikos verantwortlich macht [25]:
«... als er krank wurde, machte er ein Gemisch aus Gymnastik
und Heilkunst und drangsalierte damit zuerst und vor allem
sich selbst und nachher noch viele andere. – ‹Wie denn?› – Indem
er sich einen langsamen Tod bereitete», oder, wörtlich übersetzt, «indem er sich selber den Tod lang machte».

Seine Krankheit war nicht zu heilen; er aber verwandte alle
seine Zeit und Kraft darauf, an sich herum zu kurieren. Die
geringste Abweichung von der Lebensweise, die er als richtig für
sich herausgetüftelt hatte, mußte er büßen.

«So brachte ihn seine Weisheit in einem schweren Sterben
(dysthanatôn) bis zu einem hohen Alter.»

Nach all dem Mitgeteilten scheint der Gymnastiklehrer in
seinen ärztlichen Bemühungen dem hippokratischen Arzt nicht
allzufern zu stehen. Der erwähnte Herodikos gilt sogar als Lehrer des Hippokrates. Bei den einfacheren Einrenkungsverfah-
ren für die Schulter weist Hippokrates ausdrücklich auf ihre
Brauchbarkeit auf dem Sportplatz hin (s. S. 93); für das Ge-
raderichten eines verkrümmten Rückens empfiehlt er, den
Patienten auf dem Extensionstisch (s. S. 94) zu strecken und
gleichzeitig einen Athleten sorgfältig auf dem Buckel herum-
treten zu lassen [26]. Doch statt Zusammenarbeit konnte sich natürlich auch Konkurrenz entwickeln, und besonders die allge-

meinmedizinischen Heilvorschriften der Sportlehrer dürften
den Ärzten gelegentlich als beschränkte Besserwisserei, ja als
eigentliche Kurpfuscherei vorgekommen sein. Im 6. Buch der
hippokratischen «Epidêmiai» heißt es[27]: «Herodikos brachte die
Fieberkranken um durch Laufen, Ringkämpfe und äußere
Wärme...»

Platons Kritik richtet sich aber nicht gegen den Umstand, daß
es ein Turnlehrer war, der eine «diätetische», das heißt die ganze
Lebensweise regelnde Heilmethode aufbaute, sondern gegen
die Methode selbst, weil sie so umständlich ist. Damit wendet
sich Platon tatsächlich auch gegen die hippokratische Medizin
in ihrem uns so vorbildlich erscheinenden Bestreben, auf den
einzelnen Patienten einzugehen und ihm durch die gesundheits-
fördernde Gestaltung seiner individuellen Lebensweise zu helfen. Wir müssen allerdings berücksichtigen, daß es die «Politeia» ist, wo Platon diese Kritik formuliert: hier geht es um das
reibungslose Funktionieren des idealen Staates. Wir haben
schon am Beispiel der Geburtenplanung gesehen (S. 111), daß
in diesem Staatsentwurf die Ansprüche und Rechte des Individuums gegenüber dem postulierten Wohl des Ganzen, das
heißt dem Nutzen des Staates, völlig zurücktreten müssen.
Allein das Interesse der Polis gibt hier den Maßstab der Gerechtigkeit ab. Die utopische Republik Platons wäre, in die
politische Wirklichkeit umgesetzt, ein totalitärer Staat. Das
liegt in der Natur des Themas: der Staat kann ja nur ideal sein,
wenn sich seine Bürger ihm in allen Dingen unterordnen.

Im Hinblick auf diesen utopischen Staat führt Platon das
folgende aus[28]. (Wie immer, legt er seine eigenen Ansichten
vorzugsweise seinem Lehrer Sokrates in den Mund.) In einem
wohlgeordneten Gemeinwesen, wo jeder seine bestimmte
Aufgabe zu erfüllen hat, verfügt keiner über genügend Zeit, um
als Dauerpatient sein Leben mit «Doktern» zu verbringen. Bei
einem Handwerker leuchtet das jedermann ein: wird etwa ein
Zimmermann krank, so erwartet er, daß ihm sein Arzt einen
kräftigen Trank gibt, um die Krankheit durch Erbrechen oder

Abführen aus dem Körper hinauszufegen, oder daß er das Übel durch Schneiden oder Brennen beseitigt. Will ihm der Arzt statt dessen eine umständliche Diät- und Lebensordnung vorschreiben, ihn eine Filzmütze tragen lassen usw., dann wird sich unser Zimmermann bedanken und sagen, dafür habe er keine Zeit; auch habe ein solches Leben, bei dem er immer an seine Krankheit denken und seine Arbeit liegenlassen müsse, für ihn keinen Sinn. Er verzichtet auf die Hilfe einer solchen Medizin, lebt, wie er es gewohnt ist, und wird dabei von selbst wieder gesund. Und wenn es sein Körper nicht aushält, so stirbt er eben und ist auch so seiner Sorgen ledig.

Aber wie halten es die Reichen und angeblich Gebildeten? Sie faulenzen und führen ein ungesundes Leben, so daß sich ihr Körper wie ein Sumpf mit Feuchtigkeit und Gas füllt; sie zwingen dadurch die einfallsreichen Asklepiaden, für ihre Zustände neue Namen zu erfinden wie «Blähung» und «Katarrh». (Diese Krankheitsnamen kamen also offenbar zur Zeit des Sokrates, um 425 v. Chr., auf.) Was die Ärzte unter diesen Umständen an Behandlung treiben, ist – immer nach Platon – kein Heilen, sondern läuft auf ein «Hätscheln der Krankheiten» hinaus, es ist diese Medizin eine «iatrikê paidagôgikê tôn nosêmatôn» (406 A). Und der Gesprächspartner des Sokrates, Glaukon, gesteht zu (407 B): «Ja, beim Zeus, sie gerade am allermeisten, diese übertriebene Sorge um den Leib, die über die Gymnastik hinausgeht – sie ist für die Besorgung des Hauses, für den Kriegsdienst und für die ruhige Ausübung von Ämtern in der Stadt hinderlich.»

Der Zeitkritiker Platon kreidet es also seinen Mitbürgern, die nicht von ihrer Arbeit leben müssen, an, daß sie sich durch eine allzu breit wuchernde Medizin von der Erfüllung ihrer eigentlichen Aufgaben, nämlich ihrer Pflichten gegenüber Haus und Staat, abhalten lassen. Noch schlimmer aber ist es, daß diese «Krankheitsfütterung» (nosotrophia) «jegliches Lernen und Nachdenken und jede Selbstbesinnung erschwert, weil sie sich stets vor Überanstrengung des Kopfes und

Schwindel fürchtet und behauptet, dies komme vom Philosophieren» (407 B/C).

So sieht Platon, im 4. Jahrhundert v. Chr., in der prächtig aufgeblühten hippokratischen Medizin nicht unbedingt einen Beitrag zum größeren Wohlergehen der Stadtgemeinde, sondern eine mögliche Quelle von Krankheit und Schwäche. Wenn es einer Bürgerschaft an der richtigen Erziehung und Lebenseinstellung fehlt, dann zeigt sich das für seinen Sokrates besonders deutlich daran, daß sie Rechtsgelehrte und Ärzte der Spitzenklasse zu benötigen glaubt (405 A). Die Parallele zwischen Medizin und Rechtspflege liegt für Platon darin, daß beide der Gesundheit dienen, die eine der körperlichen, die andere der seelischen: die gesunde Seele will und tut das Rechte, die kranke das Unrechte. Heilkunst und Rechtspflege werden sich im idealen Staat an einen einfachen Grundsatz halten (409 E/410 A): «Beide sollen den an Leib und Seele wohlgeratenen Bürgern ihre Pflege angedeihen lassen, nicht aber den andern; sondern wer einen übel gearteten Körper hat, den werden sie sterben lassen, wer aber eine mißratene und heillose Seele hat, den werden sie sogar selbst umbringen.»

Das ist das beste – für die Betroffenen selbst wie für die Polis! Der Tod selbst war ja für Platon nichts Schreckliches, sondern die Befreiung der Seele aus ihrer Bindung an die Materie. Auch unter diesem metaphysischen Gesichtspunkt erschien es als unvernünftig, durch ärztliche Bemühungen das Sterben verzögern zu wollen. Platons Philosophie trifft sich hier auf überraschende Weise mit der alten ärztlichen Handwerkerethik. Aus seiner Gesellschaftskritik erfahren wir aber zugleich, daß die hippokratischen Ärzte in ihrer Praxis sich auch in wenig aussichtsreichen Fällen um ihre Patienten bemühten und sie nicht einfach ihrem Schicksal überließen.

Die beiden Arten von Medizin, die Platon im «Staat» einander gegenüberstellt, entsprechen weitgehend den beiden Arzttypen Temkins. Die Ablehnung der komplizierten und aufwendigen wissenschaftlichen Heilmethode, die auf das Individuum und seine ganze Lebensweise eingeht, zugunsten des schematischen, zugleich Zeit und Kosten sparenden Verfahrens des simplen Praktikers blieb aber nicht Platons letztes Wort in dieser Sache. Im 4. Buch seines möglicherweise spätesten Werkes, der «Gesetze», besprechen drei alte Männer, ein Kreter, ein Spartaner und ein Athener, wie man in einer neu zu gründenden Stadt die Bürger am besten dazu bringe, die Gesetze zu achten[29]: Genügt es, Gebote, Verbote und Strafen zu verkünden, oder ist es nicht besser, den Bürgern den Sinn der neuen Gesetze zu erklären und nicht nur auf ihre Furcht, sondern auf ihre Einsicht zu bauen? Den Vorzug dieses Vorgehens, auch wenn es zunächst mehr Zeit braucht, führt der Athener seinen beiden Gesprächspartnern vor Augen, indem er sie an die beiden unterschiedlichen Formen der ärztlichen Behandlung erinnert. Es gibt doch, so beginnt er, eigentliche Ärzte und daneben Arztgehilfen (hypêretai tôn iatrôn), die man aber wohl auch Ärzte nennt. Die eigentlichen Ärzte sind freie Männer und haben ihren Beruf «der Natur gemäß» gelernt (das heißt sich Einsicht in das Wesen der Krankheiten und Heilmittel erworben), und in diesem Sinne bilden sie wiederum ihre Schüler aus. Demgegenüber stammt die Kunstfertigkeit des Hilfsarztes allein aus den Vorschriften seines Meisters sowie aus dem, was er ihm abgesehen und was er selber ausprobiert hat. Diese Hilfsärzte – und das ist nun das Überraschende – sind nur zum Teil freie Leute, zum andern Teil Sklaven, nämlich Sklaven der freien Ärzte.

Nach der nun folgenden Schilderung behandelt der Sklave hauptsächlich andere Sklaven «und entlastet so seinen Herrn in der Besorgung der Kranken». Dabei gibt er keine Erklärungen ab und will von seinem jeweiligen Patienten auch keine hören, «sondern er verordnet ihm das, was ihm aufgrund seiner Erfahrung richtig scheint, als wäre er genau im Bild, eigenmächtig wie ein Tyrann; dann läuft er weg und begibt sich zu einem andern kranken Knecht (oiketês – Haussklave)...»

Das also ist die einfache, rasche und billige Medizin, mit der sich die kranken Sklaven zufriedengeben müssen; es ist dieselbe Form der Heilkunst, die Platon im «Staat» als allein annehmbar für einen arbeitenden Menschen beschrieb und die er dort für die ganze Bevölkerung forderte, weil einzig sie einer gesunden Gesellschaft angemessen sei.

Während so der Gehilfe, nach dem Bericht des Atheners in den «Gesetzen», seine gezwungenermaßen anspruchslosen Patienten abfertigt, läßt sich sein Meister mit den bessergestellten Leuten mehr Zeit. Er beobachtet ihre Krankheiten genau und sucht sie ihrer Natur nach vom Beginn an zu verstehen. Im Gespräch mit dem Kranken und dessen Freunden klärt er seine eigenen medizinischen Vorstellungen und entwickelt beim Patienten ein möglichst großes Verständnis für die notwendige Behandlung. Er will ihn überzeugen, ehe er ihm Vorschriften erteilt. Die eine Wirkung, nämlich die Ausführung der richtigen Behandlung, erreicht er damit «auf zweifachem Wege» – nicht allein durch rücksichtsloses Befehlen, sondern zugleich und noch mehr durch geduldiges Erklären und kluges Überreden. Die Nutzanwendung für die Gesetzgebung ist klar: auch hier ist der zweifache Weg der bessere, der dauerhafteren Erfolg verspricht.

In diesem Platon-Text findet also das ärztliche Gespräch und das damit verbundene Eingehen auf die Individualität des Kranken und seines Leidens eine leuchtende Rechtfertigung. Was uns jedoch befremdet und beunruhigt, ist der Umstand, daß es nur einem Teil der Bevölkerung, nämlich den freien Bürgern, zugute kommen soll. Platon skizziert das Bild einer ausgesprochenen Klassenmedizin: zwei Klassen von Patienten werden von zwei Klassen von Ärzten versorgt. Und nicht nur das: der hippokratische Arzt selbst, der so verständnisvoll seinen Patienten zu raten und zu helfen weiß, läßt andere Kranke durch untergeordnetes Personal abfertigen, ja er hält sich zu diesem Zweck einen Sklaven, den er zu einem Hilfsarzt abgerichtet hat. Daß es so ist, läßt Platon seinen Athener als etwas ganz

Selbstverständliches erwähnen, und die beiden andern Gesprächspartner, der Spartaner und der Kreter, nehmen es ebenso selbstverständlich auf. Wir müssen aus dem ganzen Text schließen, daß Platons Arztvergleich[30] für den gebildeten Griechen jener Zeit (um 350 v. Chr.) ohne weiteres einleuchtend und verständlich war: der gute Gesetzgeber müßte die Bürger aufklären und erziehen, wie es der gute, freie Arzt mit seinen Patienten tut – im Gegensatz zu seinem ruppigen, unfreien Gehilfen. Platon kommt übrigens im 4. Kapitel des 9. Buches der «Gesetze» noch einmal zurück auf die «Sklaven, die von anderen Sklaven ärztlich betreut werden»; für das erklärende und erziehende «beinahe philosophische Gespräch», das der freie Arzt mit dem freien Patienten führt, hat der Hilfsarzt nur Spott übrig[31].

Der hippokratische Arzt als Sklavenhalter und weltgewandter Betriebsinhaber, der sich selbst zwar über das einfache Heilgewerbe erhebt, dieses aber getrost durch seinen Knecht ausüben läßt und den Profit davon einzieht – das ist ein ungewohnter Zug im antiken Arztbild. In der zum Corpus Hippocraticum vereinigten medizinischen Literatur haben wir nichts davon gefunden. Der Arzt, wie er dort gezeichnet oder vorausgesetzt wird, scheint für jedermann da zu sein und niemandem seine Aufmerksamkeit und umsichtige Hilfe zu versagen. Mehr noch: in verschiedenen Büchern der «Epidêmiai» (Bücher 4, 5 und 6) werden ausdrücklich neben Freien auch Sklaven als Patienten aufgeführt. Im «Guten Benehmen» werden die Helfer, die der Arzt zur Pflege und Überwachung der Kranken einsetzen soll, als «Lernende» bezeichnet (s. S. 126 f.); von bloßen Gehilfen oder gar Sklaven ist auch dort nicht die Rede. Es ist daher verständlich, daß man vermutet, ja behauptet hat, Platons Arztsklave und Sklavenarzt sei eine literarische Erfindung, geschaffen sozusagen als dunkler Hintergrund, von dem sich das medizinisch-pädagogische Wirken des eigentlichen Arztes um so heller abheben kann[32]. Diese Deutung tut jedoch Platons Text, wie aus dem oben darüber Mitgeteilten hervorgehen dürfte, Gewalt an. Das Beispiel der beiden Ärztekategorien mag stilisiert sein: oberflächliche Empirie und barscher Umgang mit den Kranken waren gewiß nicht auf Sklavenärzte beschränkt; Platon selber erwähnt auch freie Hilfsärzte; ferner fallen die sozialen Zwischenstufen, nämlich die freien Handwerker, Händler, Bauern und Lohnarbeiter (die Banausen), in seiner Gegenüberstellung als Patienten außer Betracht. Wenn aber der Gegenpol des freien, wissenschaftlichen Ärzttums, der sich hier im ärztlichen Sklaven verkörpert, eine bloße Fiktion wäre, so verlöre Platons Beispiel mit seinem Wirklichkeitsgehalt auch seinen Sinn[33]. Eine delphische Inschrift aus dem Jahre 155 v. Chr. bezeugt indessen seine Realität, betrifft sie doch einen solchen Arztsklaven, der seinem Meister als Gehilfe diente und nun freigelassen wird[34].

Wenn wir Platons Zeugnis so nehmen, wie es dasteht – und ich sehe keinen stichhaltigen Grund, es nicht zu tun –, so bestätigt es uns zunächst die tatsächliche Existenz der zwei von Temkin charakterisierten Arzttypen. Platons freier Arzt, für den die Medizin eine Wissenschaft und der Kranke ein Gesprächspartner ist, entspricht durchaus dem hippokratischen Vorbild. So stellt sich nun die Frage: Widerlegen die hippokratischen Texte etwa die Annahme, daß es neben den freien Ärzten, von denen und für die sie geschrieben wurden, auch ärztliche Praktiker gab, die unfrei waren? Ich glaube es nicht. Das Vorhandensein von schlechter ausgebildeten und gesinnten Ärzten in relativ großer Zahl wird immer wieder erwähnt, dabei allerdings durchwegs beklagt. Man bekommt den klaren Eindruck, daß diese Praktiker minderer Güte zur Hauptsache freie Leute waren, die mit dem hippokratischen Arzt in Konkurrenz treten konnten und es auch ungehemmt taten; dafür spricht schon der ursprünglich handwerkliche Charakter des Arztberufes, auf den uns die Odyssee hinwies (s. S. 55 ff.). Aber nirgends wird festgestellt, daß daneben nicht auch Sklaven ärztlich tätig sein könnten.

In der Berufsauffassung, die die hippokratischen Schriften lehren, spielen allerdings Standesunterschiede keine Rolle. Der Eid verbietet dem Arzt, der ihn geschworen hat, menschliches Leben zu vernichten – ob es dasjenige eines Freien oder eines Sklaven, eines Griechen oder eines Barbaren ist, kann dabei keine Rolle spielen. Den geschlechtlichen Versuchungen, die ihm in den Häusern seiner Patienten begegnen können, soll er widerstehen, gleichgültig ob sie nun von freien Hausgenossen oder von Sklavinnen (und Sklavenknaben) ausgehen. Die ärztliche Kunst hat ihre Regeln, die für alle Menschen gelten, und die Menschenfreundlichkeit, die zum vorbildlichen Arzt gehört, muß sich ja gerade gegenüber den schlechtergestellten Mitmenschen bewähren. Aus dieser Gesinnung heraus haben die hippokratischen Ärzte auch Sklaven behandelt; aber *Joly* hat nachgewiesen, daß in den schon erwähnten Krankenberichten der «Epidêmiai» ihre Zahl sehr viel kleiner ist, als sie es bei einer gleichmäßigen Verteilung der Patienten über alle Schichten der Bevölkerung sein müßte[35].

In einer um 70 v. Chr. entstandenen Inschrift wird dem Gemeindearzt von Gytheion in Lakonien (Peloponnes) besondere Anerkennung dafür gezollt, daß er «alle gleich behandelte, Arme und Reiche und Sklaven und Freie». Das muß also selbst für einen «iatros dêmosieuôn» etwas besonders Erwähnenswertes gewesen sein[36].

In diesem Zusammenhang erinnern wir uns an das 6. Kapitel der «Vorschriften» (vgl. S. 130): als der am meisten Hilfsbedürftige, für den sich der menschenfreundliche Arzt ganz besonders einsetzen soll, wird dort nicht etwa der kranke Sklave genannt, sondern der besitzlose Fremdling, also ein Freier. Allerdings konnte ja der freie Mann, wenn er in der Fremde plötzlich krank wurde und einsam und mittellos war, schlechter dran sein als ein Sklave, für den in kranken Tagen sein Herr doch irgendwie sorgen mußte.

Fest steht, daß die größeren Griechenstädte ein breites Spektrum von Heilkundigen und Heilbeflissenen aufwiesen.

Auch *Aristoteles* (384–322) unterscheidet «den gewöhnlichen praktischen Arzt» (dêmiourgos) und den «Meister des Berufes» (architektonikos)[37]; der Zürcher Altphilologe *Walter Siegfried* interpretiert diese Unterscheidung gewissermaßen im Sinne der Unterordnung, wenn er übersetzt[38]: «Arzt aber ist sowohl derjenige, welcher die Behandlung ausführt, als auch der, welcher dazu die nötigen Anweisungen gibt.»

Aristoteles anerkennt zudem noch eine dritte Art von Ärzten; sie wird dargestellt durch «denjenigen, der in dieser Kunst sich eine gewisse Bildung erworben hat» *(Siegfried)* oder «der Medizin als Teil seiner allgemeinen Bildung studiert hat» *(Temkin-Flashar)*.

Dieser vielseitig gebildete Kenner der Heilkunde wäre als Patient wohl der ideale Partner für Platons freien Arzt – sofern er sich auf seine Kenntnisse nicht allzuviel einbildet und dadurch unbelehrbar und unleitbar wird!

Wenn wir nun das ganze bunte Spektrum im Auge behalten, vom medizinisch gebildeten Privatier über den umfassend kunstverständigen, wissenschaftlichen Arzt, den routinierten simplen Praktiker, den Sportlehrer, den Steinschneider, die Hebamme und den Heilmittelkrämer (pharmakopôlos) bis zum Scharlatan in seinen verschiedenen Spielarten, dann erscheint der hippokratische Arzt in aller Deutlichkeit als die berufliche Elite. Es ist einleuchtend, daß diese ärztliche Elite vorwiegend in den oberen Gesellschaftsschichten ihr Wirkungsfeld fand, sie mochte es wollen oder nicht. Platons Feststellung, der freie Arzt behandle in der Regel («hôs epi to pleiston») die Krankheiten der Freien, bringt diese einfache soziologische Gesetzmäßigkeit zum Ausdruck und ist auch von diesem Gesichtspunkt aus glaubwürdig. Unter den freien Bürgern vor allem war auch der Ruhm zu holen, nach dem es den hippokratischen Arzt so sehr dürstete.

Für das Jahr 323 v. Chr. schätzt *A. W. Gomme* die Bevölkerung Athens auf gegen 200000, die Gesamtbevölkerung Attikas auf rund 260000, wovon 112000 Bürger, 42000 Metöken

(freie Einwohner ohne Bürgerrecht) und 106000 Sklaven[39].
Man kann sich leicht vorstellen, was geschah, wenn ein Sklave
krank wurde. Sofern sein Herr nicht eine besondere persönliche
Sympathie für ihn hatte, ging es einfach darum, diese Hilfs-
kraft, die ihren in Drachmen recht genau bestimmbaren Wert
hatte, rasch und billig wieder instand zu stellen. Sofern man
überhaupt die Auswahl hatte, lag es näher, hiefür den einfachen
ärztlichen Routinier zu rufen als den wissenschaftlichen Arzt.
(Die Herrschaft, die sich heute noch eine Hausangestellte leisten kann, mag für sich selbst Professoren und Chefärzte konsul-
tieren; das Mädchen schickt sie zum Kassenarzt oder in die
Poliklinik – wo es in Wirklichkeit vielleicht gerade so gut behandelt wird.) Der Hausherr oder der Werkstättenbesitzer im
alten Athen oder Syrakus konnte unter Umständen aber auch
seinen eigenen Arzt, den Meister der hippokratischen Wissenschaft, bitten lassen: «Schicke mir doch deinen Gehilfen vorbei,
meine Sklavin X, mein Sklave Y ist krank.» Der gute Name
des Arztes bürgte in diesem Falle dafür, daß auch sein Gehilfe
etwas von der Sache verstand, und im schlimmsten Fall konnte
der Meister selbst immer noch eingreifen. So betrachtet, war es
gar keine schlechte Einrichtung, wenn ein guter Arzt einen
Sklaven zum Hilfsarzt ausbildete, um ihm einfache Fälle – und
einfache Patienten – zur Besorgung zu überlassen. Abweichend
von Platons auf Polarisierung hin stilisiertem Bild, konnte er
diesen Gehilfen durchaus auch zu freundlichem Benehmen den
Kranken gegenüber anhalten.

Im 2. Jahrhundert n. Chr. berichtete allerdings der lateinische
Erzähler *Hyginus,* die Athener hätten es den Sklaven verboten,
die Heilkunde zu erlernen[40]. Wir wissen jedoch nicht, wann
und wie lange dieses Gebot galt, und was in Athen zeitweise
verboten war, konnte andernorts durchaus üblich sein.

Aus alledem ergibt sich, daß die griechische Wirklichkeit
komplexer und vielseitiger, auch reicher an Widersprüchen war
als die theoretischen Vorstellungen, die wir aus der uns erhaltenen Literatur schöpfen. Theoretisch steht in den hippokrati-

schen Schriften der rechte Arzt, der seine praktische Wissenschaft, die «iatrikê technê», beherrscht, dem in der Unwissenheit, der «atechniê», befangenen Pseudo-Arzt schroff gegenüber; in Wirklichkeit gab es nicht nur Übergänge, sondern
auch Ärzte, die sozusagen auf zwei Ebenen praktizierten: selber
in wissenschaftlicher Art und durch ihre Sklaven in empirischer Routine. In der stilisierten Darstellung von Platons «Gesetzen» haben die freien Bürger freie Ärzte, die sie individuell
beraten und belehren, während die Sklaven auf rohe, selber
unfreie Hilfsärzte angewiesen sind. Dem steht, scheinbar un-
vereinbar, die hippokratische Konzeption des Arztberufes
gegenüber, die einfach den Menschen sieht, nicht seinen Stand.
War diese Konzeption in der griechischen Polis stärker als die
soziale Realität? Nein und ja! An der gegebenen Sozialordnung und namentlich am Bestehen der Sklaverei haben die
hippokratischen Ärzte keinen Anstoß genommen – so wenig
wie Platon und Aristoteles das taten –, und der hauptsächliche
Bereich ihres Wirkens war unter den freien Bürgern und
Metöken. Gerade die letzteren dürften aber oft, wie der in
Platons «Staat» als Beispiel herangezogene Zimmermann, die
einfachen Mittel des simplen Praktikers einer umständlichen
wissenschaftlichen Methode vorgezogen haben. Am besten
konnte sich die hippokratische Medizin unter den müßigen
freien Bürgern entfalten. Aber auch wenn sie hier, in der Oberschicht, ihren Schwerpunkt hatte, so war doch ihre Wirksamkeit nicht darauf beschränkt. In seiner täglichen Arbeit, gegenüber dem realen Patienten, vermochte der hippokratische Arzt
soziale Gegensätze zu überbrücken, weil in seiner Berufsauffassung die gesellschaftlichen Schranken nichts Wichtiges
waren.

ZEHNTES KAPITEL

DER ARZT IN DER HELLENISTISCHEN WELT

Dank den Kolonistenstädten, die sich vom 8. vorchristlichen Jahrhundert an über den nördlichen Saum des Mittelmeers von Spanien bis Kleinasien und rund um das Schwarze Meer ausbreiteten, reichte der Klang der griechischen Sprache und der Glanz der hellenischen Kultur in der klassischen Zeit (5./ 4. Jahrhundert) weit hinaus über das Mutterland. (Dieses umfaßte etwa die südliche Hälfte des heutigen Griechenland bis Thessalien samt den Inseln des Ägäischen Meeres und dessen kleinasiatischer Küste.) Selbst auf afrikanischem Boden gab es griechische Siedlungen: die Städte der Kyrenaika und die Hafen- und Handelsstadt Naukratis im Nildelta. In der Folge der Kriegszüge Alexanders des Großen, der in zwölf Jahren (334– 323), weltgeschichtlich gesehen also in einem Augenblick, jahrhundertealte Reiche zerschlug, wurde die griechische Kultur vollends zur Weltkultur, die alle an das östliche Mittelmeer angrenzenden Länder durchdrang und ihre Verschiedenheiten überlagerte. Wir treten in die Epoche des Hellenismus ein, die bis zur Zeit des Augustus dauert, also etwa die drei letzten vorchristlichen Jahrhunderte umfaßt.

Für die Kulturgeschichte ganz besonders wichtig erwies sich die Gründung von Alexandreia und seine Entwicklung zur Hauptstadt Ägyptens unter den kulturfreundlichen Herrschern aus dem makedonischen Geschlecht der Ptolemäer. Gegen 280 v. Chr. entstand hier eine eigentliche wissenschaftliche Akademie, das *Museion* («die Musenstätte», latinisiert «Museum»), verbunden mit einer Bibliothek, die nicht ihresgleichen hatte. Hier wirkten, vom König besoldet, bis zu hundert Gelehrte –

forschend, diskutierend, lehrend. Während Athen das Zentrum
der philosophischen Schulen blieb, blühten in Alexandreia die
spezialisierten Wissenschaften auf. Hier arbeiteten beispielsweise der Mathematiker Eukleides (Euklid), der Physiker Straton
von Lampsakos, der Astronom Aristarchos von Samos, der –
1800 Jahre vor Kopernikus – die Erde als einen um die Sonne
kreisenden Planeten erkannte. Hier wurde nun auch zum
erstenmal in der Geschichte *aktive medizinische Forschung* betrie-
ben, indem die Ärzte *Herophilos* von Chalkedon und *Erasistratos* von Kos, in der ersten Hälfte des 3. Jahrhunderts v. Chr.,
menschliche Leichen sezierten und so den Bau des Menschen-
körpers systematisch untersuchten. Das war ein Schritt über die
hippokratische Wissenschaft hinaus, die sich im großen und
ganzen auf die genaue Beobachtung dessen verließ und beschränkte, was die Natur spontan an Erscheinungen darbot.
(Ausnahmen gab es, zwei davon haben wir kennengelernt: den
diagnostischen Test und die Untersuchung des frühzeitig
ausgestoßenen menschlichen Embryos, s. S. 88, 112.)

Das Sezieren ist mühseliges Aufspüren von Einzelheiten;
verglichen mit der philosophischen Erörterung der großen
Probleme um Gott, Welt und Mensch, ist es nicht nur eine sehr
beschränkte, sondern zudem eine ausgesprochen schmutzige
Tätigkeit. Aber kein Geringerer als *Aristoteles,* der Schüler
Platons und Lehrer Alexanders, hat der sorgfältigen naturwissenschaftlichen Erforschung von Einzelheiten den gleichen
Rang wie der philosophischen Spekulation zuerkannt [1]: Was
ihr an Größe und Erhabenheit des Gegenstandes abgeht, wird
durch die mögliche Präzision der Erkenntnis aufgewogen, und
letzten Endes geht es gar nicht um die Einzelheiten, sondern um
die geistige Erfassung des Ganzen in seinem Zusammenhang
und seiner Zweckmäßigkeit. In diesem Sinne hat Aristoteles
selbst beispielsweise die Entwicklung des Hühnchens im be-
brüteten Ei erforscht (und dabei den «springenden Punkt» ent-
deckt, die Anlage des Herzens, die als erstes durch ihr Pulsieren
das Leben anzeigt [2]). Im selben Sinne hat sich zuerst Herophi-

los, dann Erasistratos und andere an das Zergliedern menschlicher Leichen gemacht. Sie taten dies in der Überzeugung, man
könne die Schmerzen und Krankheiten der inneren Teile des
Körpers nicht heilen, ohne diese genau zu kennen[3]. Beim
Sezieren lernten sie nicht nur den normalen Bau der Organe
und ihre Lage, sondern nebenbei auch krankhafte Veränderungen daran kennen. So fand Erasistratos bei Wassersüchtigen die
Leber verhärtet, anders ausgedrückt: er trieb neben der normalen auch pathologische Anatomie und entdeckte die Leber-
zirrhose[4]. Diese Sektionen waren der Anfang dessen, was wir
heute medizinische Grundlagenforschung nennen. Daß dieser
kühne Schritt gerade in Alexandreia, also auf ägyptischem
Boden, getan wurde, ist wohl mehr als ein bloßer Zufall. Seit
Menschengedenken hatten die Ägypter die Körper ihrer Verstorbenen aufgeschnitten und ausgeweidet, um sie einzubalsa-
mieren (s. S. 36f.). Das gleiche taten nun die Anatomen, aber
nicht mehr in kultischer, sondern in wissenschaftlicher Absicht.
Auf dem Boden Ägyptens war die Entweihung des Leichnams
durch die anatomische Sektion nicht etwas ganz so Unerhörtes,
wie sie es in irgendeinem andern Teil der Alten Welt gewesen
wäre. Gleichwohl brauchte es gewiß die souveräne Machtfülle
eines absoluten Herrschers, verbunden mit seinem verständnis-
vollen Wohlwollen, um dem von Aristoteles inspirierten griechischen Forscherdrang gerade dieses Objekt zugänglich zu
machen. Die aufgrund dieser Untersuchungen entstandenen
Werke sind, wie die Schriften der alexandrinischen Ärzte überhaupt, verloren; nur Bruchstücke davon sind uns in Abschriften und Zitaten späterer Autoren überliefert worden.

Wenn wir *Celsus* glauben dürfen, der zur Zeit des Kaisers
Tiberius (14–37 n. Chr.) seine knappe Gesamtdarstellung der
Medizin schrieb, so beschränkte sich die großzügige Fürsorge
der ersten Ptolemäer für die anatomische Forschung nicht auf
die Beschaffung von Leichen, die zergliedert werden durften.
Die Könige überließen vielmehr, so berichtet er, darüber hinaus dem Herophilos und dem Erasistratos Verbrecher aus dem

Gefängnis; die beiden Anatomen hätten diese «lebend seziert und, während sie noch atmeten, die Teile untersucht, die die Natur vorher verschlossen hatte».

Dieses Vorgehen ist noch zur Zeit des Celsus von manchen gutgeheißen worden, die – als Verfechter einer «medicina rationalis» – die theoretische Fundierung der Medizin für unerläßlich hielten und fanden, «es sei auch nicht grausam, wie die meisten behaupten, durch Aufopferung von Verbrechern – dabei noch von wenigen – Wege der Heilung zu erforschen für die schuldlosen Menschen aller Zeiten [5]».

Ob dieser ungeheuerliche Bericht wahr ist, läßt sich nicht überprüfen; «an der Richtigkeit dieser Überlieferung zu zweifeln liegt kein Grund vor», fand *Johannes Ilberg*. Die wiederholten Versuche, sie als bloßes Gerücht zu erweisen, haben jedenfalls zu keinem einwandfreien Resultat geführt, und wo es uns paßt, pflegen wir ja Celsus und spätere Autoren durchaus als Gewährsleute für die hellenistische Medizin gelten zu lassen [6]. Wir sollten auch bedenken, daß das Altertum Methoden der Hinrichtung kannte, die vielleicht noch grausamer waren, etwa die Kreuzigung, die im Falle der aufrührerischen Sklaven im Gefolge des Spartacus noch mit dem Verbrennen der «lebendigen Fackeln» kombiniert wurde. Zwischen römischen und hellenistischen Machthabern brauchen wir hinsichtlich ihrer Humanität gegenüber zum Tode Verurteilten wohl kaum einen Unterschied zu machen. Mithridates VI. Eupator, König von Pontos in Kleinasien von 120 bis 63 v. Chr., und einige weniger berühmte Herrscher, die gleich wie er in beständiger Angst vor dem Giftmord lebten, benutzten Gefangene, um an ihnen mit Giften zu experimentieren [7]. Dem Mithridates stand dabei als fachlicher Berater sein Hofapotheker Krateuas zur Seite [8].

Was die von Celsus überlieferte Geschichte besonders abstoßend macht, ist die Tatsache, daß es Ärzte waren, die in ihrem Wissensdrang jene Vivisektionen verübt haben sollen. Der Hinweis darauf, daß solche Untaten mit dem hippokratischen

Eid nicht vereinbar seien, vermag uns nicht zu beruhigen, da dieses Gelöbnis bei weitem nicht jeden Arzt band. Erasistratos schnitt übrigens auch in therapeutischer Absicht bei leberkranken Patienten den Bauch auf, um Medikamente direkt auf das leidende Organ zu bringen [9].

Eines sehen wir deutlich: Sobald die Ärzte aktiv zu forschen beginnen und den Menschen als Objekt in die medizinische Forschung einbeziehen, stellt sich sofort die Frage nach den sittlichen Grenzen dieses Tuns. Die Verlockung, im Interesse der Wissenschaft einer Versuchsperson, ja sogar einem Patienten Untersuchungen zuzumuten, die nicht nur lästig, sondern auch nicht ganz ungefährlich sind, besteht dabei immer [10]. Doch die Menschheit, deren künftigem Nutzen solche Forschungen – vielleicht – dienen können, ist eine Abstraktion; der einzelne Mensch dagegen, den der Arzt behandelt oder an dem er experimentiert, ist eine Realität. Ihm nicht zu schaden, ist seine erste Pflicht.

Grundsätzlich liegt die Erweiterung der medizinischen Wissenschaft durch aktive Forschung durchaus in der Linie des hippokratischen Bestrebens, die Krankheiten als gesetzmäßige Naturvorgänge zu verstehen. Von der zweiten Hälfte des 3. Jahrhunderts v. Chr. an erhob sich aber in der alexandrinischen Medizin auch der Widerspruch gegen die Betonung des Grundlagenwissens und der Theorie: den «Dogmatikern» traten die «Empiriker» entgegen. Die beiden Richtungen entsprachen nicht etwa den beiden Ärztetypen, von denen im 9. Kapitel die Rede war, dem simplen Praktiker und dem wissenschaftlichen Arzt; es handelt sich vielmehr um eine Spaltung innerhalb der wissenschaftlichen Medizin. Auch die Empiriker schrieben Bücher; insbesondere kommentierten sie die hippokratischen Schriften, in denen sie, nicht anders als ihre Gegner, die Rechtfertigung ihres Standpunktes fanden. Den *Dogmatikern* waren die allgemeinen Prinzipien der Heilkunde wichtig [11], sie fragten nach den verborgenen Ursachen der Krankheiten und wollten deshalb den menschlichen Leib und die Funktion seiner

Organsysteme möglichst genau kennen- und verstehenlernen. Dies erforderte neben der anatomischen Forschung und der ärztlichen Beobachtung mancherlei wissenschaftliche Hypothesen. Demgegenüber betonten die *Empiriker* den praktischen, in der ärztlichen Erfahrung begründeten Charakter der Medizin[12]: «Wichtig ist nicht, was eine Krankheit erzeugt, sondern was sie behebt.» Das aber weiß man einzig aus Erfahrung. Zuallererst waren es die Kranken selber, die nach Lust und Laune entweder zur Unzeit aßen oder zur rechten Zeit fasteten: die einen starben, die andern wurden gesund. Aufmerksame Menschen achteten darauf; sie lernten aus diesen und anderen alltäglichen Beobachtungen das Heilsame vom Verderblichen unterscheiden und begannen die Kranken entsprechend zu beraten. Diese Sicht der Urgeschichte der Heilkunde erinnert uns ganz auffallend an die hippokratische Schrift «Über die alte Medizin» (vgl. S. 72 f.), und wir verstehen nun, daß auch die hellenistischen Empiriker sich als Nachfolger des Hippokrates fühlen konnten. Auch das Corpus Hippocraticum gehört zu denjenigen literarischen Werken, aus denen man, je nach Auswahl, für sehr verschiedene Auffassungen eine autoritative Bestätigung finden kann.

Nach der Lehre der Empiriker waren zuerst, durch praktische Beobachtung und Erfahrung gewonnen, die Heilmittel da; dann erst begann man sich um passende Theorien zur Erklärung ihrer Wirkung zu bemühen. Von den Krankheitsursachen braucht man nur die unmittelbaren, zutage liegenden zu kennen; was dahinter steht, ist weder wissenswert noch überhaupt wißbar: die Natur läßt sich nicht verstehen[13]. Das zeigt sich ja auch darin, daß sich die Theorien der größten medizinischen Autoritäten über Körperfunktionen (etwa die Verdauung) und Krankheitsentstehung kraß widersprechen. Aus der Unfertigkeit und Unzulänglichkeit der Wissenschaft schlossen die Empiriker also auf ihre Unbrauchbarkeit und Unmöglichkeit. Die Schwierigkeiten des wissenschaftlichen Denkens in der Medizin waren damit für sie behoben: es war völlig überflüssig, sich um

Krankheitslehre, Physiologie und Anatomie überhaupt nur zu bemühen. Einzig mit der Heilmittellehre lohnte es sich, sich zu beschäftigen, und zwar ausschließlich unter dem Gesichtspunkt der praktischen Erfahrung.

Die «empirischen» Ärzte der hochzivilisierten Metropole Alexandreia strebten also bewußt eine naive Heilkunde an. Sie erkannten die Gefahren, in denen der wissenschaftsbegeisterte Heilkundige schwebt; sie wiesen darauf hin, daß nicht das gescheite Reden, sondern das richtige Handeln den guten Arzt ausmacht; bezüglich der anatomischen Forschung hielten sie es für verwerflich, «daß diejenige Kunst, die das Wohl der Menschen schützt, jemandem nicht nur den Untergang, sondern diesen auch noch in scheußlichster Form bereite [14]».

Darin liegt Menschlichkeit und ärztlicher Bonsens. Ihre praktische Einstellung machte die Ärzte der empirischen Richtung hellsichtig für die Gefahren einer vom realen Menschen abstrahierenden Wissenschaft – und gleichzeitig blind für den Nutzen und die Notwendigkeit des wissenschaftlichen Denkens und Forschens in der Medizin überhaupt.

Die praktische Erfahrung war nach empirischer Lehre nicht nur die einzig mögliche, sondern auch die vollkommen ausreichende Grundlage der ärztlichen Tätigkeit. Am wichtigsten war die eigene Erfahrung des Arztes; der Arzt mußte also mit zunehmender Erfahrung im Verlauf seines Berufslebens notwendig immer besser werden. (Die heutige wissenschaftliche Medizin, fasziniert durch die sich überstürzenden Ergebnisse der experimentellen Forschung und die unaufhörliche Vervollkommnung der technischen Apparaturen, würdigt diesen für Patienten und Ärzte erfreulichen Gesichtspunkt wohl nicht genügend.) Die eigene Erfahrung, besonders solange sie noch klein ist, wird ergänzt durch die schriftlich niedergelegte oder mündlich weitergegebene Erfahrung der Älteren. Sollten dem Arzt jedoch Krankheitserscheinungen begegnen, die ihm fremd sind, so braucht er sich bloß zu fragen, was bei ähnlichen Krankheitsformen erfahrungsgemäß hilft, und schon ist er wieder auf dem rechten Weg. Die eigene Beobachtung (peira), die überlieferte Summe der Erfahrung (historia) und der Analogieschluß (hê tou homoiou metabasis – der «Übergang auf dem Weg des Ähnlichen» 15) – diese drei Stützen bilden den «empirischen Dreifuß» des Glaukias von Tarent (um 100 v. Chr. 16). Ein Dreifuß steht bekanntlich auch auf unebenem Boden fest: die empirische Schule versprach ihren Anhängern ein besonders großes Maß an Sicherheit in den Beschwerlichkeiten des ärztlichen Alltags. Es fragte sich bloß, ob diese Sicherheit nicht trügerisch war.

Die alexandrinischen Empiriker gingen nämlich von der Voraussetzung aus, die Medizin sei eine mehr oder weniger abgeschlossene Wissenschaft; sie vertrauten darauf, daß man keine neuen Krankheitsgattungen (genera morborum) mehr entdecken werde und daß man deshalb auch keine neuartigen Heilverfahren mehr zu suchen brauche 17. In dieser Hinsicht trägt die empirische Lehre ausgesprochen ägyptische Züge: an die Stelle des hippokratisch-aristotelischen Strebens nach immer besserer Erkenntnis der großen Zusammenhänge in der Natur tritt wieder das Vertrauen in das Genügen der seit alters überlieferten Erfahrung. Höher noch wird freilich die eigene Erfahrung des individuellen Arztes gewertet: das ist der typisch griechische Zug am Medizinverständnis der alexandrinischen Empiriker.

Die Empiriker bestritten keineswegs, daß es unter den Theoretikern der Medizin hervorragend tüchtige Ärzte gab, nur waren sie es in ihren Augen nicht dank, sondern eher trotz ihren Theorien. Es wäre tatsächlich falsch, etwa in Herophilos und Erasistratos nur die forschenden Anatomen zu sehen; auch sie waren praktizierende Ärzte. Beide bauten die *Pulsdiagnostik* aus, die seit Praxagoras von Kos (zweite Hälfte des 4. Jahrhunderts v. Chr.), dem Lehrer des Herophilos, zu den ärztlichen Untersuchungsmethoden gehört. Auf der Seite der Empiriker gab es gewiß ebenfalls zahlreiche Ärzte, die nicht der Gefahr einer phantasie- und gedankenlosen Routine erlagen, sondern offenblieben, um durch neue Erfahrungen weiterzulernen. Aber das dritte Bein des empirischen Dreifußes, der Analogieschluß, war doch eine schwache und trügerische Stütze, wenn etwas Unerwartetes und Ungewohntes auftrat, was doch immer vorkommen konnte.

Die zuversichtliche Annahme der Empiriker, neue Krankheiten gebe es nicht, war nämlich allzu optimistisch. Der Bericht des Thukydides über die verheerende Seuche, die in den ersten Jahren des Peloponnesischen Krieges Athen heimgesucht hatte (430/29), hätte ihnen eine Warnung sein können: die Ärzte waren damals ebenso vor einem Rätsel gestanden wie wir, wenn wir jene so sachlich und präzis formulierte Beschreibung lesen, ohne eine Diagnose stellen zu können[18]. Das war freilich lange her; doch seit dem 3. Jahrhundert v. Chr. wurde eine chronisch verlaufende Krankheit beobachtet, die offenbar ebenfalls neu war und im Corpus Hippocraticum nirgends erwähnt wurde: die *knotige Form des Aussatzes* (Lepra lepromatosa), der die alexandrinischen Ärzte den Namen «Elephantiasis» oder auch einfach «Elephas», «Elefant», gaben. Eine genaue Beschreibung des Krankheitsbildes ist uns erst aus dem 1. Jahrhundert n. Chr. aus der Feder des *Aretaios* von Kappadokien überliefert. Wenn die Knotenlepra, was häufig vorkommt, das Gesicht befällt, so erscheint die Gesichtshaut verdickt und von tiefen Furchen durchzogen: hierin liegt die Ähnlichkeit mit dem Elefanten. Aretaios faßt die Analogie aber weiter und allgemeiner[19]: «Es ist dies eine gewaltige Krankheit, denn sie tötet am sichersten unter allen. Ihr ganzer Anblick ist schon ekelhaft und fürchterlich, wie der des Elefanten...»

Infektiöse Krankheiten können wandern, und die Frage stellt sich, woher die «Elephantiasis» nach Alexandrien kam. Das Nachbarland Palästina kommt kaum in Frage: der «Aussatz» des Alten Testamentes, die «Zaráath», läßt sich mit keiner uns bekannten Hautkrankheit identifizieren und entspricht sicher nicht der Knotenlepra. Es ging bei der Feststellung des «Aussatzes» durch die Priester auch gar nicht um eine medizinische

Diagnose, sondern um Reinheit und Unreinheit im kultischen Sinn: die Angehörigen des auserwählten Volkes sollten auch äußerlich vor Gott rein erscheinen.

Dagegen war die Lepra wahrscheinlich schon in früheren Jahrhunderten in Indien verbreitet. Seit dem indischen Feldzug Alexanders (327–325) bestanden Kontakte zwischen Ost und West. Der König Seleukos I. Nikator, dessen Herrschaft sich von Syrien bis an den Indus erstreckte, ließ beispielsweise 500 Kriegselefanten aus Indien kommen (304 v. Chr.?). Es ist verführerisch, in der Heimat dieser Elefanten auch das Herkunftsland der «Elephantiasis» zu sehen! Denkbar ist aber auch, daß die Krankheit damals aus dem Innern Afrikas ins Niltal eindrang und von Süden her Alexandreia erreichte. Die Ptolemäer unterhielten Handelsbeziehungen mit den Nachbarländern im Süden und Südosten, die unter dem Namen Äthiopien zusammengefaßt wurden; sie ließen von dort unter anderem auch Elefanten und Sklaven kommen.

Woher die «Elephantiasis» nun auch stammen mochte, in der Weltstadt Alexandreia mit ihrer dicht zusammengedrängten Bevölkerung fand sie jedenfalls einen günstigen Nährboden. Hier waren aber auch die wissenschaftlich interessierten Ärzte, die sie erkennen, beschreiben und – mit wenig Erfolg – zu behandeln versuchen konnten. Von hier aus wanderte sie im 1. Jahrhundert v. Chr. weiter westwärts: römische Truppen brachten sie nach Italien, während sie noch dem Dichter *Lukrez* (gest. 55 v. Chr.) als eine ausschließlich ägyptische Krankheit gegolten hatte, die sonst nirgends vorkam[20].

Zwischenhinein mag hier eine begriffsklärende Bemerkung am Platze sein. Da Alexandreia das führende medizinische Zentrum der hellenistischen Epoche war, sprechen wir unterschiedslos von *hellenistischer* oder *alexandrinischer* Medizin. Aber selbstverständlich wurden auch anderswo Ärzte ausgebildet, und selbst die wissenschaftlich bedeutenden waren nicht samt und sonders in der griechisch-ägyptischen Metropole versammelt. Doch wer etwas werden wollte, besuchte im Verlauf seiner Studien wenn immer möglich auch Alexandrien (noch um 150 n. Chr. tat dies Galenos von Pergamon), und wer als bedeutender Arzt anerkannt sein wollte, strebte ebenfalls dorthin, wenigstens für einige Zeit. Alexandreia spielte für die hellenistischen Ärzte die gleiche Rolle wie später Rom für die Ärzte der Kaiserzeit und wie noch heute Paris für viele französische Ärzte: erst wenn man hier etwas gilt, ist man jemand.

Der griechische Geist hat in Alexandrien den ägyptischen Brauch der Leichenöffnung in den Dienst der Wissenschaft gestellt, er hat in der Lehre der Empiriker der altägyptischen Auffassung der Medizin als eines begrenzten, feststehenden Erfahrungswissens einen neuen, wenn auch keineswegs unproblematischen Sinn gegeben, und er hat schließlich die *Spezialisierung* zu einem Werkzeug des medizinischen Fortschritts gemacht.

Wie Celsus in der nun schon mehrmals herangezogenen Vorrede zu seiner «Medizin» berichtet, war bereits zur Zeit von Herophilos und Erasistratos die griechische Heilkunde fest unterteilt in die drei Gebiete Diätetik, Pharmazeutik und Chirurgie: das erste wirke heilend durch die Lebensweise, das zweite durch Medikamente, das dritte durch die Hand. Weiter erklärt Celsus, der schwierigste und zugleich angesehenste Teil der Medizin sei derjenige, «der die Krankheiten heilt», «(pars) quae morbis medetur». Das kann sich auf die Diätetik wie auf die Pharmazeutik beziehen. Die Heilmittellehre hat aber nur geringe Selbständigkeit und ist für den Diätetiker wie für den Chirurgen unentbehrlich. Die zitierte, an sich nicht ganz klare Äußerung des Celsus führt uns somit auf den Gegensatz zwischen innerer Medizin und Chirurgie. Im Zusammenhang mit früher Erörtertem dürfen wir daraus schließen, daß von der Zeit Platons an durch die hellenistische Ära bis in die römische Kaiserzeit unverändert derjenige Arzt das höchste Ansehen genoß, der innere Krankheiten behandelte und seine Therapie auf die umfassende Regelung der Lebensweise aufbaute. (Er

konnte sich daneben zur dogmatischen oder zur empirischen
Richtung bekennen, später auch zur methodischen – vgl. das
folgende Kapitel –; das war von geringer Bedeutung.) Die
Chirurgie – der buchstäbliche Sinn des Ausdruckes ist schlicht
«Hand-Werk» – galt daneben als die geistig anspruchslosere
Kunst und verlor dadurch an Achtung. Die Fortschritte, die
ihr während der hellenistischen Ära gelangen, vermochten
offenbar diese grundsätzliche Geringschätzung nicht aufzu-
heben.

Die prinzipielle Unterscheidung der drei Teile der Medizin
brauchte nicht notwendigerweise auf eine Trennung von
Chirurgie und innerer Medizin in der ärztlichen Praxis hinaus-
zulaufen, obwohl das in Alexandreia und anderen größeren
Städten der hellenistischen Welt sicher oft vorkam. Celsus
spricht an anderer Stelle ausdrücklich von den eigenen Lehrern
(professores) der Chirurgie und läßt ihre Reihe mit Philoxenos
(2. Jahrhundert v. Chr.) beginnen[21]. (Dem internistischen Diätetiker und dem Chirurgen wäre, als Vertreter der Pharmazeutik und dritter Spezialist, der Heilmittelkrämer, der Pharma-
kopole, zur Seite zu stellen, der – wie später der Apotheker –
seine Kunden auch mit ärztlichen Ratschlägen versah.) Doch
das klassische Ideal des umfassend ausgebildeten und tätigen
Arztes im hippokratischen Sinne war nach wie vor lebendig,
selbst in Alexandreia. Erasistratos war Internist, Anatom und
Chirurg, ja Zahnarzt in einem; der ebenso vielseitige Herophilos verfaßte unter anderem ein Hebammenlehrbuch
(«Maiôtikon»)[22].

In Alexandrien heben sich nun aber selbst innerhalb der
Chirurgie gewisse Spezialgebiete ab, die von bestimmten Ärzten
gesondert entwickelt und praktiziert werden. Wir verdanken
die Einsicht in diese Verhältnisse dem Medizinhistoriker *Mark-
wart Michler,* welcher die in späteren griechischen und lateinischen Schriften weitverstreuten Fragmente der Werke alexandrinischer Chirurgen mit philologischer Sorgfalt zusammengestellt und mit chirurgischer Fachkenntnis interpretiert hat[23].

Aus seiner Analyse ergibt sich das folgende Bild: Von der zweiten Hälfte des 3. vorchristlichen Jahrhunderts an hat die Schule der Herophileer vor allem die ärztliche Geburtshilfe gepflegt. Die Erasistrateer spezialisierten sich auf neue Operationsverfahren. Die Empiriker, in Übereinstimmung mit ihrer konservativen, wissenschaftlich genügsamen Grundhaltung, beteiligten sich weder am einen noch am andern, trugen aber dazu bei, durch neue Rezeptformeln den chirurgischen Heilmittelschatz zu vermehren. Dazu gehörten auch Ohrentropfen, Augensalben und verschiedenartige Mittel gegen Geschwüre und Hautkrankheiten. Eine weitere Gruppe von Ärzten, die «organikoi» (to organon = das Werkzeug, das Instrument), widmete sich der Behandlung von Knochenbrüchen, Verrenkungen und Verkrümmungen mittels neuer mechanischer Apparaturen. Während auf der «Bank des Hippokrates» (s. S. 94) die Leute mit Hilfe einer einfachen Seilwinde gestreckt wurden, benützten die hellenistischen «Werkzeugler» hiefür den die wirkende Kraft verdoppelnden Flaschenzug (trispaston organon).

Im Gegensatz zum Spezialistentum in der primitiven oder der altägyptischen Medizin war die hellenistische Spezialisierung Ausdruck wissenschaftlich-technischen Fortschreitens. Mancherlei Faktoren wirkten sich darin aus. Die sozialen Voraussetzungen waren durch das großstädtische Milieu Alexandriens mit seiner beträchtlichen Nachfrage nach ärztlichen Dienstleistungen aller Art und durch das Vorbild der ägyptischen Spezialärzte (s. S. 29ff.) gegeben: hier konnte eine Spezialisierung der ärztlichen Tätigkeit dem Publikum wie den Ärzten zweckmäßig erscheinen und für die letzteren einträglich sein. Damit aus der Spezialisierung aber neue Einsichten und Heilmethoden hervorgingen, bedurfte es der Impulse aus dem wissenschaftlichen und technischen Bereich. Mehr oder weniger komplizierte, Platz beanspruchende und teure Apparaturen bildeten damals wie heute einen Kristallisationskern für die Spezialisierung; in dieser Hinsicht waren die Iatreien der hellenistischen Organikoi Vorläufer unserer Institute für Röntgendiagnostik, Nuklearmedizin oder physikalische Therapie.

Am fruchtbarsten waren jedoch wohl die Anregungen aus dem Bereich der forschenden Wissenschaft. Die intensive Beschäftigung mit den anatomischen Verhältnissen der weiblichen Geschlechtsorgane machte Herophilos zum führenden Geburtshelfer; sein Vorbild wies seinen Schülern und Nachfolgern die Richtung. Gerade dieses Beispiel, wenn man es nicht aus seinem Zusammenhang reißt, zeigt aber, daß solch wissenschaftliche Interessen allein nicht genügten, um ein ärztliches Sonderfach zu begründen: Mit gleichem Interesse und Scharfblick wie die weiblichen Genitalien hat Herophilos das Auge zergliedert; es ist aber nichts davon bekannt, daß sich seine Schüler als Augenärzte und -chirurgen hervorgetan hätten. Oder sind wir darüber nur nicht unterrichtet, weil die entsprechenden Quellen verloren sind?

Deutlich erkennt man den Einfluß des wissenschaftlichen Studiums von Körperbau und -funktion auf die Entwicklung neuer Operationsmethoden bei Erasistratos und seiner Schule. Daß man ohne gute anatomische Kenntnisse nicht zielbewußt operieren kann, ist selbstverständlich; von dieser Voraussetzung her hätten freilich die Herophileer ebensogut kühne Chirurgen werden können wie die Erasistrateer. Es braucht dazu aber noch ein besonderes Temperament, einen zuversichtlichen Wagemut. Durch seine anatomischen Beobachtungen an der kranken Leber ließ sich Erasistratos, wie schon erwähnt (s. S.160), zur chirurgischen Freilegung dieses Organs bei Leberkranken inspirieren. Er tat dies in der guten Absicht, die Medikamente direkt auf der Oberfläche der Leber zur Wirkung zu bringen. Seine Überlegung war logisch, und doch müssen wir diesen Versuch einer nach damals neuesten wissenschaftlichen Erkenntnissen verbesserten Therapie als unnütz, grausam und lebensgefährlich beurteilen. In der Rechnung des Erasistratos waren allzu viele unbekannte Größen versteckt, die er nicht beachtete, weil er sie zum großen Teil gar nicht sehen konnte. Der unvermeidliche schlechte Ausgang solch heroischer Kuren erweckte wohl mehr als jede philosophische Theorie über die Unerforschlichkeit der Natur die Skepsis der Empiriker gegenüber allen auf wissenschaftlichem Raisonnement aufgebauten Neuerungen in der Medizin.

Erasistratos hat aber auch bei vermuteter Eiteransammlung (empyêma) in der Bauchhöhle den Schnitt in dieselbe (von der Leiste her) gewagt, einen Eingriff, der – allerdings nur unter sehr günstigen Umständen – den sonst unausweichlichen Tod vielleicht abwenden konnte. In diesem Fall erscheint uns die Kühnheit des alexandrinischen Arztes noch heute gerechtfertigt. Wie hätte er selber einsehen sollen, daß sie es im andern Falle nicht war?

Die hellenistischen Chirurgen haben im Verlauf von drei Jahrhunderten eine ganze Reihe *neuer Operationen* eingeführt, ohne daß wir jedesmal ihre Erfinder kennten: den Luftröhrenschnitt (Laryngotomie) bei drohender Erstickung infolge Kehlkopfdiphtherie («kynanchê» oder «synanchê», vgl. S. 85); die Rippenresektion, das heißt das Herausschneiden einer Rippe, bei Eiterungen im Brustkorb (Thorax-Empyem), die operative Behandlung des Leistenbruchs. Der Blasensteinschnitt, vorher anscheinend eng spezialisierten Steinschneidern minderen Ranges vorbehalten (s. S. 105 ff.), wurde in die Chirurgie integriert und – von Ammonios, gegen Ende der vorchristlichen Ära – durch die Zertrümmerung eines allzu großen Steines in der vorher eröffneten Blase ergänzt[24]. Natürlich mußten für derartige Eingriffe auch neue Instrumente geschaffen werden. – Der Starstich – das Niederdrücken der getrübten Augenlinse mit einer Nadel (vgl. S. 45) – wurde seit dem 3. Jahrhundert v. Chr. ausgeübt; diese Operation haben die Griechen wahrscheinlich von den Indern übernommen. Der stoische Philosoph *Chrysippos* in Athen (etwa 280–207) sprach davon: Sind die Starkranken (hypochythentes) blind zu nennen, da sie doch durch den Starstich (parakentêsis) wieder zum Sehen kommen

können[25]? – Der Erasistrateer Menodoros (zweite Hälfte des
1. Jahrhunderts v. Chr.) holte bei Impressionsfrakturen des
Schädels die eingedrückten Knochensplitter heraus, statt ihre
spontane Abstoßung im Verlauf der Wundheilung und -eite-
rung abzuwarten, wie dies die hippokratische Schrift «Über die
Kopfwunden» (vgl. S. 95) empfahl[26].

Eine wesentliche Voraussetzung für das kühne Operieren
dieser alexandrinischen Chirurgen war das, was Michler *«Blut-
ökonomie»* nennt[27]. Früher hatte man sogar bei blutenden
Verletzungen zur Ader gelassen, um das Blut von der Wunde
wegzuziehen und der drohenden Entzündung vorzubeugen,
und später tat man es auch wieder – bis ins frühe 19. Jahrhundert hinein. Erasistratos dagegen versuchte, bei Blutungen
(oder bei einem Blutsturz aus der Lunge) durch Anlegen von
Staubinden an den Gliedern möglichst viel Blut im Körper
zurückzuhalten. Die Methoden der Blutstillung wurden ebenfalls verbessert. So konnten die Alexandriner ihre Operationen
ausführen, ohne die Patienten der Gefahr der Verblutung auszusetzen. Dagegen haben wir keinerlei Anhaltspunkte dafür,
daß sie irgend etwas zur Verhütung der Wundinfektion vor-
gekehrt hätten, was über die gewöhnliche Sauberkeit des
hippokratischen Arztes und seines Iatreions hinausgegangen
wäre (vgl. S. 127 f.).

Für den Patienten besonders bedrängend war der *Operationsschmerz*. Die betäubenden Kräfte des Mohnsaftes (Opium) und
des Bilsenkrautes (Hyoscyamus) waren bekannt, und diese
Mittel wurden sicher *nach* einem chirurgischen Eingriff häufig
angewandt. Einen Hinweis auf die Möglichkeit, dem Patienten
schon vor der Operation ein Medikament zu geben, damit er
den Schmerz nicht in seiner ganzen Schärfe und Gewalt empfinden mußte, finden wir in der Arzneimittellehre des *Pedanios
Dioskorides,* der im 1. Jahrhundert n. Chr. das gesamte Wissen
seiner Vorgänger auf diesem Gebiet mit seinen eigenen Kenntnissen zusammenfaßte und systematisch darstellte. Dioskorides
schreibt nämlich über die Mandragora (die Alraune, ein

Nachtschattengewächs wie Bilsenkraut oder Tollkirsche) [28]: «Einige kochen die Wurzeln der Mandragora mit Wein bis auf ein Drittel ein, filtrieren, bewahren [den Saft] auf und geben bei Schlaflosigkeit und bei heftigem Schmerz einen Kyathos voll [rund 40 ml], ebenso wenn sie Unempfindlichkeit (anaisthêsia) für das Schneiden oder Brennen hervorrufen wollen.»

Klar und deutlich nennt Dioskorides als dritten Verwendungszweck des einschläfernden und schmerzstillenden Alraun-Trankes die *Anästhesie* für chirurgische Eingriffe. Ein Kyathos ist die richtige Dosis; aber die Präzision dieser Angabe ist trügerisch, denn Dioskorides verrät dem Leser nicht, wieviel Wein man benötigt, um die Wurzeln einer Alraune (die doch auch unterschiedlich groß sein können) auszukochen. Ausdrücklich sagt er ferner, daß einige, und somit keineswegs alle der in Frage kommenden Ärzte, das Mittel so zubereiten und benützen. Man muß daraus schließen, daß die hellenistische Chirurgie zwar den Versuch einer Narkose unternahm, aber es nicht zu einer allgemein anerkannten Methode brachte. Das ist leicht verständlich: der Wirkstoffgehalt des Betäubungstrankes muß sehr ungleich gewesen sein; statt Beruhigung konnten Erregung und Halluzinationen sich einstellen; die Wirkung konnte entweder ganz unzulänglich oder aber allzu stark und damit tödlich sein. Der Versuch, dem Patienten den Operationsschmerz zu ersparen, war somit nicht nur eine unsichere, sondern zudem eine recht riskante Sache. Sicherer war es, den Patienten durch kräftige Gehilfen festhalten zu lassen (und ihn wohl auch anzubinden) und dann so geschickt und rasch wie möglich den Eingriff durchzuführen. In diesem Sinn stellt *Celsus* an den Chirurgen die folgenden Anforderungen [29]: «Der Chirurg soll ein Mann in jüngeren Jahren sein (adulescens) oder doch von diesem Alter nicht zu weit entfernt. Eine gelenke, feste Hand, die nie zittert; mit der Linken so gewandt wie mit der Rechten. Die Augen scharf und hell; im Gemüt unerschütterlich; gerade so viel Mitgefühl, daß er den, der zu ihm kommt, geheilt wissen will, dagegen sich nicht von seinem Geschrei drängen läßt, mehr als es die Umstände erfordern sich zu beeilen oder weniger als nötig zu schneiden. Vielmehr soll er so handeln, wie wenn er durch das Wimmern des Kranken sich nicht rühren lassen könnte.»

Wer operieren wollte, brauchte starke Nerven, und wer sich operieren lassen wollte, mußte etwas auf sich nehmen. Daran änderte sich nichts, bis 1846 die Äthernarkose eingeführt wurde. Der antike Chirurg mußte zudem noch jugendliche Augen haben, sofern er nicht von Natur etwas kurzsichtig war, denn Brillen gab es vor 1300 auch noch nicht [30].

Wir haben in der alexandrinischen Chirurgie eine schon recht weitgehende Spezialisierung kennengelernt. Es handelte sich nun aber nicht mehr, wie in der primitiven Medizin oder bei den im hippokratischen Eid erwähnten Steinschneidern, um Spezialisten «faute de mieux», die nichts anderes als ihre beschränkten Spezialkenntnisse hatten, sondern um Ärzte mit einer breiten Grundausbildung. Infolgedessen konnten die Errungenschaften der besonders profilierten Einzelgebiete für die gesamte Medizin fruchtbar werden. Die Spezialfächer gingen sogar wieder in einem größeren Ganzen auf: Vom 2. Jahrhundert v. Chr. an formte sich «jene klassische Drei-Einheit von Knochen-, Wund- und Operationschirurgie, die eine weitere Entfaltung chirurgischer Fähigkeiten in den verschiedensten Bereichen der Medizin gestattete» *(Michler* [31]*)*.

Dieser Gesamtchirurgie dienten nun auch jene «professores», die Celsus erwähnt (s. S. 167). Die Spezialisierung hatte den hellenistischen Chirurgen eine Vertiefung ihres Wissens und eine Erweiterung ihres Könnens gebracht, ohne sie für immer auf enge Teilgebiete festzulegen.

Die äußeren Verhältnisse der ärztlichen Praxis haben sich während der hellenistischen Epoche nicht wesentlich geändert, und die Beziehungen zwischen Ärzten und Patienten in den griechischen Städten blieben sich gleich. Wir haben das bereits festgestellt, als wir die «hippokratischen» Regeln der Praxisführung (Kap. 8) und die Stellung der Ärzte in der griechischen Polis

(Kap. 9) besprachen. Was wir über die Gemeindeärzte, die «iatroi dêmosieuontes», erfahren haben, beruht sogar vorzugsweise auf Quellen der hellenistischen Zeit. Nach wie vor war der Arzt häufig auf der Wanderschaft. Noch im letzten vorchristlichen Jahrhundert empfiehlt der Empiriker Herakleides von Tarent eine bestimmte Variante einer Operation an der Schädeldecke als besser geeignet «für einen Mann, den seine Praxis von Ort zu Ort führt» (andri peripolizonti), weil sie dem Operierten ein besseres Aussehen verleihe und leichter zu pflegen sei [32]. Also kleineres Risiko und besserer Eindruck: ein doppelter Vorteil, wenn es galt, als Arzt in einer fremden Stadt Fuß zu fassen.

Die Ausführung größerer Operationen in den Behandlungsräumen des Arztes mochte es mit sich bringen, daß die Patienten für einige Zeit im Iatreion gepflegt wurden und sich das Arzthaus so zu einer kleinen Klinik erweiterte. Die Zahl der Operierten, die zu gleicher Zeit in der Nachbehandlung standen, blieb sicher klein. Die großen Schmerzen und der stets ungewisse Ausgang ließen jeden größeren Eingriff mit dem Messer als ein Wagnis erscheinen, das alle Beteiligten nur auf sich nahmen, wenn es gar nicht anders ging. Das blieb so bis vor etwa hundert Jahren: erst Narkose und Infektionsverhütung machten das Operieren für die Patienten wirklich zumutbar und seinen Erfolg, wenn nicht berechenbar, so doch hinreichend abschätzbar.

Für den Alltag wichtiger als die kühneren Operationsmethoden war wohl, daß sich die alexandrinischen Ärzte viel mehr als ihre Vorgänger der klassischen Zeit um die Geburtshilfe kümmerten. Sie wurden aber höchstens bei Komplikationen beigezogen; bei der normalen Geburt blieben die Frauen – die Gebärende, die Hebamme und die Helferinnen – unter sich.

In Alexandrien waren die führenden Ärzte durchwegs Griechen; ägyptische Namen tauchen unter den ärztlichen Autoren und Autoritäten überhaupt nicht auf. (Vielleicht verbarg sich hie und da unter einem griechischen Namen ein hellenisierter Ägypter.) Diese Ärzte lebten und praktizierten hier als freie Berufsleute, wie es in der griechischen Welt üblich war; die Wissenschafter am Museion bezogen zudem ihr Ehrengehalt aus der Kasse des Königs. Die Ptolemäer hatten wie andere Fürsten ihre Leibärzte. Für die ärztliche Betreuung der Bevölkerung scheint aber im ptolemäischen Ägypten viel stärker als in den griechischen Städten der Staat gesorgt zu haben. Der «iatros dêmosieuôn» der griechischen Polis, der – wie wir gesehen haben (Kap. 9) – in einem recht freien Dienstverhältnis zur Gemeinde stand, läßt sich nach *Cohn-Haft* im ptolemäischen Ägypten nicht nachweisen. Andererseits tritt der Titel des «öffentlichen Arztes» – iatros dêmosios – (was immer seine Funktionen gewesen sein mögen) erst zur Römerzeit in den Urkunden aus Ägypten auf [33]. Gerade für die hellenistische Epoche hat aber wohl das Zeugnis *Diodors* (S. 39) sein volles Gewicht, wonach die Ärzte Ägyptens aus allgemeinen Mitteln erhalten wurden und keine privaten Honorare bekamen. Wenn irgendwo in der hellenistischen Welt, so waren hier in Ägypten die Ärzte Staatsbeamte – natürlich nicht die griechische Crème der Ärzte Alexandriens, wohl aber die ägyptischen, die nach den alten Regeln und in den überlieferten Formen praktizierten. Für die ptolemäischen Könige, die das Land straff zentralistisch regierten [34], bestand kein Grund, an diesem Zustand etwas zu ändern. Griechisch-freie und ägyptisch-staatliche Praxis konnten sehr wohl nebeneinander bestehen, sogar außerhalb der Hauptstadt.

Die Abrechnung eines großen Haushaltes aus dem Jahre 112 v. Chr. verzeichnet mehrere Zahlungen an den Arzt, also wohl persönliche Honorare für geleistete Dienste [35]. Andererseits ist die Erhebung einer *Arztsteuer* (iatrikon) durch Papyrusfunde aus dem 3. Jahrhundert v. Chr. für die griechischen Militärkolonien verbürgt, mit denen die Ptolemäer das Land besiedelten. Amüsant ist der folgende Brief, den der Arzt einer solchen Siedlung im Jahre 248 v. Chr. erhielt (das darin erwähnte Hohlmaß «Artabe» entsprach etwa 4–7 Litern) [36] : «Kyrenaios,

Gemeiner (idiôtês), aus Zoilos' Truppe, entbietet dem Arzte Eukarpos seinen Gruß. Es ist angeordnet worden, daß ich Dir 10 Artaben Dinkel oder 4 Drachmen als Arzttaxe für das 38. Jahr [sc. des Ptolemaios Philadelphos = 247 v. Chr.] zahlen soll. Ich werde Dir das im Monat Daisios [Mai/Juni] entrichten; falls ich aber nicht zahle, will ich Dir als Buße die Artabe mit 2 Drachmen zu verrechnen verpflichtet sein...»

Der Arzt soll also gleich selber die Steuer eintreiben, aus der er leben muß – ein herrlicher Einfall der ptolemäischen Militärbürokratie! Die Regel war dieses beschwerliche und den Arzt erniedrigende Arrangement glücklicherweise nicht.

ELFTES KAPITEL

DIE MEDIZIN IN ROM

Das Bild, das wir vom Arzt und seiner Stellung in der griechischen Welt gewonnen haben, ist überwiegend erfreulich und freundlich: Seit Hippokrates setzen die Ärzte sich selbst beständig hohe fachliche und sittliche Maßstäbe, sie vertiefen ihr Wissen und erweitern ihr Können. Tüchtige Ärzte werden überall geschätzt, von den Städten als Gemeindeärzte durch Vertrag zum Bleiben veranlaßt und nicht allzu selten durch Inschriften geehrt. Ich habe mich bei meiner Darstellung bemüht, dieses Bild nicht zu idealisieren: der griechische Arzt der klassischen und hellenistischen Zeit war, trotz dem gelegentlichen Lobpreis der Philosophie und der Menschenfreundlichkeit in einzelnen hippokratischen Schriften, in erster Linie ein nüchterner Fachmann, der seine handwerklich-wissenschaftliche Kunst den kranken und verletzten Menschen gegen Entgelt zur Verfügung stellte. Zudem haben wir unser Bild vorwiegend aus der medizinischen Literatur gewonnen, wo natürlich das *vorbildliche* ärztliche Handeln und Verhalten in den Vordergrund gestellt wird. Wir haben keinen Grund, daran zu zweifeln, daß viele Ärzte in diesem Geist erzogen wurden und ihre alltägliche Praxis nach diesen Maßstäben richteten. Wir haben aber gerade aus den hippokratischen Schriften auch immer wieder die Klage vernommen, daß die schlechten Ärzte in der Überzahl seien und daß ihretwegen die ärztliche Techne beim Publikum in Mißkredit gerate (vgl. S. 102). Grundsätzlich aber erscheint uns der Arzt in der griechischen Polis als achtbarer und oft angesehener Mann, selbst wenn wir Platons Kritik an der allzuweit gehenden, krankheitshätschelnden Individualmedi-

zin der hippokratischen Ärzte nicht vergessen und dazu noch
an die fiktive Grabschrift denken, die sich in einer Komödie
von *Menandros* (342/41–291/90) fand [1]: «Das Kommen vieler
Ärzte hat mich umgebracht.»

Alle griechischen Einwände gegen die Medizin und die Ärzte
bleiben jedenfalls weit zurück gegenüber der Abrechnung, die
der ältere *Plinius* (23/24–79) in den ersten acht Kapiteln des
29. Buches seiner «Naturgeschichte» vornimmt [2]. Sein Urteil ist
dasjenige eines vornehmen, der eigenen Tradition verpflichteten Römers der frühen Kaiserzeit. Plinius hatte dem Staat als
Kavallerieoffizier und als integrer Beamter gedient, letzteres
zum Teil in einer Stellung, wo die Versuchung, sein Amt zum
persönlichen Vorteil auszunutzen, besonders groß war, nämlich
als Vorsteher des Steuerwesens (procurator) in Spanien. Sein
stoisches Sterben beim Versuch, bei dem verheerenden Ausbruch des Vesuvs im August 79 als Flottenkommandant
Freunden Hilfe zu bringen, ist bekannt. Plinius schrieb viel und
über mancherlei. Erhalten geblieben und berühmt geworden
sind seine 36 Bücher «Naturgeschichte», wo der wissensdurstige, aber wenig kritische Mann alles zusammentrug, was er
über natürliche Dinge finden konnte – nicht so sehr durch eigene Beobachtung als vielmehr in den Schriften anderer. Auf
diese Weise machte er sich auch mit den Heilkräften vertraut,
die Pflanzen, Tieren und Mineralien innewohnen sollten. Diese
Kenntnis eines großen Heilmittelschatzes, des volkstümlichen
wie des fachlich-ärztlichen, ohne tieferes medizinisches Wissen
mag bei ihm ein unbehagliches Gefühl den Ärzten gegenüber
erweckt haben, in dem sich das Bewußtsein von Überlegenheit und Minderwertigkeit eigenartig mischten; bei nicht anerkannten Außenseitern der Heilkunde entsteht das leicht. Sein
Mißtrauen gegen die Zunft machte ihn sicher hellsichtig
gegenüber den Schattenseiten der Medizin und den Schwächen
ihrer Vertreter im damaligen Rom. Deshalb lohnt es sich, auf
seine Kritik einzugehen, auch wenn sie übertrieben und einseitig
ist.

Im Lauf seiner Besprechung der tierischen Heilmittel hält es Plinius für angebracht, zwischenhinein von der Medizin selber zu sprechen; der Gegenstand sei freilich «jeder Anmut bar und sehr schwierig darzulegen» («tam sterilis gratiae tantaeque difficultatis in promendo» – Buch 29, Kap. 1). Es gibt keinen unbeständigeren Wissenszweig; die Auffassungen ändern sich immerzu; schon vorhandene und brauchbare Mittel – eben diejenigen, die Plinius kennt und beschreibt – werden unbegreiflicherweise verlassen, und dabei ist diese Kunst einträglicher als irgendeine andere. Es folgt ein historischer Abriß (Kap. 2–5), der als Parodie wirkt, obwohl er durchaus ernst gemeint ist: Hippokrates schrieb die Inschriften im Asklepieion von Kos ab und begründete mit diesem geborgten Wissen die Medizin am Krankenbett («medicina quae clinice vocatur»); Herophilos beschrieb den Puls in musikalischen Rhythmen, seine Schule ging aber ein, weil sie eine gewisse literarische Bildung verlangte usw. Darauf teilt uns Plinius einige Zahlen über Einkommen und Vermögen von Ärzten mit, die es durchaus mit den Meldungen der Sensationspresse unserer Tage aufnehmen können (Kap. 5): Ärzte am Hof erhielten 250000 Sesterze pro Jahr (was etwa ebensoviel heutigen Schweizer Franken entspricht), aber Quintus Stertinius von Kos, Leibarzt der Kaiser Caligula und Claudius, rechnete seinen hohen Brotgebern vor, daß er ihnen bei einem Jahresgehalt von 500000 Sesterzen eigentlich noch etwas schenke, denn seine Stadtpraxis habe ihm 600000 eingebracht. Zusammen mit seinem Bruder (Stertinius Xenophon), der ebenfalls im Dienste des Kaisers Claudius stand, spendete er große Summen zur Verschönerung der Stadt Neapel; trotzdem blieb eine Erbschaft von 30 Millionen Sesterzen übrig. Der aus der Griechenstadt Marseille gebürtige Krinas, der astronomische Tafeln benützte, um die richtige Stunde für Mahlzeiten und therapeutische Maßnahmen zu bestimmen, ließ seiner Vaterstadt neue Stadtmauern bauen und besaß trotzdem nachher noch 10 Millionen. Ein Arzt in Rom konnte freilich, wie andere reiche Leute, auch plötzlich sein

Vermögen verlieren: der Kaiser Claudius konfiszierte dem Wundarzt Alkon 10 Millionen (nach anderer Lesart nur eine Million [3]) – begnadigt, machte dieser den Schaden jedoch in wenigen Jahren wett (Kap. 8, § 22).

Selbst wenn man die Leichtgläubigkeit des Plinius und damit die Unzuverlässigkeit seiner Zahlen gebührend in Rechnung stellt, darf man aus seinen Angaben wohl schließen, das kaiserliche Rom habe geschickten Ärzten gute, ja glänzende Verdienstmöglichkeit geboten. «Geschickt» heißt dabei nicht ohne weiteres «tüchtig». Nach Plinius wenigstens waren Beredsamkeit und Originalität für den Erfolg wichtiger als Wissen und Können. Charmis aus Marseille etwa wurde dadurch berühmt, daß er seine Patienten zu jeder Jahreszeit ins kalte Wasser steckte; «bejahrte Senatoren sahen wir geradezu ostentativ schlottern» (Kap. 5, § 10). Selbst der zweifelhafte Ruhm, mit der Kaiserin Messalina das Bett geteilt zu haben, konnte das Ansehen eines Arztes heben (Kap. 5, § 8).

Es steht für Plinius außer Zweifel, daß diese Ärzte, die durch irgendeine Neuheit berühmt werden wollen, «beständig ihr Geschäft mit unserem Leben treiben» (Kap. 5, § 11). Treffen sie sich zu einem Konsilium, so kommt es am Krankenbett zu einer erbärmlichen Redeschlacht: jeder sagt etwas anderes, nur um nicht einem Kollegen recht geben zu müssen. (Da haben wir gerade das Gegenteil dessen, was die hippokratischen «Vorschriften» lehren, vgl. S. 129.) Die Heilkunst wandelt sich von Tag zu Tag, und «durch den Hauch der Geistesart Griechenlands lassen wir uns ... zwingen, denjenigen unter den Ärzten, der gerade am besten reden kann, sogleich zum Herrn über unser Leben und unseren Tod zu machen – wie wenn nicht Tausende von Völkerstämmen ohne Ärzte, aber deswegen nicht ohne Heilkunde, lebten. So hielt es das römische Volk mehr als 600 Jahre lang. Rasch bereit zum Übernehmen von Kunstfertigkeiten und Wissen, war es auf die Medizin sogar begierig, doch als es sie kennengelernt hatte, verwarf es sie.»

Hier wird eine weitere Quelle von Plinius' Ärztefeindschaft sichtbar: die eigene Tradition des alten Rom im Gegensatz zum griechischen Wesen, das die römische Oberschicht nun schon seit Jahrhunderten faszinierte. Seit dem 1. Jahrhundert v. Chr. hatte die griechische Medizin in Rom festen Fuß gefaßt; es gab tatsächlich keine original-römische medizinische Wissenschaft; die führenden Ärzte Roms waren und blieben Griechen, wobei die hervorragendsten aus Kleinasien kamen: Asklepiades von Prusa in Bithynien im 1. Jahrhundert v. Chr., Aretaios von Kappadokien im 1., Soranos von Ephesos und Galenos von Pergamon im 2. Jahrhundert n. Chr. Es war völlig zutreffend, wenn Plinius schrieb (Kap. 8, § 17), die Medizin sei unter den griechischen Künsten die einzige, die «der römische Ernst» («Romana gravitas») noch nicht ausübe, und die wenigen Römer, die es um des großen Gewinnes willen doch täten, gingen auch prompt ins Lager der Griechen über. Wer als Arzt nicht griechisch rede, gelte nichts – selbst bei denjenigen, die diese Sprache nicht verständen; «an das, was zu ihrem Heil dient, glauben sie weniger, wenn sie es verstehen». Es gibt offensichtlich Snobs auch unter den Patienten – wenigstens im alten Rom war es so.

«Bei Herkules», so ereifert sich Plinius, «es genügt, daß einer sich Arzt nennt, und schon glaubt man ihm, daß er es ist.» So klagten lange vor ihm ja schon die hippokratischen Ärzte. Sie aber klagten zudem über die Leute, die nicht zwischen einem echten und einem falschen Arzt zu unterscheiden wüßten. Zu ihnen gehörte anscheinend auch Plinius – oder vielleicht hielt er es nicht für der Mühe wert, jenen Unterschied zu machen. Jedenfalls fährt er recht summarisch fort (Kap. 8, § 18): «Übrigens gibt es kein Gesetz, das die mörderische Unwissenheit strafen würde, und kein Beispiel dafür, daß sie je geahndet worden wäre. Die Ärzte lernen durch unsere Gefahren und gewinnen ihre Erfahrungen aus den Todesfällen. Einzig dem Arzt ist es vergönnt, vollkommen straflos einen Menschen umzubringen. Mehr noch: man wälzt den Tadel [auf den

Patienten] ab und gibt seiner Disziplinlosigkeit (intemperentia) die Schuld; die Opfer werden angeklagt.»

Diesen letzten Vorwurf konnten die Jünger des Hippokrates ja nicht ganz von sich weisen (vgl. S. 99). Doch Plinius ist noch nicht zu Ende (§ 20, 21): Giftmorde und Erbschafts-Erschleichung sind die Früchte der ehrgeizigen Kunst Medizin; die Ärzte sind Ehebrecher in den Häusern ihrer Patienten und schamlose Raffer; sie feilschen im Angesicht des Todes und taxieren die Schmerzen, sie verkaufen Geheimmittel und führen lieber eine Behandlung durch, die lange dauert, als eine Radikalkur [4]. Unter diesem Gesichtspunkt gibt es nichts Wünschenswerteres als eine recht große Zahl von Ärzten; denn nicht der Anstand, sondern nur die Konkurrenz senkt die Preise...

Das Bild, das Plinius vom Arzt im damaligen Rom zeichnet, ist fast durchwegs das Gegenteil des hippokratischen Ideals. Die unerfreulichen, ja üblen Einzelzüge, aus denen es besteht, lassen sich fast alle darauf zurückführen, daß dieser Arzt ausschließlich und in jeder Richtung seinen eigenen Vorteil verfolgt, während für den rechten hippokratischen Arzt das Wohl des Patienten zuoberst steht. Zudem fehlt den Ärzten, wie Plinius sie sieht, jede Kollegialität, jedes Bewußtsein davon, als «Diener der Kunst» (S. 100) gemeinsam der gleichen guten Sache zu dienen.

Selbstverständlich stellt sich die Frage nach der Gültigkeit des von Plinius in so groben Strichen entworfenen Bildes. War der hippokratische Arzt, wie er noch in den hellenistischen Griechenstädten gewirkt hatte, ausgestorben? Oder konnte er auf dem Boden Roms nicht gedeihen? Um einen Gegensatz zwischen Römern und Griechen konnte es sich nicht handeln, da auch die Ärzte in Rom ja zur Hauptsache griechischer Herkunft waren. Der geschichtlichen Wahrheit näher kommen wir wohl, wenn wir die beiden gegensätzlichen Bilder als Ideal und Karikatur verstehen. Gewiß prägen Ideale die menschliche Wirklichkeit, aber immer nur ein Stück weit. Karikaturen lassen die Wirklichkeit hinter sich – sonst wären es keine –, aber sie wurzeln in der Realität. So können wir vom Ideal und von der Karikatur her jeweils bestimmte Seiten der Wirklichkeit erkennen und erfassen.

Dies scheint mir auch hier zu gelten. Für das Nachwirken der hippokratischen Vorstellungen in Wissenschaft und Praxis spricht ein großer Teil der medizinischen Literatur der Kaiserzeit, und es spricht dafür das Weiterleben des hippokratischen Eides (vgl. Kap. 7). Daß auf der andern Seite die Darstellung des Plinius wirkliche Karikatur ist und nicht etwa eine absichtsvolle Fälschung ohne Realitätsgehalt, scheint mir ebenfalls unzweifelhaft. Plinius' ganze Haltung, hier wie sonst in seinem Werk, ist ehrlich – auch wenn er manchmal Unsinn schreibt. Er mochte die Ärzte nicht (einen möglichen psychologischen Grund dafür haben wir genannt), er hielt sie für überflüssig, und er mißtraute den Griechen mit ihrem Esprit; vor allem aber sah er in Luxus und Verweichlichung eine große Gefahr für Rom, und dazu trug seiner Meinung nach auch die Medizin bei. Demgemäß schonte er die Ärzte nicht mit seiner Kritik, während er alles Gute an ihnen und ihrer Kunst ignorierte; so wurde er höchst einseitig und ungerecht – aber das, was er sah und mit harten Worten geißelte, war in der römischen Wirklichkeit tatsächlich vorhanden. In den Epigrammen *Martials* (40–102) tönt es ähnlich [5].

Manches an Plinius' Vorwürfen mag trotzdem mehr Befürchtung als Tatbestand gewesen sein. Besonders seine unsachlichen Verallgemeinerungen lassen sich so erklären. Wir spüren bei Plinius die Angst des Laien, der Arzt könnte seine Fachkenntnisse, seine Vertrauensstellung und seine Autorität zum Schaden seiner Schutzbefohlenen mißbrauchen. Wenn wir das moderne Schlagwort einsetzen, so ist es der *Mißbrauch ihrer Macht,* was Plinius den Ärzten seiner Zeit vorwirft. Diese Formulierung macht es deutlich, daß seine Verdächtigungen nicht ein für allemal der Vergangenheit angehören. Die Befürchtung, es gehe namentlich den Spitalärzten vor allem darum, aus den Leiden der Kranken wissenschaftliche Belehrung zu ziehen –

«discunt periculis nostris et experimenta per mortes agunt» –, ist heute weit verbreitet, und wir – die Vertreter der wissenschaftlichen Medizin – sollten nicht allzu leicht und selbstgerecht darüber hinweggehen.

Das Malaise gegenüber einer Ärzteschaft, der man sich anvertrauen muß, ohne ihr ganz zu trauen, entsteht wohl vorzugsweise in großstädtischen Lebensverhältnissen: im Rom des Plinius mit seiner Million Einwohner[6] wie in den heutigen Industriestädten. Die Anonymität des Einzelnen, der in der großen Masse schwimmt, ohne zu einer wirklichen Gemeinschaft zu gehören, wirkt sich auch auf die Beziehung zwischen Ärzten und Patienten aus: das persönliche Vertrauensverhältnis ist schwerer zu begründen und zu erhalten. Der Zusammenhalt unter den Ärzten leidet ebenfalls darunter; dadurch werden Konkurrenzneid und Eigennutz begünstigt.

Wir haben im 9. Kapitel dargelegt (S. 138), wie das Gefühl der Zugehörigkeit zu ihrer Schule den hippokratischen Ärzten der früheren Jahrhunderte einen inneren Halt geben konnte, der ihnen half, ihren Beruf – wo immer sie waren – in der als richtig erkannten menschlichen Haltung auszuüben. Schon in den großen hellenistischen Städten und erst recht in Rom muß es mehr und mehr Ärzte gegeben haben, denen ein solcher Halt von ihrer Ausbildung her fehlte. Um einer ähnlichen Entwicklung in unserer Zeit entgegenzutreten, müßten wir heute darauf tendieren, wieder kleinere (dafür zahlreichere) medizinische Fakultäten zu schaffen, wo Lehrer und Schüler, aber auch die Studierenden untereinander sich wieder persönlicher kennen könnten.

Rätselhaft mutet uns auf den ersten Blick die Behauptung des Plinius an, die Römer hätten 600 Jahre lang keine Ärzte gebraucht, aber trotzdem eine Medizin gehabt (Kap. 5, § 11). Wir wissen, daß die meisten primitiven Völker nicht nur ihre Heilkunde, sondern auch ihre Heilkundigen haben (vgl. Kap. 1). Im alten Rom war das aber tatsächlich anders: hier war der «pater familias», der Hausherr, der mit unumschränkter Ge-

walt über seine Familie und sein Gesinde herrschte, auch der
Arzt seiner Angehörigen, seiner Untergebenen – und seines
Viehs. Wir kennen diese *patriarchalische Medizin* namentlich
von *Marcus Porcius Cato* (234–149) her, der sie in sein Werk
über den Landbau («De agri cultura», um 160 v. Chr.) einbezogen hat [7]. Es handelt sich um eine einfache Hausmedizin, bei
welcher neben einer Reihe von Heilpflanzen der Wein und der
Kohl (Brassica) eine besondere Rolle spielen, der Wein vorwiegend als Vehikel für andere Arzneien. Die Heilkraft des
Kohls ist nach Cato so wunderbar und groß, daß sogar Waschungen mit dem Urin eines Menschen, der Kohl gegessen
hat, gegen Kopfschmerzen und Sehschwäche wirksam sind [8].
Knochenbrüche müssen mit Zauberformeln besprochen und
geschient werden: Empirisches und Magisches durchdringen
sich auch in der autochthonen römischen Volksmedizin. Dem
Mangel an Ärzten steht eine Fülle von heilenden Gottheiten
gegenüber, die man bei Bedarf anrief, so etwa bei Fieber – neben der stets zuständigen Gesundheitshüterin «Dea Salus» – die
«Dea Febris» oder die «Mephitis», die Personifikation der gifti-
gen, seuchenerregenden Ausdünstungen der Erde [9].

So lebten die Römer jahrhundertelang tatsächlich in einer
Gesellschaft ohne Ärzte. Ihr originaler Beitrag zum Gesund-
heitswesen lag in der Entwicklung sanitärer Einrichtungen –
Wasserleitungen, geheizte Bäder, Kloaken – und in der Berück-
sichtigung hygienischer Gesichtspunkte im Bauwesen [10]. *Vitru-
vius,* der zur Zeit des Augustus sein Werk über die Architektur
schrieb, nennt als Kriterium für die gesunde Lage einer Stadt
unter anderem, daß sich in ihrer Nähe keine Sümpfe befinden
dürfen, weil aus ihnen giftige Dünste aufsteigen. Schon einige
Jahrzehnte vorher hatte der gelehrte Schriftsteller *Marcus
Terentius Varro* (116–27) empfohlen, Landhäuser auf freier,
luftiger und sonniger Höhe zu bauen. Er hatte ferner die Theorie entwickelt, daß aus den Sümpfen unsichtbar kleine Tier-
chen kommen, in den menschlichen Körper eindringen und
ihn krank machen [11]. Was als Erfahrung hinter diesen Lehren

steht, ist wohl die Häufigkeit der Malaria in warmen, sumpfi-
gen Gebieten, wo sich die parasitenübertragenden Stechmük-
ken gut vermehren und entwickeln können.

Die catonische Hausmedizin mochte für ländliche Verhältnisse einigermaßen genügen. (Alte und chronischkranke Sklaven empfahl Cato übrigens rechtzeitig zu verkaufen, gleich
wie unbrauchbar werdendes Gerät oder Vieh[12].) In der Stadt
dürfte das Fehlen von Ärzten rascher als Mangel empfunden
worden sein, und die Bereitschaft, die griechischen Ärzte aufzunehmen und aus ihrer Techne Nutzen zu ziehen, war groß.
Cato freilich versprach sich davon nichts Gutes für Rom, und
mit uneingeschränkter Zustimmung zitiert Plinius die berühmte Warnung des sittenstrengen Römers an seinen Sohn
(Kap. 7, § 14): «Ich werde an seinem Ort von diesen Griechen
reden, mein lieber Sohn, und es klar machen, daß es zwar gut
ist, sich ihre Wissenschaft anzusehen, nicht aber, sie gründlich
zu studieren. Es ist ein nichtsnutziges und unverbesserliches
Geschlecht, und das laß Dir als Prophezeiung gesagt sein: sobald
uns dieses Volk seine Wissenschaft gibt, wird es alles verderben,
und dies erst recht, wenn es uns seine Ärzte schickt. Sie haben
sich nämlich geschworen, alle Barbaren mit Hilfe der Medizin
umzubringen, und gerade das tun sie um Lohn, damit man
ihnen traut und sie einen mühelos vernichten können.»

Ähnlich absurde Verdächtigungen sind später von Christen
gegen Juden erhoben worden[13]. Im einen wie im andern Fall
äußern sich mit elementarer Heftigkeit Mißtrauen und Feindse-
ligkeit gegen eine geistig überlegene Minderheit, deren Dienste
man trotz allem Widerwillen nicht ganz entbehren kann.

Tatsächlich kam schon zu Lebzeiten Catos der erste griechische Arzt, dessen Namen wir kennen, nach Rom: der Pelopon-
nesier Archagathos (219 v. Chr.). Zunächst als Wundarzt
(volnerarius) hoch angesehen, erhielt er das römische Bürgerrecht und Praxisräume (tabernam) auf Staatskosten; doch
offenbar verlor er seinen guten Ruf durch unglücklich verlau-
fene Operationen. Jedenfalls vermerkt Plinius (N.H. 29,

Kap. 6), aus dem «volnerarius» sei er beim römischen Publikum rasch zum «carnifex» – Schlächter, Henker – geworden und habe gegen alle Ärzte und ihre Kunst Abscheu (taedium) hinterlassen. Endgültig heimisch wurde die griechische Medizin in Rom erst ab 91 v. Chr. mit Asklepiades von Prusa, einem kenntnisreichen Arzt von großem psychologischem Geschick. Er prägte den Satz, der Arzt habe seine Maßnahmen «rasch, sicher und (möglichst) angenehm» auszuführen – «cito, tuto, iucunde». Auf Asklepiades gehen die Anfänge der sogenannten methodischen Schule zurück, die dann im kaiserlichen Rom erfolgreich neben die Richtungen der «Dogmatiker» und «Empiriker» trat und von der wir noch sprechen werden.

Doch nicht nur freie, wandernde Griechenärzte brachten die Medizin nach Rom, sondern auch *Sklaven,* die die Römer von ihren siegreichen Kriegszügen im Osten heimbrachten. Mit ihnen kam die griechische Heilkunde sogar aufs Land hinaus, indem manche Gutsherren sich nicht mehr an die altväterischen Ratschläge eines Cato hielten, sondern die ärztliche Betreuung ihres Personals wie ihrer Familie lieber einem Arztsklaven übertrugen. Je mehr sich der Großgrundbesitz ausdehnte, desto rentabler wurde der Erwerb eines «servus medicus» für einen Gutsherrn. Hatte der Eigentümer selbst nicht genug Beschäftigung für einen solchen Fachmann, so konnte er ihn zeitweise ausmieten. Die Einrichtung einer Krankenabteilung, eines «valetudinarium», konnte sich ebenfalls als zweckmäßig erweisen. Die Valetudinarien der großen Landgüter (der Latifundien) und der Heere – das waren die einzigen Krankenhäuser der alten Römer; das Spital als Ort, wo Kranke und andere Bedürftige von sich aus Pflege suchen konnten, ist eine spätere Schöpfung der christlichen Caritas.

Eine Verbindung der altrömischen mit der neuen, für die griechische Kultur empfänglichen Einstellung finden wir – so scheint mir – bei dem bereits im letzten Kapitel zitierten *Aulus Cornelius Celsus*[14]. Er war ein vielseitig interessierter und gebildeter Patrizier, der, zur Zeit des Tiberius (Kaiser von 14 bis

37) lebend, sich dem politischen Treiben fernhielt (darum weiß man so wenig über ihn) und seine Muße benützte, um eine enzyklopädische Darstellung der verschiedenen «Künste» zu schreiben. Sie umfaßte die Gebiete Philosophie, Rhetorik, Jurisprudenz, Kriegführung, Landbau und Medizin, ist aber bis auf die acht Bücher über die Medizin verloren. Selbst diese wurden im Altertum kaum beachtet, war doch damals die Sprache der medizinischen Wissenschaft das Griechische. Erst in der Renaissance fand Celsus, nun als «Cicero medicorum» gefeiert, die ihm gebührende Anerkennung. Celsus war also «Arzt» nach der dritten von Aristoteles' Definitionen (s. S. 153): als Mann, «der Medizin als Teil seiner allgemeinen Bildung studiert hat». Grundlage dieser Studien waren für Celsus zweifellos die hellenistischen ärztlichen Schriften. Es scheint mir aber höchst wahrscheinlich, daß Celsus gemäß der römischen Tradition dieses Wissen auch angewandt, seine Familie und seine Sklaven behandelt, wohl auch seine Freunde beraten hat. Vielleicht führte er sogar den Starstich aus. Es deutet auf persönliche Erfahrung hin, wenn wir in seiner Beschreibung dieser Operation lesen [15]: «... Man soll die Nadel nicht ängstlich [ins Auge] einsenken, da sie ja in einen leeren Raum eindringt. Daß sie in diesen eingedrungen ist, kann nicht einmal einem nur mittelmäßig erfahrenen Operateur entgehen, da der Druck keinen Widerstand mehr findet...» Aber Celsus kann natürlich die ganze Beschreibung einschließlich der zitierten Sätze aus seiner – uns nicht bekannten – griechischen Quelle übernommen haben.

Auf drei Wegen also ist die griechische Medizin nach Rom gelangt: durch freie Ärzte, die hier ihre Kunst auszuüben begannen, durch heilkundige Sklaven und schließlich durch Bücher, deren Inhalt wissensdurstige Römer wie Celsus sich aneigneten. Im ganzen schätzten die Römer die Medizin als eine nützliche Kunst ein, deren Beherrschung ein gewisses Maß an Wissen und Klugheit voraussetzte. Dementsprechend stellte *Cicero* die Ärzte auf die gleiche Stufe wie die Architekten und

Lehrer[16]; er rechnete sie also zu den Repräsentanten der praktischen Intelligenz. Für *Varro* dagegen waren sie Handwerker wie Färber und Schmiede[17]. Auf jeden Fall stand der Arzt in Rom an Ansehen weit hinter demjenigen Bürger zurück, der sich dem Rechtswesen, der Kriegführung und der Politik widmete. Dafür billigte man es ihm offenbar ohne weiteres zu, neben der Heilkunst auch der Kunst des Geldverdienens zu huldigen.

Die sozialen Voraussetzungen für eine Weiterentwicklung der Medizin durch Forschung im weitesten Sinne und durch Erkenntnissuche im wissenschaftlichen Gespräch unter Kollegen waren unter diesen Umständen in Rom zunächst ungünstig. Der einsichtsvolle, gebildete Patient, der sich entsprechend dem hippokratisch-platonischen Ideal von seinem Arzt im Gespräch belehren und überzeugen, beraten und führen ließ, war hier wohl noch seltener als in den griechischen Städten. Für die Behandlung der Dienerschaft durch ihre Arztsklaven begehrten die Römer wohl erst recht nichts anderes als jenes speditive, unkomplizierte Vorgehen, das Platon in den «Gesetzen» als Sklavenmedizin (von und für Sklaven) charakterisiert hatte (s. S. 148 ff.). Daß aber Ausbildung eine gute Kapitalanlage sein kann, das bewiesen jene Römer, die einen aufgeweckten Sklaven ärztlich ausbilden ließen und dadurch seinen Marktwert auf das Dreifache erhöhten. Es ist klar, daß es sich dabei nur um eine recht einfache, praktisch-empirische Schulung handeln konnte.

Der Sklave war rechtlich keine Person, sondern eine Sache, über die der Eigentümer unbeschränkt verfügen konnte. Es gab aber einen Ausweg aus diesem Abgrund der Rechtlosigkeit und Unfreiheit: die Freilassung. Sie hing ganz vom guten Willen des Herrn ab. Der Sklave konnte günstigenfalls dazu beitragen, indem er sich aus dem Lohn für seine Arbeit, den sein Herr ihm zu geben oder zu lassen geruhte, ein «peculium» zusammensparte, um sich schließlich mit diesem Sparpfennig loszukaufen. Jedenfalls gab es in Rom bald zahlreiche Ärzte, die dem Stand der Freigelassenen angehörten, «medici liberti». Das spricht dafür, daß sich die Arztsklaven durch ihr Können – auch wenn dies im Vergleich zum hippokratischen Arzt bescheiden war – eine gewisse soziale Achtung zu erwerben wußten. Freie Ärzte vom Rang eines Asklepiades dagegen ließen die Römer erkennen, daß die Medizin eine Kunst sei, mit der sich auch ein Freigeborener beschäftigen dürfe, ohne sich etwas zu vergeben. Was den Griechen von vornherein selbstverständlich war, mußten die Römer erst lernen.

Bei der Freilassung konnte der bisherige Herr des Sklaven, der «patronus», sich weiterhin gewisse Dienste ausbedingen, beispielsweise unentgeltliche ärztliche Behandlung für sich und seine Freunde. Ein Arzt, der einen Gehilfen aus der Sklaverei entließ, konnte sich vorbehalten, ihn weiterhin auch für seine Rechnung arbeiten zu lassen, oder er konnte ihm ein Berufs- und Konkurrenzverbot auferlegen[18].

Es war Caius Julius Caesar, der – nach *Sueton* – im Jahr 46 v. Chr. allen freien Ausländern, die in Rom als Ärzte (oder als Lehrer der freien Künste wie Rhetorik, Mathematik, Musik) tätig waren, das Bürgerrecht schenkte[19]. Das erhöhte die Anziehungskraft der Hauptstadt für griechische Ärzte (und Lehrkräfte). Caesar hat dabei vielleicht auch die ärztliche Versorgung der Heere im Auge gehabt, die damals noch ausschließlich aus römischen Bürgern bestanden[20]. Unter Augustus setzte sich der soziale Aufstieg der Ärzte fort[21]. Augustus erhob seinen Arzt Antonius Musa, einen Freigelassenen, in den Ritterrang, indem er ihm das Recht gab, goldene Ringe zu tragen. Zudem gewährte er ihm die «immunitas», die Freiheit von öffentlichen Lasten, und soll nach *Dio Cassius* (gegen 230 n. Chr.) dieses Privileg auf alle Ärzte, auch künftiger Zeiten, ausgedehnt haben. Musa hatte Augustus Anno 23 v. Chr. von einer Krankheit geheilt, die andere Ärzte zuvor vergeblich behandelt hatten: so kann sich das berufliche Geschick und Glück eines einzelnen Arztes bei der Behandlung eines hohen Herrn auf die Stellung des ganzen Berufsstandes auswirken.

Fest steht, daß Vespasian (Kaiser von 69 bis 79) die Ärzte von Steuern und Einquartierungen befreite und Hadrian (Kaiser von 117 bis 138) ihnen auch alle andern öffentlichen Lasten erließ[22]: die Pflicht, als Gymnasiarchen Sportplätze zu überwachen und als Ädilen Spiele zu organisieren, für ihre jeweilige Stadt Getreide oder Öl zu kaufen, als Priester, Richter oder Gesandte zu amten, Vormundschaften zu übernehmen und Militärdienst zu leisten. In gleicher Weise bevorzugt waren, wie schon bei Caesar, die Rhetoren, Philosophen und Grammatiker, also die höheren Lehrer. Im Edikt Vespasians, das in griechischer Fassung, in einer allerdings fragmentarischen Inschrift aus Pergamon, erhalten ist, werden neben den Ärzten auch die «iatraleipteis», lateinisch «iatraliptes», als privilegiert erklärt[23]. Es waren dies Masseure («aleiphein» heißt «salben»), die wohl auch Sportverletzungen kurierten und Ratschläge zur gesunden Lebensführung gaben – also die beruflichen Nachfahren jenes Herodikos und anderer Gymnastiklehrer, die in der klassischen griechischen Zeit auch als Heilkünstler auftraten (vgl. S. 144 f.). Die umfassende Immunität von den bürgerlichen Verpflichtungen wurde begreiflicherweise niemandem aufgezwungen; freiwillig konnte sich auch der Arzt für die erwähnten Ämter und Funktionen zur Verfügung stellen: «fungi eos honores volentes permittimus, invitos non cogimus», erklärte Konstantin I. (321/24)[24]. Doch die Lust dazu scheint nicht groß gewesen zu sein. Hadrians Adoptivsohn und Nachfolger, Antoninus Pius (Kaiser 138–161), hielt es jedenfalls für notwendig, die Immunität auf eine bestimmte Anzahl von Ärzten, fünf, sieben oder zehn in jeder Stadt außer Rom, je nach ihrer Größe, einzuschränken[25]. Besonders gelehrte Ärzte konnten jedoch über die Norm hinaus immun erklärt werden. Man hatte also auch in den regierenden Kreisen Roms die Wissenschaft als Grundlage der ärztlichen Kunst schätzengelernt. Es war dies gerade die Zeit, in der der gelehrteste Arzt der Antike, ihr größter medizinischer Theoretiker und Autor, nach Rom kam: *Galen* von Pergamon (129–199; in Rom um 161–166; 169–199).

Die hellenistischen Hauptrichtungen medizinischer Lehre, die sogenannten *Sekten* der *Dogmatiker (medici rationales)* und der *Empiriker,* bestanden auch in der römischen Kaiserzeit weiter. Wie oben (S. 160 f.) erwähnt, ging es den Dogmatikern darum, Gesundheit und Krankheit aus allgemeinen Prinzipien herzuleiten und damit auch ihre Behandlungsmaßnahmen rational zu begründen. Von denjenigen, die – dem Hauptstrom der hippokratischen Tradition folgend – im gestörten Gleichgewicht der Säfte den Schlüssel ihres Krankheitsverständnisses fanden, sonderte sich die Richtung der *Pneumatiker* ab, die das entscheidende Prinzip im Pneuma (spiritus), dem aus der eingeatmeten Luft sich beständig erneuernden Lebensgeist, sahen. Beide Richtungen entwickelten die Krankheitslehre aus einer umfassenden Theorie der Körperfunktionen, die Pathologie aus der Physiologie; darin stehen sie uns nahe. Galenos hat beides, Säfte- und Spirituslehre, in seinem physiologisch-pathologischen System vereinigt und damit für weit über tausend Jahre der Medizin ihre theoretische Grundlage gegeben.

Neben die beiden Hauptrichtungen der Dogmatiker und Empiriker trat nun in Rom eine dritte Schule: die *Methodiker.* Sie erhoben den Anspruch, eine Krankheitslehre zu besitzen – «die Methode» schlechthin –, die dem Arzt in jedem Fall eine rasche und sichere Orientierung erlaubte und ihm ein stets anwendbares, unfehlbares Behandlungsprinzip in die Hand gab[26]. Sie erklärten, der Arzt brauche nicht den Organismus zu studieren und die Ursachen der Krankheiten zu kennen, um sie erfolgreich zu behandeln; es genüge durchaus, aufgrund der jeweiligen manifesten Krankheitserscheinungen zu entscheiden, ob ein Zustand zu großer oder zu geringer Spannung vorliege, ein «status strictus» oder ein «status laxus». Aus diesen sogenannten «Gemeinsamkeiten» (communitates) aller Erkrankungen ergaben sich die Richtlinien für die Therapie. Herrschte im Körper an einem Ort übermäßige Spannung, am anderen Erschlaffung, so hatte man es eben mit einem gemischten Zustand, dem «status mixtus», zu tun; in diesem Fall mußte man sich bei der Behandlung nach der im Krankheitsbild überwiegenden Komponente richten.

Diese Krankheitsauffassung beruhte theoretisch auf der atomistischen Naturphilosophie, wie sie Demokrit, Epikur und Lukrez vertreten hatten. Der Körper wurde als eine Ansammlung von Atomen verschiedener Form und Größe betrachtet, zwischen denen ein Netz schmaler Gänge, «poroi», verlief. In diesen bewegten sich andere Atome, zum Beispiel die Bestandteile der Nahrung. Im «status strictus» waren die «Poren» verengt: Ausbleiben der normalen Ausscheidungen sowie Fieber, Verwirrung oder Krämpfe konnten die Folge sein. Im «status laxus» waren die unsichtbaren Gänge zu weit: die Ausscheidungen flossen überreichlich, die Haut war kalt und welk, der Puls ging schwach usw.

Den ganzen Arzneischatz teilten die Methodiker entsprechend dieser Theorie in anspannende (tonisierende) und erschlaffende (dämpfende) Mittel ein, alle äußeren Einflüsse machten sie im gleichen Sinne ihrer Behandlung dienstbar: Luft und Licht, Essen und Trinken, Schlaf und Wachsein, Massage und Gymnastik. *Asklepiades,* mit dem die «methodische» Betrachtungsweise begann, versprach sich beispielsweise von der erschlaffenden Wirkung des Geschlechtsverkehrs eine günstige Wirkung auf die Epilepsie (dabei dachte er offensichtlich vor allem an männliche Patienten). *Soranos* von Ephesos, der große Methodiker des 2. Jahrhunderts n. Chr., hielt auch die Beeinflussung der Seele – «cura animorum» – für sehr wichtig; diese Psychotherapie mußte je nachdem ebenfalls erregend oder aber beruhigend sein. Kurz, die ganze Lebensweise wurde auf Anspannung oder Erschlaffung ausgerichtet. In dieser Hinsicht erwiesen sich ein Asklepiades, ein Soranos durchaus als Wahrer und Fortsetzer der hippokratischen Tradition.

Nicht immer ließ sich die Trennung in straffende und erschlaffende Mittel eindeutig und scharf durchführen. Wenn aber Bäder, Massage, Klistiere, Seefahrten und dergleichen sich

sowohl stimulierend wie dämpfend auswirken konnten, so war
der Arzt um so freier in ihrer Anwendung. Fügen wir bei, daß
auch die Lieblingsmaßnahmen der auf Beseitigung der bösen
Säfte eingestellten Dogmatiker, Abführen, Schröpfen und
Aderlaß, in den Heilplänen der Methodiker Platz finden
konnten, so erscheint «die Methode» tatsächlich als ein sehr
vielseitiges und anpassungsfähiges medizinisches System, das
seinen Anhängern das so wohltuende Gefühl zu geben vermochte, für jede Lage gerüstet zu sein.

Bei kleineren Geistern degenerierte diese unfehlbare Lehre
jedoch leicht zu einem oberflächlichen Schematismus. Das
dürfte schon bei *Themison* von Laodikeia (1. Jahrhundert v. Chr.)
so gewesen sein, dem Schüler des Asklepiades, der die «methodischen» Anschauungen erst verallgemeinerte und in ein
System brachte. Von seinen Anhängern sagt Celsus[27], sie seien
noch dogmatischer (magis rationales) als alle andern; im Gegensatz selbst zu den Empirikern berücksichtigten sie nämlich
die individuellen Momente der Erkrankung überhaupt nicht;
sie verhielten sich wie die Ärzte für das stumme Vieh oder wie
die Ärzte großer Valetudinarien, wo die Zahl der Patienten
eine sorgfältige Betreuung des einzelnen unmöglich mache. Sie
mißachteten das Gebot des Hippokrates, man müsse heilen,
indem man auf beides schaue, das Allgemeine wie das Indivi-
duelle.

Den höchsten Grad von Simplifikation erreichte die «Methode» im 1. nachchristlichen Jahrhundert durch *Thessalos* von
Tralleis, einen weiteren Kleinasier, der in Rom als Arzt sein
Glück machte. Thessalos hielt sich für den besten aller Ärzte und
stand offen zu dieser seiner Überzeugung: in seiner Grabschrift
an der Via Appia bezeichnete er sich schlicht als den «Ärztebesie-
ger»–«Iatronikês»[28]. Er machte sich anheischig, jedem Lernwil-
ligen die Heilkunst in sechs Monaten beizubringen, und er fand
auch zahlreiche Schüler: Seiler, Köche, Fleischer, Gerber und
andere Handwerker[29], die sich gerne von einem Gewerbe auf
ein anderes umschulen ließen, von dem sie erwarteten, es sei

weniger anstrengend und dabei einträglicher. Erwies sich diese Erwartung als trügerisch, so konnte auch ein Arzt sich in Rom wieder einem anderen Beruf zuwenden. So spottet *Martial*[30]:

«Leichenträger ist jetzt Diaulos, vor kurzem ein Arzt noch:
Menschen legt jetzt er ins Grab, wie er als Arzt es schon tat.»

Von einem Augenarzt (ophthalmicus), der unter die Gladiatoren ging, findet er ebenfalls, er tue im Grunde nichts anderes als zuvor[31].

Wie die «empirische» Auffassung der Medizin der ägyptischen Tradition entsprach, so entsprach die «methodische» dem römischen Wesen: auf allen wissenschaftlich-theoretischen Ballast verzichtend, gab sie klare, leichtfaßliche Richtlinien für die Praxis. *Theodor Meyer-Steineg* erhob sich sogar zu der Feststellung[32], die «Methode», wie sie sich bei ihren besten Vertretern darstelle, sei ein System gewesen, «das in der Folgerichtigkeit seiner Grundsätze und in dem Spielraum, den es doch dem Arzte in seiner Anwendung läßt, wohl mit einer anderen Schöpfung des römischen Geistes sich vergleichen läßt: dem ‹Jus Romanum›».

Der genauere Vergleich dürfte aber doch zum Vorteil des römischen Rechtes ausfallen, das manche Aspekte der zwischenmenschlichen Beziehungen so gültig erfaßt hat, daß es auch späteren Generationen noch zur Richtschnur dienen konnte – man denke etwa an den berühmten Grundsatz «suum cuique tribuere» – ‹jedem das Seine gewähren›. Hingegen war die gedankliche Grundlage der «methodischen» Medizin – «status strictus, status laxus» – eine vollkommen spekulative Konstruktion.

Die «Methode» gewann aber nicht nur dank ihrer gedanklichen Einfachheit viele Anhänger, sondern kam auch einem sozialen Bedürfnis entgegen. Nachdem die Römer, etwa zur Zeit Caesars (100–44 v. Chr.), erst einmal die Medizin als etwas Nützliches, ja Unentbehrliches ansehen gelernt hatten, stieg ihr Bedarf an Ärzten gewaltig. (Was Plinius über die Ablehnung der Medizin durch die Römer schrieb – s. Seite 180 –, beruhte offenbar auf Wunschdenken.) Eine Heilkunde, die in einem halben Jahr zu erlernen war und dabei stets das Richtige rasch zu treffen erlaubte, war da gerade das Rechte. In dieser Hinsicht gleichen die von Thessalos Iatronikes im Schnellverfahren ausgebildeten Praktiker durchaus den «Barfußärzten», mit denen das heutige China eine minimale, aber lückenlose ärztliche Versorgung seiner Menschenmassen erreichen will. Das Erstaunliche ist, daß jene allzu simple «Methode» es Ärzten von großem persönlichem Format wie Soranos von Ephesos doch auch gestattete, eine subtile Individualmedizin zu praktizieren. In dieser Hinsicht stimmt der Vergleich mit dem Recht: es kommt bei den medizinischen wie bei den juristischen Grundsätzen immer sehr viel darauf an, wie man sie in der Praxis anwendet, ob überlegt, vernünftig und mit Rücksicht auf die Besonderheit des einzelnen Falles oder aber stur und schematisch.

Wer Patient eines gesuchten medizinischen Lehrers war – es konnte dies auch ein anderer als Thessalos sein –, hatte, damals wie zu späteren Zeiten, mit gewissen Unannehmlichkeiten zu rechnen. So beschwert sich *Martial* sarkastisch[33]:

«Krank war ich zwar und, Symmachus, du kamst bald mich besuchen
und deine Schüler zugleich – hundert begleiteten dich.
Hundert vom Nordwind durchfrorene Hände betasteten kalt mich –
Fieber hatte ich keins, Symmachus, jetzt hab' ich's doch.»

ZWÖLFTES KAPITEL

ASPEKTE DER ÄRZTLICHEN PRAXIS
IN ROM

Wir haben im vorangehenden Kapitel die soziale Stellung der Ärzte in Rom untersucht, ebenso ihren Ruf in der – freilich polemisch übertreibenden – öffentlichen Meinung, und wenden uns nun dem Inhalt und Umfang der ärztlichen Tätigkeit zu, wie er in der medizinischen Literatur der Kaiserzeit faßbar wird. Dabei fallen uns die sorgfältigen, verfeinerten Krankheitsbeschreibungen und Behandlungsanweisungen auf. *Celsus* beschreibt unverkennbar die Tollwut[1], *Aretaios* die Knotenlepra («Elephantiasis», vgl. S. 164). Beides sind für uns scheinbar Erstbeschreibungen, aber nur, weil die älteren, aus der hellenistischen Zeit stammenden Darstellungen der Krankheitsbilder verlorengegangen sind. Ob Celsus selbst je einen Tollwut-Patienten gesehen hat, ist fraglich; Aretaios aber schildert den Aussatz aus einer Sachkenntnis heraus, zu der die eigene ärztliche Beobachtung wesentlich beigetragen haben muß[2]. So spricht er in Worten, die uns gerade durch ihre Sachlichkeit packen, von der Not der Kranken im Endstadium der «Elephantiasis»[3]: «Wen möchte es nun wohl geben, der solche Kranke nicht miede und sich von ihnen nicht abwendete, selbst wenn es Vater, Sohn oder Bruder wäre? Dazu kommt noch die Furcht vor der Ansteckung. Aus diesem Grunde setzten schon manche die liebsten Anverwandten in Wüsten und Berge aus und schafften ihnen entweder von Zeit zu Zeit Speise zu, oder sie taten nicht einmal so viel, sondern überließen sie dem Tode.»

Ekel und Furcht haben also die Gesunden bewogen, Leprakranke aus ihrer Gemeinschaft auszustoßen und so zu «Aussätzigen» zu machen. Die mittelalterlichen Christen konnten diese Maßnahme zudem theologisch mit den alttestamentlichen Gesetzesvorschriften (3. Mose, Kap. 13) begründen. Das ebenfalls biblische Gebot der Nächstenliebe erwies sich aber als Gegengewicht: das um 375 für Bedürftige aller Art geschaffene Hospiz des Bischofs *Basileios* in Caesarea (Kappadokien) nahm auch Lepröse auf, und weitere Pflegeanstalten folgten. Nach den norwegischen Erfahrungen des 19. Jahrhunderts dürfen wir übrigens annehmen, daß die Absonderung der Leprakranken in der Tat wirksam zum Verschwinden des Aussatzes in Europa beitrug[4].

Die Kenntnis der Krankheiten wurde also umfassender und tiefer: in dieser Hinsicht setzten die griechischen Ärzte der römischen Kaiserzeit die Entwicklung der klassischen und der hellenistischen Epoche ungebrochen fort. Doch nicht nur einzelne Krankheitsbilder, sondern auch ganze Arbeitsgebiete werden mehr als zuvor in den Wirkungskreis der gutausgebildeten Ärzte und damit in die medizinische Wissenschaft einbezogen: die schon von den alexandrinischen Herophileern gepflegte *Geburtshilfe* (vgl. S. 169), die praktisch damit eng zusammenhängende *Säuglingspflege* sowie die Pflege und ärztliche Behandlung der *Geisteskranken*.

Die Fürsorge für die schwangeren Frauen und die Säuglinge gehört weniger zur heilenden als zur *vorbeugenden, präventiven Medizin*. Die Erhaltung der Gesundheit durch eine geregelte Lebensweise betrachteten schon die Griechen der klassischen Zeit als Teilaufgabe der Medizin; die hippokratischen Ärzte wurden hierin durch die Gymnastiklehrer (vgl. S. 144 f.), die römischen durch die Masseure (iatralipti, s. S. 191) unterstützt oder auch konkurrenziert. *Galenos* machte die Gesundheitslehre zum Gegenstand eines seiner Hauptwerke («Hygieinôn logos», besser bekannt unter dem lateinischen Titel «De sanitate tuenda»).

Für den geburtshilflich-kinderheilkundlichen wie den psychiatrischen Bereich ist dagegen *Soranos* von Ephesos unser bester Gewährsmann. Er wirkte in Rom zur Zeit der Kaiser Trajan und Hadrian (98–138). Wenn wir unter klinischer Medizin die zugleich praktisch und wissenschaftlich orientierte Medizin am Krankenbett verstehen (die nicht notwendigerweise an das Krankenhaus gebunden ist), dann war Soranos wohl der bedeutendste Kliniker des Altertums seit Hippokrates. Als Theoretiker und Systematiker wird Soran freilich durch Galen übertroffen. Von den zahlreichen Schriften Sorans ist die «Frauenheilkunde» in der ursprünglichen griechischen Fassung zum großen Teil erhalten, nicht aber seine Darstellung der akuten und der chronischen Krankheiten. Im 5. Jahrhundert, als in dem zerfallenden weströmischen Reich das volkstümliche Latein sich schon lange auch der Medizin bemächtigt und das gelehrte, in «Ostrom» weiterhin gepflegte Griechisch verdrängt hatte, gab jedoch *Caelius Aurelianus* eine lateinische Bearbeitung jenes Hauptwerkes Sorans heraus. Aufgrund der beiden genannten Werke können wir uns ein recht gutes Bild von Soranos und seinem ärztlichen Wirken machen.

Der griechische Titel von Soranos' «Frauenheilkunde» lautet «Peri gynaikeiôn», also eigentlich «Über Frauensachen»; das Buch ist auch für die medizinische Sozialgeschichte höchst aufschlußreich. Soranos schreibt nicht nur, wie die Verfasser medizinischer Lehrbücher heute, für Ärzte, sondern auch für die Hebammen, die nach wie vor die normalen Geburten selbständig leiteten, und für interessierte Laien, zu denen gewiß auch gebildete Frauen gehörten [5]. Er beginnt mit der Erörterung der Eigenschaften, die eine *Hebamme* überhaupt und eine erstklassige Hebamme (aristê maia) im besonderen haben soll (Buch 1, Kap. 1 und 2). Gesundheit, Kraft, Verstand, Bildung und Fleiß sind wesentlich, genügen aber nicht; sie muß zudem moralisch integer sein, damit man ihr den Haushalt und private Geheimnisse ruhig anvertrauen kann und damit sie ihr medizinisches Wissen nicht zu unlauteren Machenschaften mißbraucht. Soranos' ideale Hebamme ist zudem immer nüchtern – um stets bereit zu sein – und frei von Aberglauben. Hingegen hält er es nicht mehr für unumgänglich, daß sie selbst die Erfahrung der Geburt durchgemacht hat.

Über die Schwangerschaft (Buch 1) kommt Soranos zur normalen Geburt und zur Pflege des Neugeborenen (Buch 2); dann folgen die Frauenkrankheiten (Buch 3), einschließlich der «hysterischen Erstickung» (hysterikê pnix), und die abnorme Geburt (Buch 4)[6]. Wir haben es oben als Fortschritt gewertet, daß nun die Ärzte sich auch um das Wohl der Säuglinge zu kümmern begannen. Wenn wir aber Soranos' Vorschriften für die Pflege des Neugeborenen im einzelnen lesen, fragen wir uns doch, ob die Bemühungen der medizinischen Wissenschaft für die davon betroffenen Kinder nicht zum Teil mehr Plage als Förderung bedeuteten.

Unmittelbar nach der Geburt wurde das Kind nach römischer Sitte auf den Boden gelegt; indem der Vater es aufhob, anerkannte er es als sein eigenes. Davon spricht Soranos zwar nicht. Wir erfahren jedoch aus seinem Text (Buch 2, Kap. 6), daß – offenbar vor diesem väterlichen Rechtsakt – die Hebamme das Geschlecht des am Boden liegenden Kindes festzustellen und laut zu verkünden hatte. Sodann sollte sie es sorgfältig auf seine Unversehrtheit und seine Lebensfähigkeit prüfen (für letzteres sprach vor allem kräftiges Schreien). «Ein gegenteilig beschaffenes Kind ist nicht zum Aufziehen geeignet[7].» Es war also noch um 100 n. Chr. in der antiken Welt keineswegs selbstverständlich, daß man ein schwächliches oder gar ein mißgebildetes Neugeborenes liebevoll pflegte.

Erst wenn das Kind derart als lebensfähig und die Mühe des Aufziehens lohnend befunden worden ist, durchschneidet man die Nabelschnur, die es noch mit der Nachgeburt verbindet (Kap. 7). Darauf wird es gereinigt, indem man seinen Körper erst mit Salz bestreut und abreibt, dann ihn mit warmem Wasser abwäscht (Kap. 8). Nachdem auch die Körperöffnungen gesäubert worden sind, soll man nach Soran das Neugeborene in wollene Binden einwickeln, und zwar zuerst alle Glieder einzeln, dann das ganze Geschöpf vom Hals bis zu den

Füßen (Kap. 9). Auch die Arme werden dabei längs des Körpers festgebunden, damit das Kind nicht sich in die Augen langen und diese verletzen könne! Das Einwickeln überhaupt soll einen schönen, kräftigen Wuchs bewirken. So zu völliger Unbeweglichkeit verurteilt, wird das Wickelkind in sein sorgfältig zubereitetes, mäßig weiches Bettchen gelegt – vor Zugluft, Hitze, übermäßiger Helle und Mücken geschützt (Kap. 10). Sehr sorgfältige Anweisungen gibt Soranos für das tägliche Baden und Massieren des Säuglings (Kap. 16).

Uneinig sind sich die beiden größten ärztlichen Autoritäten des 2. Jahrhunderts hinsichtlich der Ernährung des Neugeborenen. *Galen,* von der Vortrefflichkeit der Natur in all ihren Schöpfungen überzeugt, erklärt, die Natur selbst habe dem Neugeborenen in der Muttermilch die bestmögliche Nahrung zubereitet[8]. «Aus Blut ist unsere Nahrung, solange wir noch im Mutterleib wachsen, und aus dem Blut, das in den Brüsten eine minime Umwandlung (metabolê) erfährt, entsteht auch die Milch; somit bekommen die Kinder, die mit der Milch ihrer Mutter aufgezogen werden, die ihnen vertrauteste und zugleich geeignetste Nahrung. Offenbar aber hat die Natur den Neugeborenen nicht nur diese treffliche Nahrung zubereitet, sondern sie gerade auch mit den von Anfang an angeborenen Fähigkeiten ausgestattet, sie richtig zu brauchen. Denn wenn man einem Neugeborenen gleich die Brustwarze in den Mund steckt, so saugt und trinkt es die Milch mit Eifer. Und wenn es einmal mißmutig ist und wimmert, so ist die Brust der Nährerin, ihm in den Mund gegeben, ein wirksamer Trost für seinen Verdruß.»

Soran dagegen traut der Weisheit der Natur nicht so ganz und läßt das arme Neugeborene zunächst zwei Tage lang fasten, da es noch von mütterlicher Nahrung angefüllt sei und diese erst verdauen müsse (Kap. 11). Sofern es allerdings Appetit zeigt, kann man ihm Honigwasser einträufeln. Die Muttermilch erreicht erst drei Wochen nach der Entbindung eine gute Qualität; infolgedessen läßt man den Säugling besser von einer *Amme* stillen. Die Eigenschaften einer guten Amme werden von Soranos ebenso sorgfältig erörtert (Kap. 12) wie zuvor diejenigen einer guten Hebamme: Sie soll 20 bis 40 Jahre alt sein, drei- bis viermal geboren haben (vorher ist ihre Milch noch nicht, nach weiteren Geburten nicht mehr so gut) und mittelgroße Brüste haben; die alte griechische Überzeugung, das Gute liege jeweils im mittleren Maß und nicht in den Extremen, äußert sich hier bis in die biologischen Einzelheiten hinein. Auch in ihrer Lebensführung soll die Amme maßvoll sein, in ihrem Wesen sanft und liebevoll, ihrer Herkunft nach am besten eine Griechin, «damit das Kind gleich von vornherein an die Laute der schönsten Sprache gewöhnt wird[9]».

Um in der Ernährung des Säuglings ganz sicher zu gehen, empfiehlt Soranos, gleich mehrere Ammen in Bereitschaft zu halten.

Eine griechische Amme, und noch eine oder zwei – vielleicht nur lateinisch redende? – in Reserve: das konnten sich nur gutgestellte Leute leisten. Die römischen Damen waren großenteils gewiß froh, daß es so gute medizinische Argumente gab, um sie von der an sich schönen, oft aber auch mühseligen Mutterpflicht des Stillens zu dispensieren. Die Freude am Nachwuchs war in den oberen Gesellschaftsschichten damals gering; «doch in vergoldetem Bett wird kaum je eine gebären», sagt *Juvenal* (67?–etwa 140) im Blick auf die Frauen der Reichen[10]. Die Römer und Römerinnen der Kaiserzeit wollten die Sexualität genießen, ohne durch deren natürliche Folgen belastet zu sein. Der *Abtreibung* stand von Gesetzes wegen nichts im Wege; der Fetus galt im römischen Recht als bloßer Körperteil, als Eingeweide seiner Mutter («mulieris portio est vel viscerum[11]»), mit dem diese machen konnte, was ihr beliebte. Dieser Auffassung trat der aus Karthago stammende christliche Theologe *Tertullianus* (etwa 160 bis etwa 225) mit aller Schärfe entgegen: «Mensch ist auch der werdende» («homo est et qui est futurus»)[12]; Abtreibung ist ein vorweggenommener Mord. Ehe diese religiös begründete, kompromißlose Ver-

urteilung des Schwangerschaftsabbruchs allgemeine Geltung
gewann, mußten die Ärzte selber entscheiden, wie sie sich dem
werdenden Menschenleben gegenüber einstellen wollten. Viele
dürften ebensowenig Skrupel gegenüber der Abtreibung gehabt haben wie die Juristen. Auch *Soranos* geht auf das Problem
ein; das entsprechende Kapitel (Buch 1, Kap. 19) trägt die
Überschrift: «Ob man Abortiva (phthoria) und Kontrazeptiva
(atokia) anwenden soll und wie.» Soran schreibt[13]: «Die einen
[Ärzte] verwerfen die abtreibenden Mittel überhaupt unter
Berufung auf die Worte des Hippokrates: ‹Ich werde keiner
Frau ein Abtreibungsmittel geben› (ou dôsô de oudeni pho-
rion) und weil es das Wesen der Medizin sei, das von der Natur
Geschaffene zu bewahren und zu erhalten. Die andern verordnen sie mit Unterscheidung, nämlich nicht, wenn jemand
wegen eines begangenen Ehebruchs oder aus Sorge um die
jugendliche Schönheit abtreiben will, wohl aber wenn die Geburt gefährlich zu werden droht.»

Zu dieser zweiten Ärztegruppe, die also den Abbruch der
Schwangerschaft von einer strengen medizinischen Indikation
abhängig macht, bekennt sich auch Soran. Die absolute Ablehnung der Abtreibung aufgrund des hippokratischen Eides ist für
ihn ebenfalls eine ärztliche Haltung, die man verstehen und
achten kann; die entgegengesetzte Einstellung, nämlich die
Bereitschaft, immer abzutreiben, wenn eine Schwangere dies
aus irgendeinem Grunde wünscht, ist ihm nicht einmal der
Erwähnung wert.

Die *Verhütung der Empfängnis* hält Soranos für «sicherer» als die
Abtreibung (asphalesteros); das kann *zuverlässiger* oder *gefahr-
loser* bedeuten, und wahrscheinlich meint Soran beides. Auch
diese Maßnahme möchte er offenbar nur aus Rücksicht auf die
Gesundheit der Frau angewandt wissen. Er nennt eine ganze
Reihe von Prozeduren, die dem Sperma das Eindringen in die
Gebärmutter verwehren sollen: Scheideneinlagen, die allerlei
zusammenziehende Medikamente enthalten, und Salben für
den Muttermund; in erster Linie empfiehlt er jedoch der Frau,

im entscheidenden Augenblick den Atem anzuhalten, den Leib etwas zurückzuziehen und anschließend sogleich in Kauerstellung die Scheide auszuwischen. Die Frau allein hat – schon bei Soranos – dafür zu sorgen, daß sie nicht empfängt. – Den medizinisch indizierten *Schwangerschaftsabbruch* sucht Soran durch Erschütterungen des Körpers, durch Scheidenspülungen und -einlagen, durch Bäder, Klistiere und Aderlaß zu erreichen. Die direkte, mechanische Lösung der Frucht durch scharfe Instrumente lehnt er jedoch als zu gefährlich ab. Nicht zu schaden ist ihm auch in dieser Sache oberstes Prinzip.

Nicht anders als Sorans Säuglingspflege ist auch seine *Irrenbehandlung* an einen hohen Lebensstandard gebunden[14]. Ein Rasender, ob er nun im Fieber deliriere oder an Wahnsinn ohne Fieber («mania») leide, soll in ein freundliches Zimmer gebracht und von einfühlenden Pflegern geduldig betreut werden. *Celsus,* ein echter, harter Römer, hatte geraten[15]: «Sagt oder tut der Irre etwas Verkehrtes, so muß er durch Hunger, Fesseln und Schläge gebändigt werden ... Durch Furcht muß er gezwungen werden, zu überlegen, was er tut.»

Soranos dagegen sucht jede Gewaltanwendung zu vermeiden; einen Tobenden soll man besser bloß festhalten als fesseln, und wenn das letztere sich gar nicht vermeiden läßt, muß es schonend, mit gepolsterten Binden geschehen. Diät und leichte Massage dienen der Beruhigung des Geistesgestörten. Wie souverän Soran über dem Schematismus der methodischen Schule steht, zeigen seine Anweisungen hinsichtlich des Schlafes des Kranken. Jedes unruhige, mit Erregung verbundene Irresein beruht auf einem «status strictus», also einer zu starken Spannung im Körper. Der Schlaf tonisiert, während das Wachen schlaff macht; folglich muß man den Patienten womöglich wach halten. Wird er aber vom Schlaf übermannt, so soll man ihn nicht mit aller Gewalt wecken wollen: Schlaf zur Unzeit ist immer noch besser als anhaltende Schlaflosigkeit.

Ist der Zustand der Raserei bei der sogenannten Manie (darunter fiel jede erregte Geistesverwirrung ohne Fieber)

abgeklungen, dann beginnt eine sorgfältige geistige Wieder-
herstellungstherapie, indem man dem Kranken individuell an-
gepaßte Aufgaben stellt, um seinen Verstand zu stärken und
sein seelisches Gleichgewicht zu festigen. Arzt, Angehörige,
Pfleger und Freunde nehmen sich verständnisvoll und aus-
dauernd des Kranken an. Es ist klar, daß nur bei wenigen
Patienten die familiären und sozialen Voraussetzungen für
diese umfassende Therapie gegeben waren. Aber Soranos hat
mit seinem Konzept einer Ganzheitsbehandlung Geisteskran-
ker einen Maßstab gesetzt: so soll man die Irren behandeln,
wenn man ihnen gründlich helfen will. Auch das ist viel wert.

Die *Untersuchungsmethoden* wurden in den ersten beiden
Jahrhunderten nach Christus weiter ausgebaut. Die Betrachtung
des Urins, die Uroskopie, gab nach *Galenos* genauen Aufschluß
über die Beschaffenheit des Blutes, der Säfte und der Kochungen
im Körper (wir können auch sagen: des Stoffwechsels) [16]; die
Verschiedenheiten des Pulses ließen auf das Verhalten des
Lebensgeistes (pneuma zôtikon, spiritus vitalis) und der Lebens-
wärme schließen, die vom Arterienblut in alle Teile des Körpers
gebracht wurden. Den Puls fühlend und den Urin beschauend –
so haben noch die holländischen Maler des 17. Jahrhunderts den
Arzt immer wieder dargestellt [17].

Nach hippokratischer Auffassung erwies sich die Meisterschaft des Arztes, wie wir gesehen haben (vgl. das 6. Kapitel),
gerade darin, daß er durch die objektive Untersuchung –
Betrachten und Betasten vor allem – den Zustand eines Kranken
ohne langes Fragen zu beurteilen wußte. Mehr noch: schon aus
der topographischen Lage einer ihm noch fremden Stadt sollte
er auf die dort vorherrschenden Krankheitsverhältnisse schließen können (vgl. S. 74). *Rufus* von Ephesos, der – anders als
sein vielleicht etwas jüngerer Mitbürger Soranos – nicht nach
Rom ging, sondern zur Zeit Trajans (Kaiser von 98 bis 117) in
seiner Vaterstadt wirkte, hob demgegenüber die Notwendigkeit einer sorgfältigen *Anamnese* hervor, das heißt einer gründ-
lichen Befragung des Patienten über sein Befinden und die

Entwicklung seines Leidens[18]. Der Scharfsinn des Hippokrates hinsichtlich der Zusammenhänge zwischen Ortslage und Krankheiten sei zwar bewundernswert, findet Rufus, seine Beobachtungen in manchem richtig. Aber der Arzt, der in allen Punkten zur richtigen Erkenntnis gelangen wolle, könne auf das Befragen des Kranken nicht verzichten.

Auch die *Chirurgie* machte in der Kaiserzeit zunächst noch weitere Fortschritte. Zur Zeit Galens gab es beispielsweise Augenoperateure, die sich beim grauen Star nicht mit dem Starstich begnügten (bei welchem die trübe Linse zwar aus dem Bereich der Pupille weggestoßen, aber im Innern des Auges liegengelassen wurde), sondern sie versuchten, die trübe Masse durch einen Schnitt aus dem Auge herauszuholen[19]. Sie führten also, wie der moderne Augenchirurg, eine Form der Starausziehung, der Katarakt-Extraktion, durch. Dieses Verfahren war grundsätzlich besser als der einfache Starstich, aber auch viel riskanter (das ganze Auge konnte ausfließen) und wurde deshalb von dem brillantesten Chirurgen der Kaiserzeit, *Antyllos,* nur mit Einschränkung befürwortet[19a].

Die griechischen Ärzte des 1./2. Jahrhunderts n. Chr. hatten ihren Patienten, in Rom wie anderswo, also einiges zu bieten. Alles in allem genommen, waren sie an Kenntnis der Krankheiten und Heilmittel, an Untersuchungsmethodik und Behandlungstechnik reicher als die Ärzte je zuvor. Die *menschenfreundliche Einstellung* des hippokratischen Arztes, sein Bemühen, «zu nützen oder doch nicht zu schaden», seine Achtung vor dem menschlichen Leben, selbst dem noch ungeborenen, war nicht erstorben. Der römische Arzt *Scribonius Largus* (erste Hälfte des 1. Jahrhunderts n. Chr.), neben Celsus der einzige medizinische Autor jener Epoche, der lateinisch schrieb, bekennt sich zum hippokratischen Eid. In der Widmung seines Werkes über Arzneiverordnungen, «Compositiones», an seinen Gönner Caius Iulius Callistus, den Sekretär des Kaisers Claudius, führt er aus[20]: «Wer sich gehörig auf den Ärzteeid verpflichtet hat, wird nicht einmal Landesfeinden ein schädliches Mittel geben – er

wird sie jedoch gegebenenfalls als Soldat oder guter Bürger
auf jede Weise bekämpfen –; die Medizin schätzt nämlich die
Menschen nicht nach Vermögen und Stand ein, sondern
verspricht allen Bittenden mit ihren Hilfsmitteln beizustehen,
und erklärt, niemandem je schaden zu wollen.»

Nach einem Hinweis auf Hippokrates, der seine Schüler auf
ferne Zeiten hinaus zur Menschlichkeit herangebildet habe, und
auf das Abtreibungsverbot des hippokratischen Eides fährt er
fort: «Denn wer es für ein Unrecht hält, die unsichere Hoffnung
auf einen Menschen zu verletzen, wieviel mehr muß der es als
Verbrechen verurteilen, einem schon gewordenen zu schaden?»

Das Bestreben der hippokratischen Ärzte, fachlich und
menschlich ihren Beruf auf dem höchsten Niveau zu halten, ist
also auch noch in den ersten zwei nachchristlichen Jahrhunderten historisch faßbar. Stärker als die hippokratischen «Vorschriften» (s. S. 129f.) betont Scribonius Largus die sittliche
Verpflichtung des Arztes, dem Armen gleich wie dem Reichen beizustehen – vielleicht war dieser Römer bereits von
der christlichen Lehre beeinflußt[21]. Aber wie viele Ärzte waren
wohl fähig und willens, einer so hohen Berufsauffassung nachzuleben?

Die Mehrzahl der *Spezialärzte* war es kaum. Wir haben zwar
in der alexandrinischen Chirurgie einen Spezialisierungsprozeß
erkannt, welcher der Vertiefung und Ausweitung ärztlichen
Wissens und Könnens diente und der sogar, durch eine weitgehende Auffächerung hindurch, schließlich zu einer umfassenden Einheit des Faches führte. Souveräne Chirurgen dieser Art
muß es auch im kaiserlichen Rom gegeben haben; von dem
schon genannten Antyllos weiß man, daß er auch in anderen
Bereichen der Medizin bewandert war. Soranos erwähnt, daß
man bestimmte Ärzte als Frauenärzte bezeichne («gynaikeioi
iatroi»), weil sie sich den Leiden der Frauen widmeten (Buch 3,
Einleitung). Als erstklassige Hebamme bezeichnet derselbe
Soran diejenige, die über ihren eigentlichen geburtshilflichen
Fachbereich hinaus in allen Zweigen der Medizin ausgebildet

ist und je nach Lage des Falles ihre diätetischen, pharmakologischen und chirurgischen Kenntnisse anzuwenden versteht. Daß eine so vielseitig geschulte und erfahrene Hebamme als *«Ärztin»* bezeichnet wurde («medica», griechisch «iatrina»), lag nahe und war verdient. Viele der auf Grabinschriften bezeugten «medicae» waren Freigelassene, «libertae»[22].

Es gab also im kaiserlichen Rom ärztliche Spezialisten von hohem Rang, darunter auch Frauen. Daneben trat aber unversehens wieder jene primitivere Form des Spezialistentums in Erscheinung, die nicht mit einem Überfluß, sondern einem Mangel an Kenntnissen einhergeht. Hören wir noch einmal *Martial*[23]:

«Gallus, du forderst von mir, den ganzen Tag dir zu dienen,
    auf deinen Aventin dreimal und viermal zu gehn. –
Kranke Zähne zieht aus Cascellius, oder er flickt sie,
    lästige Wimpern im Aug' brennt uns Hyginus wohl weg.
Fannius heilt ohne Schneiden das tropfende Zäpfchen im Halse,
    Eros beseitigt das Mal, das man dem Sklaven gebrannt.
Für den Bruch der Gedärme sei Hermes bei weitem der Beste –
    doch wer Geschlauchte kuriert, Gallus, verrate mir das!»

All diese Spezialisten und zahlreiche andere[24] – Bruch- und Steinschneider, Zahn-, Ohren- und Augenärzte – praktizierten etwa nach dem Konzept: «Warum sich mit der Gesamtmedizin abmühen, wenn man mit einem Bruchstück davon bequem leben kann?»

Eine Besonderheit der in Gallien wirkenden, oft wohl auch wandernden Augenpraktiker waren die gestempelten Augensalben («kollyria», das heißt eigentlich «Brötchen»). Auf die einige Zentimeter lange, ziemlich feste Salbenwalze wurde ein länglicher Stempel aufgedrückt, der den Namen des Herstellers und den Verwendungszweck angab – fast wie bei einer industriell hergestellten, mit Schutzmarke versehenen Augensalbe unserer Tage. Vollends trocken und fest geworden, war das Collyrium leicht aufzubewahren. Bei Bedarf schnitt oder schabte man das nötige Quantum davon ab und brachte es auf irgendeine Weise – als Pulver; in Salbe, Öl oder Wasser zerrieben – in die kranken Augen [25].

Die zahlreichen, oft geradezu verwirrenden Angaben über die ärztlichen Standesverhältnisse in Rom, die wir in der Literatur finden, führen uns zum Schluß, daß es einen geschlossenen Ärztestand in der römischen Kaiserzeit überhaupt nicht gab. Man fand gute und schlechte, gewissenhafte und skrupellose Ärzte; man traf gelehrte Mediziner und tüchtige Chirurgen neben Schnellbleiche-Methodikern, die alles heilten, und opportunistischen Virtuosen engster Spezialpraktiken. Zwischen dem Arzt, der auch unter gewandelten Verhältnissen dem hippokratischen Ideal nachzuleben suchte, und dem Scharlatan, dem gewerbsmäßigen Abtreiber und dem Giftmischer kamen unzählige Zwischenformen ärztlichen und pseudoärztlichen Wirkens vor. Es gehört zu den unbestreitbaren Verdiensten des *Galenos* von Pergamon, gegen Ende des 2. Jahrhunderts diesem Zerfall der Medizin entgegengetreten zu sein, indem er – als Jünger des Hippokrates sich verstehend – redend und schreibend die Einheit der Medizin und die Unentbehrlichkeit ihrer wissenschaftlichen Grundlage propagierte. Dies war freilich bei ihm mit einer Geringschätzung des Handwerklichen und einer Überschätzung der Theorie verbunden. Der erstklassige Arzt war nach Galens Ansicht immer auch ein Philosoph. Zudem schrieb Galenos alle seine Bücher in klassischem Griechisch: die Medizin war nichts für Barbaren, denen die Sprache Platons nicht geläufig war. Die wissenschaftliche Medizin wurde so zur Sache einer intellektuellen, klassisch gebildeten Elite. Im besonderen anerkannte Galen die Chirurgie nicht als das selbständige, der diätetisch-pharmazeutischen Heilkunde – der inneren Medizin nach unserem Sprachgebrauch – gleichwertig zur Seite stehende Hauptfach, zu dem sie sich während der hellenistischen Epoche entwickelt hatte (s. S. 173); er ließ sie vielmehr nur in untergeordneter Funktion, als Summe manueller Behandlungsmethoden, gelten [26]. Tausend Jahre später hat die mittelalterliche Universitätsmedizin diese ihr selber schmeichelnde Gewichts- und Rollenverteilung aufs neue laut und nachhaltig verkündet, obwohl für die ärztliche Betreuung der Bevölkerung noch bis gegen 1800 die handwerklich geschulten Chirurgen ihrer größeren Zahl und ihrer praktischen Orientierung wegen wesentlich wichtiger waren als die studierten Doktoren.

In seinem riesigen literarischen Werk hat Galenos den größten Teil des medizinischen Wissens zusammengefaßt, das die griechischen Ärzte in den 600 Jahren seit Hippokrates sich erworben hatten. Er selbst ergänzte Anatomie und Physiologie durch die Ergebnisse seiner vor allem an Rhesus-Affen durchgeführten Sektionen und Experimente. Sein Drang, jenes Wissen in ein Gesamtbild einzuordnen, in dem es weder Lücken noch Widersprüche geben sollte, war so groß, daß er auch vieles plausibel erklärte, was er nicht wußte, vielleicht gar nicht wissen konnte, indem er die Erklärung spekulativ ableitete, aber als feste Gewißheit ausgab. Damit war der Medizin der Antrieb zu weiterem Forschen genommen, sind es doch gerade die ungelösten Widersprüche und die offenen Fragen, die den wissenschaftlichen Geist zu immer neuem Suchen und Überlegen anstacheln. Nach der empirischen und der methodischen Sekte war somit um 200 n. Chr. auch die dogmatische Schule zu dem Punkt gekommen, wo sie glaubte, sich mit dem Erreichten geistig zufriedengeben zu dürfen. Der wissenschaftliche Impuls, der in der hippokratischen Schrift «Über die heilige Krankheit» so mächtig und frisch ist, daß er uns heute beim Lesen noch packt, war erloschen.

Dessenungeachtet gewann die Medizin im römischen Reich weiterhin an Ansehen und öffentlichem Schutz. Das Honorar, ursprünglich ein «Ehrensold», den der Patient «nicht aus rechtlicher Verpflichtung, sondern zur Bezeugung seiner Erkenntlichkeit gibt», wird schließlich in der Gesetzgebung *Justinians* (6. Jahrhundert) zum Rechtsanspruch, auf dessen Erfüllung der Arzt vor Gericht klagen kann[27]. Auf der andern Seite haftet er unter Umständen für Schaden, den er einem Patienten durch seine Behandlung zugefügt hat[28].

Wie die griechischen Städte in vorchristlicher Zeit, so nahmen auch diejenigen des Imperium Romanum Ärzte in ihren Dienst, um eine befriedigende Behandlung ihrer Bürgerschaft zu sichern[29]. Seit dem 2. Jahrhundert n. Chr. scheinen die meisten Städte des Reiches einen oder mehrere Gemeindeärzte (medici publici) gehabt zu haben. Sie bekamen den griechischen Titel «archiatroi», leicht latinisiert «archiatri» («Oberärzte»). Zum Unterschied von den hochgestellten Ärzten am Hof, den «archiatri palatini», bezeichnete man sie als «archiatri populares». (Aus dem «archiater» ist im Laufe der Zeit der «arciater» geworden, und das «ci» wurde seit etwa dem 8. Jahrhundert nicht mehr als «ki», sondern als «zi» ausgesprochen. So konnte aus dem «arciater» der althochdeutsche «arzat» und am Ende unser «Arzt» werden[30].) Die von Steuern und anderen Lasten befreiten, immunen Ärzte, von denen im vorangehenden Kapitel die Rede war (s. S. 191), versahen offenbar meist auch das Amt der Gemeindeärzte: wer von einem Gemeinwesen so weitgehend privilegiert wurde, mußte sich ihm auf andere Art dienstbar erweisen. In der einschlägigen Literatur herrscht Einigkeit darüber, daß die Gemeindeärzte der Kaiserzeit die ärmeren Einwohner der Städte unentgeltlich behandelten. Doch über den genauen Umfang ihrer Pflichten sind wir nicht unterrichtet. Nachdem Louis Cohn-Haft dargelegt hat, daß entgegen der allgemeinen Annahme für die Gemeindeärzte der griechischen Städte die Pflicht zur unentgeltlichen Behandlung nicht verbürgt ist (s. S. 139 ff.), äußern wir uns auch über die Verhältnisse im römischen Reich besser mit Zurückhaltung. Eine Verbindung von unentgeltlicher Behandlung der Armen mit der üblichen Privatpraxis scheint mir das Wahrscheinlichste.

Schließlich stoßen wir in der späteren Kaiserzeit zum ersten- und einzigenmal in der antiken Welt auf so etwas wie eine *Diplomierung* des gutausgebildeten Arztes, eine *Approbation*. Die

Verleihung der Immunität an einen Arzt wurde um 200, unter Septimius Severus, davon abhängig gemacht, daß die städtischen Behörden ihn fachlich und moralisch als der begehrten Vergünstigung würdig bezeichneten[31]. Es war also zunächst ein politisches, nicht ein ärztliches Gremium, das die Kandidaten beurteilte. In späteren Zeiten ergänzte das Kollegium der privilegierten Archiatri sich selbst; die fachliche Qualifikation eines Arztes ist ja von den Laien noch schwerer zu beurteilen als von den Berufsgenossen.

Eine zweite organisatorische Neuerung wurde ebenfalls im frühen 3. Jahrhundert eingeführt: der Staat bekundete sein Interesse an einer geregelten *ärztlichen Ausbildung*. Unter Severus Alexander (Kaiser von 222 bis 235), für den allerdings seine energische Mutter Iulia Mammaea die Zügel führte, wurden in Rom und einigen anderen Städten öffentliche Hörsäle eingerichtet, besoldete Professoren der Medizin angestellt und bedürftige Studierende durch Stipendien unterstützt[32].

So gern man diese Leistungen des römischen Staates und seiner Städte zur Verbesserung der ärztlichen Ausbildung und der Versorgung der Bevölkerung mit vertrauenswürdigen Ärzten zur Kenntnis nimmt, so nachdenklich stimmt der zeitliche Ablauf der Ereignisse. Die in aller Kürze besprochenen Ansätze zu einer staatlichen Regelung des Studiums und der Berufsausübung traten ja erst seit 200 n. Chr. in Erscheinung, also zu einer Zeit, da die innere Entwicklung der antiken Medizin schon zum Stillstand gekommen war. Die offizielle Anerkennung und Förderung verlieh der medizinischen Wissenschaft keine neuen Lebenskräfte.

Das römische Beispiel zeigt – im Gegensatz zum alexandrinischen –, daß das Ausmaß der staatlichen Unterstützung kein zuverlässiger Gradmesser für die Vitalität der Wissenschaft ist. Die äußere Förderung kann zunehmen, während hinter der eindrücklichen Fassade der Geist mehr und mehr lahm und steril wird. Das braucht nicht so zu sein, aber man muß doch mit der Möglichkeit rechnen.

Ohne staatlichen oder priesterlichen Schutz, in der zuweilen rauhen Luft der Freiheit, haben die hippokratischen Ärzte der griechischen und damit der europäischen Medizin ihre erste Form gegeben und die Aufgabe des Arztes umschrieben. Wir verdanken Hippokrates, so scheint mir, die klare Einsicht in das Wesen und das Ziel der medizinischen Wissenschaft: die Krankheiten als gesetzmäßig verlaufende Naturvorgänge zu erkennen und, in den Grenzen des Möglichen und Vernünftigen, zu heilen. Wir verdanken der hippokratischen Schule aber auch Maßstäbe für die menschlich richtige Einstellung des Arztes dem Kranken gegenüber. Das hippokratische Konzept der Medizin, der «iatrikê technê», als einer praktisch orientierten Wissenschaft und das hippokratische Berufsethos haben die Entwicklung der antiken Medizin mehr als ein halbes Jahrtausend lang wesentlich mitbestimmt und immer wieder inspiriert. Als dann in der späten Antike die Medizin erstarrte, ist die formende Kraft jener Ideen und Vorbilder nicht erstorben; bis in unser Jahrhundert hinein hat sie sich immer wieder als wirksam und hilfreich erwiesen. Daß uns die hippokratischen Ärzte in ihrer wissenschaftlichen und menschlichen Haltung auch heute etwas zu sagen haben, ist die persönliche Überzeugung des Autors dieser Schrift – nicht als Vorbilder, die wir nun in einer ganz anderen Welt versuchen sollten nachzuahmen, sondern eher als ältere Brüder, die uns helfen können, in unseren eigenen Verhältnissen das Wesentliche klarer zu sehen. Das gilt hinsichtlich unserer Aufgaben als Ärzte in Forschung, Lehre und Praxis, es gilt aber vielleicht auch hinsichtlich unserer Einstellung zum Arzt und seiner «technê», wenn wir uns als Patienten ihm anvertrauen müssen.

Wir haben bei unserem historischen Überblick auch Kräfte kennengelernt, die der Ausrichtung der Ärzte auf das Wohl der Kranken entgegenwirkten, wie den übermäßigen, ins Unmenschliche umschlagenden Forschungsdrang, die geistige Trägheit in vielen Spielarten, Geltungssucht und Habgier, opportunistische Gefügigkeit gegenüber unlauteren Wünschen

anderer. Wir haben die sozialen Hindernisse gesehen, die weiten Bevölkerungskreisen den Zugang zu den guten Ärzten
ihrer Zeit verwehrten. Es erweist sich als ganz unmöglich, abzuschätzen, in welchem Ausmaß die Menschen der antiken
Welt in den verschiedenen Epochen und an den verschiedenen
Orten eine gute, umsichtige oder aber eine schlechte – allzu
rudimentäre oder allzu draufgängerische – Behandlung erfuhren, wenn sie krank oder verletzt waren. Dieses Eingeständnis
ist für den Medizinhistoriker betrüblich, aber es läßt sich ehrlicherweise nicht umgehen. Wir können nur wiederholen: die
Verschiedenheit der Ärzte und andern Heilkundigen in ihrem
fachlichen und menschlichen Niveau war enorm. Ebenso verschieden waren aber wohl die Patienten in ihren Erwartungen
gegenüber dem Arzt sowie in ihrer Fähigkeit, als dessen Partner das ihre zum Gelingen der Behandlung beizutragen.

ANMERKUNGEN

I. KAPITEL
ÄRZTLICHE TÄTIGKEIT BEI PRIMITIVEN VÖLKERN

1 Vgl. *E. H. Ackerknecht,* Medicine and Ethnology, Selected Essays, hg. v. H. H. Walser und H. M. Koelbing, Bern 1971, S. 18. Er betont die Unterschiede nicht nur in den angewandten Heilmethoden, sondern auch in der Einstellung verschiedener primitiver Gemeinschaften gegenüber der Krankheit.

2 *Herbert Lüthy* betont ganz allgemein, «daß immer wieder gerade jene menschlichen Faktoren, die wir nach dem methodischen Grundsatz der wissenschaftlichen oder logischen Abstraktion aus unseren Modellen oder Berechnungen ausklammern müssen, um überhaupt rechnen zu können, uns einen Strich durch unsere Rechnung machen». *H. Lüthy,* Wozu Geschichte?, Zürich 1969, S. 21.

3 Vgl. *C. Wells,* Bones, Bodies and Disease, London 1964; deutsche Übersetzung: Diagnose 5000 Jahre später, Bergisch Gladbach 1967.

4 *Ph. F. von Walther,* Über das Alterthum der Knochen-Krankheiten, *Journal f. Chir. u. Augenheilk. 8* (1825), S. 1.

5 *E. H. Ackerknecht,* Kurze Geschichte der Medizin, 2. deutsche Auflage, Stuttgart 1975, S. 19.

6 Gemäß dem zweiten Prinzip der Cartesianischen Denkmethode: «Diviser chacune des difficultés que j'examinerais en autant de parcelles qu'il se pourrait et qu'il serait requis pour les mieux résoudre.» *R. Descartes,* Discours de la méthode, 2ᵉ partie, S. 88 der Ausgabe Paris (éd. Cluny) 1943.

7 Über Schamanismus siehe vor allem: *M. Eliade,* Schamanismus und archaische Ekstasetechnik, Zürich 1957; *E. H. Ackerknecht,* The Shaman and Primitive Psychopathology in General, in: Medicine and Ethnology (s. Anm. 1), S. 57–90; die Beiträge diverser Autoren zum Heft «Schamane und Medizinmann», Nr. 38 der *Ciba-Zeitschrift* (Basel), Band 4 (1936), S. 1293–1324.

8 Mündliche Mitteilung von Prof. Dr. *Erwin H. Ackerknecht* in Zürich.

9 *Eliade,* a. a. O. (s. Anm. 7), S. 18.

10 *Ackerknecht,* Kurze Geschichte (s. Anm. 5), S. 16 f.; *H. E. Sigerist,* Anfänge der Medizin, Zürich 1963, S. 178 f., 182.

11 *Ackerknecht,* Medicine and Ethnology, S. 94, 102.

[12] *Ackerknecht,* Medicine and Ethnology, S. 126–128; *H. E. Sigerist,* a. a. O. (s. Anm. 10), S. 177–179.

[13] Zum folgenden vgl. *Ackerknecht,* Surgery and its Paradoxes, in: Medicine and Ethnology, S. 95–113.

[14] *R. W. Felkin,* Notes on Labour in Central Africa, *Edinburgh med. J.* (1st series) 29 (1884), S. 922–930. Wiedergabe des Operationsberichtes bei *K. Quecke* in: Der Kaiserschnitt, Nr. 128 der *Ciba-Zeitschrift* (Basel), Band 11 (1952), S. 4708 f.

[15] Vgl. *E. Holländer,* Äskulap und Venus, Berlin 1928, Kap. Genitaloperationen, S. 86–115.

[16] Siehe namentlich: *J. Wölfel,* Vom Sinn der Trepanation, und: Die Methoden der urgeschichtlichen und primitiven Trepanation, in: Die Trepanation, Nr. 39 der *Ciba-Zeitschrift* (Basel), Band 4 (1936), S. 1326–1330 bzw. 1331–1338. Ferner: *Sigerist,* a. a. O. (s. Anm. 10), S. 100–103; *Ackerknecht,* Medicine and Ethnology, S. 104–106.

[17] *J. G. Grounds,* Trephining of the Skull amongst the Kisii, *East African med. J. 35* (1958), S. 369–373. Vgl. *H. Schadewaldt,* Schädeltrepanationen in Afrika, *Medizinhistor. Journal 5* (1970), S. 289–298.

[18] Über das Strafmaß äußert sich *Grounds* nicht.

[19] *Ackerknecht,* Medicine and Ethnology, S. 29; *Sigerist,* a. a. O. (s. Anm. 10), S. 157 f.

[20] *Sigerist,* S. 158.

[21] *Sigerist,* S. 152 ff.

[22] *Sigerist,* S. 157.

[23] *Ackerknecht* betont in Medicine and Ethnology, S. 15, die soziale Bedingtheit des Krankheitsbegriffes: eine biologische Veränderung (z. B. Malaria, Säuglingsekzem) gilt nur als Krankheit, wenn die Gesellschaft so entscheidet.

[24] *Ackerknecht,* Kurze Geschichte, S. 18.

[25] *Sigerist,* a. a. O., S. 151.

2. KAPITEL
ÄRZTE IN ALTEN HOCHKULTUREN

a) Ägypten

[1] Siehe vor allem: *H. Grapow,* Grundriß der Medizin der alten Ägypter, Bd. 3, Kranker, Krankheiten und Arzt, Berlin 1956; *G. Lefebvre,* Essai sur la médecine égyptienne de l'époque pharaonique, Paris (Presses universitaires) 1956; *H. E. Sigerist,* Anfänge der Medizin, Zürich 1963, S. 199–343.

[2] *Grapow 3,* S. 89.

³ *Grapow 3*, S. 33, 138.

⁴ Papyrus Ebers Nr. 1 = Papyrus Hearst Nr. 78, zit. nach *Grapow 3*, S. 96 f.

⁵ *Grapow 3*, S. 138.

⁶ *Sigerist*, a. a. O. (s. Anm. 1), S. 261–264.

⁷ *W. R. Dawson*, Artikel «Imhotep» in: Encyclopaedia Britannica, Chicago 1962, Bd. 12, S. 105; *E. Hugo Fischer*, «Imhotep» in: Die Großen der Weltgeschichte, Bd. 1, Zürich 1971, S. 44–67. Fischer datiert Imhotep um 2780 v. Chr. und sieht in ihm den eigentlichen Begründer der ägyptischen Zivilisation. – *Grapow 3*, S. 140, erwähnt zwei weitere Menschen, die in Ägypten zu Arztheiligen wurden: Amenophis, des Hapu Sohn, der um 1400 v. Chr. lebte, und – in römischer Zeit – Antinous, den im Nil ertrunkenen Liebling des Kaisers Hadrian.

⁸ *Herodot*, Historien, Buch 2, Kap. 84.

⁹ *Grapow 3*, S. 59.

¹⁰ *Grapow 3*, S. 64–68. *Grapow* kritisiert namentlich die leichtfertige Diagnosengebung des dänischen Gelehrten *Bendix Ebbell*. Siehe hiezu auch *H. M. Koelbing et alii*, Beiträge zur Geschichte der Lepra (Zürcher medizingeschichtliche Abhandlungen, neue Reihe 93), Zürich 1972, S. 35 f.

¹¹ *Grapow 3*, S. 98.

¹² *Sigerist*, S. 293 f.

¹³ *Grapow 3*, S. 95 f. *Sigerist*, S. 294 f., nimmt – nach *F. Jonckheere*, Coup d'œil sur la médecine égyptienne; l'intérêt des documents non médicaux, *Chronique d'Egypte 20* (1945), S. 24–32 – vier Rangstufen der Ärzte auch außerhalb des Hofstaates an.

¹⁴ «Instructions» ist der von *Lefebvre* (s. Anm. 1) verwendete Ausdruck.

¹⁵ *Hildegard von Deines, H. Grapow, W. Westendorf*, Grundriß der Medizin der alten Ägypter, Bd. 4/1, Übersetzung der medizinischen Texte, Berlin 1958, S. 175; *W. Westendorf* (Hg.), Papyrus Edwin Smith, ein medizinisches Lehrbuch aus dem alten Ägypten (Hubers Klassiker der Medizin und der Naturwissenschaften 9), Bern 1966, S. 36 f.

¹⁶ Papyrus E. Smith, Glosse zu Fall 3. *Westendorf*, S. 34, deutet die fragliche Stelle als «ihn zu legen auf sein gewohntes Lager», *Breasted* (zit. in: *Sigerist*, S. 276), «daß der Kranke auf seine gewohnte Diät gesetzt werden sollte».

¹⁷ *H. Grapow*, Grundriß der Medizin der alten Ägypter, Bd. 2, Von den medizinischen Texten, Berlin 1955, S. 90. Die Papyri tragen die Namen der Männer, die sie erworben und als erste für die Wissenschaft erschlossen haben. Der Amerikaner *Edwin Smith* kaufte den einen 1862, der Deutsche *Georg Ebers* den andern 1873 im oberägyptischen Luxor, das auf den Ruinen des alten Theben steht.

¹⁸ *Diodorus der Sizilier*, Buch 1, Kap. 82.

¹⁹ *Aristoteles*, Staatstheorie (Politik), Buch 3, Kap. 15, 1286a, *Siegfried*, S. 162.

[20] *Grapow 3*, S. 101.

[21] *Grapow 3*, S. 91.

[22] *Grapow 3*, S. 133. Siehe auch *E. H. Ackerknecht*, Therapie von den Primitiven bis zum 20. Jahrhundert, Stuttgart 1970, Kap. 2, «Ägyptische Therapie», S. 13–18.

[23] *Grapow 3*, S. 123.

[24] Galle als Augenheilmittel: *Grapow 3*, S. 136; *H. M. Koelbing*, Renaissance der Augenheilkunde 1540–1630, Bern 1967, S. 97.

[25] Siehe dazu *Grapow 3*, S. 105.

[26] *Grapow 3*, S. 104 f., 125.

[27] Siehe auch *J. A. Wilson*, Medicine in Ancient Egypt, *Bull. Hist. Med. 36* (1962), S. 114–123.

[28] *Diodorus der Sizilier*, Buch 1, Kap. 82; *Herodot*, Buch 2, Kap. 87.

[29] Vgl. *H. Bueß*, Sozialmedizinisches aus dem alten Ägypten, *Praxis, schweiz. Rundschau für Med. 46* (1957), S. 1009–1011.

[30] *Diodorus der Sizilier*, a. a. O. (s. Anm. 28).

[31] *Westendorf*, in: Papyrus Edwin Smith (s. Anm. 15), S. 14.

b) Codex Hammurabi

[32] Siehe die entsprechenden Kapitel bei *P. Diepgen*, Geschichte der Medizin, Bd. 1, Berlin 1949, S. 27–31, und bei *H. E. Sigerist*, a. a. O. (s. Anm. 1), S. 345–456.

[33] Siehe *F. Hammer*, Die Astrologie des Johannes Kepler, *Sudhoffs Archiv 55* (1971), S. 113–135.

[33a] Vgl. auch: *Katharina Wäckerlin-Swiagenin*, Der «Schüpfheimer Codex», ein Medizinalbuch aus dem 2. Viertel des 15. Jahrhunderts (Veröff. d. Schweiz. Ges. f. Geschichte d. Med. u. Naturwissenschaften 30), Aarau 1976.

[34] *E. Hugo Fischer*, «Hammurabi», in: Die Großen der Weltgeschichte, Bd. 1, S. 102–121.

[35] Zitiert nach *H. Winckler*, Die Gesetzte Hammurabis in Umschrift und Übersetzung, Leipzig 1904.

[36] *Sigerist*, a. a. O. (s. Anm. 1), S. 362 ff.

[37] *Sigerist*, S. 396.

[38] *Sigerist*, S. 397 f.

[39] *Th. Musy*, Kannten die Babylonier den grauen Star?, *Zeitschr. f. Augenheilk. 35* (1916), S. 311–316. Musy stützt sich auf die französische Übersetzung von *V. Scheil* (1902): «Si un médecin ... a ouvert la taie d'un homme avec le poinçon de bronze ...». Der Ausdruck «taie» bezeichnet einen weißen Fleck in der Hornhaut des Auges (leucoma corneae), was in diesem Zusammenhang keinen Sinn ergibt.

⁴⁰ *J. Thorwald,* Macht und Geheimnis der frühen Ärzte, München 1962, S. 161 f., 207 f.

Bei dieser Gelegenheit gleich noch eine Richtigstellung: *Thorwald* schreibt S. 202 dem verdienten Medizinhistoriker *Joh. Hermann Baas* die groteske These zu, der Inder Susruta, der Autor der grundlegenden chirurgischen Textsammlung des alten Indiens, sei niemand anderer als der Grieche Hippokrates gewesen. Der Sünder war aber nicht *J. H. Baas,* sondern sein Zeitgenosse *E. Haas* («Über die Ursprünge der indischen Medizin …», *Zeitschr. der deutschen morgenländ. Ges. 30* [1876], S. 617–670). Bei den Medizinhistorikern fand Haas wenig Zustimmung.

⁴¹ Zur Chronologie der altindischen medizinischen Textsammlungen, namentlich der für die Chirurgie maßgeblichen Susruta-Samhita, siehe *Monica Schär-Send,* Die Lepra in der altindischen Medizin und Gesellschaft, in: *H. M. Koelbing et alii,* a. a. O. (s. Anm. 10), S. 11–33, speziell S. 12 f.

⁴² *J. Hirschberg,* Geschichte der Augenheilkunde, 2./3. Buch, Mittelalter und Neuzeit (*Graefe-Saemisch,* Handb. d. gesamten Augenheilkunde, 2. Aufl. Bd. 13), Leipzig 1908, S. 529 (§ 352).

⁴³ *J. Hirschberg,* Geschichte der Augenheilkunde, 3. Buch (Forts.), Neuzeit (*Graefe-Saemisch,* Handb. d. gesamten Augenheilkunde, 2. Aufl. Bd. 14/1), Leipzig 1911, S. 28 f. (§ 361).

⁴⁴ So bei *Celsus,* De medicina, Buch 7, Kap. 7, Abschnitt 7. Weiteres über die Tränensackentzündung bis Anel bei *H. M. Koelbing,* Renaissance der Augenheilkunde, Bern 1967, S. 103–106.

3. KAPITEL
HOMERISCHE ZEIT

¹ *G. Schwab,* Die schönsten Sagen des klassischen Altertums, hg. v. *E. Pfuhl,* Basel 1913, 2. Teil, S. 66 f.

² *Homer,* Odyssee 4, Zeilen 261–264. Vgl. dazu *A. Lesky,* Vom Eros der Hellenen (Kl. Vandenhoeck-Reihe 1422), Göttingen 1976, S. 21.

³ *Homer,* Ilias 1, 8–52. Zitate nach der Übertragung von *J. H. Voß,* wo nichts anderes vermerkt.

⁴ Odyssee 15, 407–411, eigene Übersetzung.

⁵ So z. B. bei *Felix Platter* (1536–1614): «Als ihre [der Pest] Ursache können wir, abgesehen von unseren Sünden, die Gott zu bestimmter Zeit auf diese Weise zu strafen pflegt (wenn wir uns nämlich in Sicherheit wiegen und es zu bunt treiben), eine Naturnotwendigkeit bezeichnen. Da nämlich – wie ich schon lange festgestellt habe – jedes Jahr annähernd doppelt so viele Menschen geboren werden als an anderen Krankheiten

sterben, wächst die Bevölkerung innerhalb eines Jahrzehntes so stark an, daß eine solche Epidemie gleichsam als Reinigung manchmal notwendig wird, wenn der Menschen zu viele geworden sind und ihre Zahl nicht auf andere Weise, etwa durch Krieg, Hungersnot oder eine sonstige Plage, vermindert wird.» Observationes, Buch 2, S. 307 f. der 3. Aufl., Basel 1680 (1. Aufl. 1614).

[6] Ilias 2, 731 f.

[7] Ilias 4, 194: amymôn iêtêr.

[8] Ilias 4, 210–219.

[9] «êpia pharmaka ... passe». *Voss* übersetzt: *«legt' ihm lindernde Salb' auf.»* Der griechische Wortlaut läßt aber eher an getrocknete und zerriebene Kräuter denken, die auf die Wunde gestreut werden. Vgl. die beiden folgenden Zitate.

[10] Ilias 11, 514 f.

[11] Ilias 11, 828–848. Zitat 844–848.

[12] Die Streitfrage, ob die Odyssee vom gleichen Dichter stamme wie die Ilias, braucht uns hier nicht zu beunruhigen.

[13] Odyssee 4, 219–234.

[14] *Paian, Paiôn* oder *Paiêôn:* ursprünglich selbständiger, später mit Apollon, Asklepios oder andern gleichgesetzter Heilgott. Vgl. *U. Klein* in: Der Kleine Pauly, Bd. 4, Stuttgart 1972, Spalte 406 f.

[15] Ilias 2, 716–725; *G. Schwab,* a. a. O. (s. Anm. 1), 2. Teil, S. 79 ff.; *Sophokles,* «Philoktetes».

[16] *Sophokles,* Philoktetes, Vers 44.

[17] Z. B. Ilias 13, 599 f.

[18] Odyssee 19, 457 f.

[19] *F. Kudlien,* Der Beginn des medizinischen Denkens bei den Griechen, Zürich 1967, S. 80 f.

[20] Vgl. *A. Lesky,* Geschichte der griechischen Literatur, 3. Aufl., Bern und München 1971, S. 72.

[21] *A. Lesky,* a. a. O., S. 60.

[22] Odyssee 17, 382–387.

[23] Im Gegensatz zu dieser Auffassung betrachtet *E. Mireaux,* La vie quotidienne au temps d'Homère, Paris 1954, beide Epen als Spiegel von Homers eigener Zeit, die er um 700 v. Chr. ansetzt.

[24] Vgl. z. B. *A. Lesky,* Artikel «Homeros» (Abschn. 5) in: Der Kleine Pauly, Bd. 2, Stuttgart 1967, Spalte 1204.

[25] Über Heinrich von Pfalzpaint vgl. *Ch. Probst,* Der deutsche Orden und sein Medizinalwesen in Preußen, Bad Godesberg 1969, S. 169–171.

4. KAPITEL
ASKLEPIOS, SCHUTZHERR DER ÄRZTE
UND HEILENDER GOTT

[1] *Emma J. Edelstein* und *L. Edelstein,* Asclepius, a Collection and Interpretation of the Testimonies, 2 Bde., Baltimore 1945 (Bd. 1: Testimonia, Bd. 2: Interpretation).

[2] *Pindaros,* Pythiae 3, 1–58, zit. nach *Edelstein* 1, Testimonium 1.

[3] *Pausanias,* Descriptio Graeciae 2, 26, 3–5 – zit. nach *Edelstein 1,* Test. 7.

[4] Zit. nach *Edelstein 2,* S. 60, Anm. 24.

[5] *Edelstein 2,* S. 147.

[6] *Edelstein 1,* Test. 423; *R. Herzog,* Die Wunderheilungen von Epidauros, Leipzig 1931.

[7] A. a. O., Fall 9.

[8] A. a. O., Fall 4.

[9] *Galenos,* Commentarius in Hippocratis Epidemias 6, zit. nach *Edelstein 1,* Test. 401; *Edelstein 2,* S. 171.

[10] *Edelstein 2,* S. 178.

[11] *J. Hirschberg,* Geschichte der Augenheilkunde im Altertum *(Graefe-Saemisch,* Handb. d. ges. Augenheilk., 2. Aufl., Bd. 12), Leipzig 1899, S. 56 (§ 30).

[12] *L. Cohn-Haft,* The Public Physicians of Ancient Greece, Northampton, Mass., 1956, S. 30.

[13] *J. Ilberg,* in: Abhandl. der Akad. der Wissenschaften zu Leipzig 41, 1 (1930), S. 32, zit. nach *Edelstein 2,* S. 144, Anm. 13.

[14] *L. Cohn-Haft* (s. Anm. 12), S. 29.

[15] *G. Rosen,* Madness in Society, London 1968, S. 110–121, spez. S. 115.

[16] *Edelstein 2,* S. 255–257.

[17] *Edelstein 2,* S. 225–231.

[18] *J. Schouten,* The Rod and Serpent of Asclepios, Symbol of Medicine, Amsterdam 1967.

5. KAPITEL
HIPPOKRATISCHE WISSENSCHAFT:
KRANKHEIT ALS NATURVORGANG

[1] Zur Entstehung des Corpus Hippocraticum und zur «hippokratischen Frage» (Was hat Hippokrates geschrieben?) siehe vor allem: *H. Diller,* Stand und Aufgaben der Hippokratesforschung, in: Jahrbuch 1959 der Akademie der Wissenschaften und der Literatur, Mainz, S. 271–287. Abgedruckt in: *H. Diller,* Kleine Schriften zur antiken Medizin, Berlin/ New York 1973, S. 89–105, und in: *H. Flashar* (Hg.), Antike Medizin,

Darmstadt 1971, S. 29–51. – *R. Joly*, La question hippocratique et le témoignage du Phèdre, *Rev. des études grecques* 74 (1961), S. 69–92. Deutsch in *Flashar*, a. a. O., S. 52–82.

2 *Platon*, Protagoras 311 B.

3 *K. Deichgräber*, Die Epidemien und das Corpus Hippocraticum, Voruntersuchungen zu einer Geschichte der koischen Ärzteschule. Abh. Preuß. Akad., phil.-histor. Kl., 1933, Nr. 3. Neudruck Berlin 1971. – *H. Diller*, a. a. O. (s. Anm. 1); ferner seine Erklärungen in: *Hippokrates* ed. *Diller*, Reinbek bei Hamburg 1962. – *R. Joly*, Hippocrates of Cos, Dict. Scientific Biogr. 6, New York 1972, S. 420. – *W. H. S. Jones*, General Introduction, in: *Hippocrates, Loeb 1*, S. IX–LXIX, speziell S. XXVIII–XXXI (1923).

4 Prognôstikon, Kap. 1, siehe unten S. 83.

5 Über die heilige Krankheit – Peri hierês nousou wird zitiert nach der Ausgabe von *H. Grensemann*: Die hippokratische Schrift «Über die heilige Krankheit», Ars Medica, II. Abt., Bd. 1, Berlin 1968.

6 Im Gegensatz etwa zu *Jones* oder *Diller* schreiben *Pohlenz* und *Capelle* «Über die heilige Krankheit» dem Hippokrates selbst zu. Vgl. *W. Capelles* Einleitung zu: *Hippokrates*, Fünf auserlesene Schriften, Zürich 1955. – *Joly* hält diese Zuschreibung für «tempting» (Dict. Scientific Biogr. 6, S. 420).

7 «... droht zu ersticken», so übersetzt *W. Müri*, Der Arzt im Altertum, 3. Aufl., München 1962, S. 249.

8 «Dynamik»: Im griechischen Text steht «dynamis», wörtlich übersetzt «Kraft» *(Diller)*, «Wirksamkeit» *(Grensemann)*.

9 Vgl. *H. Grensemann* (s. Anm. 5), S. 27–31; *F. Heinimann*, Die geistigen Voraussetzungen der hippokratischen Medizin, in: Fundamente moderner Medizin, Documenta Geigy, Basel 1964, S. 2–3.

10 Zur Datierung siehe *H. Diller*, in: *Hippokrates*, Schriften, S. 202: eher Mitte des 4. als Ende des 5. Jh.

11 In Wirklichkeit handelt es sich bei diesem Leiden der Ziegen wohl nicht um Epilepsie, sondern um die sog. Drehkrankheit, hervorgerufen durch die Bandwurm-Finne Coenurus cerebralis. Prof. Dr. med. vet. *K. Zerobin* von der Veterinärmedizinischen Fakultät der Universität Zürich schreibt mir hiezu: «Es dürfte sich in diesen Fällen sehr wahrscheinlich um Coenurus-Blasen handeln, welche ein beträchtliches Volumen mit entsprechender Flüssigkeitsansammlung aufweisen können. Mit dieser Erkrankung sind u. a. Bewegungsstörungen, Zwangsbewegungen und Opisthotonus verbunden, welche durchaus an eine Epilepsie erinnern können. Eine dem Menschen vergleichbare Form von Epilepsie ist bei großen und kleinen Wiederkäuern nicht bekannt.» (Brief vom 2. Februar 1976.)

[12] *Diels-Kranz*, Die Fragmente der Vorsokratiker, 12. Aufl., Bd. 1, Dublin und Zürich 1966, Fragment 24 A 10.

[13] *Grensemann* (s. Anm. 5), S. 18: «Die Einheit der Verfasserschaft ist die Lösung, die sich anbietet.» Im gleichen Sinn äußert sich *Joly*, a.a.O. (s. Anm. 3).

[14] *Hippokrates*, ed. *Diller*, S. 105.

6. KAPITEL

HIPPOKRATISCHE PRAXIS

[1] *Galenos(Kühn)* 15, S. 427f. Vgl. *H. Diller*, in: *Hippokrates*, Schriften, S. 152.

[2] Peri diaitês oxeôn, Kap. 1. *Joly* rechnet dieses Buch zu den wahrscheinlich echten Hippokrates-Schriften.

[3] Übersetzung von *H. Diller*, «Das Buch der Prognosen», in: *Hippokrates*, Schriften, S. 61–80.

[4] *C. F. Meyer*, Huttens letzte Tage, Gedicht 52.

[5] «Kynanchê», von *kyôn*, Hund, und *anchein*, würgen: Angina, «die Bräune, bes. Bräune mit großer Hemmung des Atmens (so daß oft die Zunge, wie bei erhitzten Hunden, aus dem Munde hervorhängt)». So wird der eigenartige Ausdruck erklärt von *L. A. Kraus*, Kritisch-etymologisches medicinisches Lexikon, 3. Aufl., Göttingen 1844, S. 286.

[6] Epidêmiai 4, 43; 6, 8; *Müri*, S. 60–63. Iêtreion 1, *Loeb 3*, 58.

[7] «...in jedem Land» – «en pasê chôrê» nach *W. H. S. Jones*, Hippocrates 2 (Loeb Class. Libr.), London and Cambridge, Mass., 1923, Nachdruck 1959, S. 54f. *Diller* übersetzt in Übereinstimmung mit *Littré* (2, 188f.): «...zu jeder Jahreszeit» («en pasê hôrê»).

[8] *Müri*, S. 112f.

[9] Koische Vorhersagen – Kôakai prognôsies, Kap. 20, § 424, *Littré* 5, S. 680.

[10] Peri topôn tôn kata anthrôpon, Kap. 14, *Littré 6*, S. 308.

[11] *W. Siegenthaler* und *S. Jenny*, in: *R. Hegglin*, Differentialdiagnose innerer Krankheiten, hg. v. *W. Siegenthaler*, 13. Aufl., Stuttgart 1975, S. 56.

[12] Über die Krankheiten – Peri nousôn, Buch 2, Kap. 47, *Littré 7*, S. 70; Über die Orte im Menschen, Kap. 14, *Littré 6*, S. 306.

[13] Peri technês, Kap. 12, Übers. v. *H. Diller*, in: *Hippokrates*, Schriften, S. 198.

[14] *G. Cardano*, Des Girolamo Cardano von Mailand (Bürgers von Bologna) eigene Lebensbeschreibung, übertragen und eingeleitet von *H. Hefele*, Jena 1914, S. 136f.

[15] Siehe *E. H. Ackerknecht*, Therapie von den Primitiven bis zum 20. Jahrhundert, Stuttgart 1970, Kap. 3: Hippokratische Therapie.

[16] *M. Michler*, Die grundlegenden Ideen der antiken Chirurgie, in: Sicherheit in der Chirurgie, Documenta Geigy, Basel 1969, S. 5–7.

[17] Peri arthrôn, *Loeb 3*, S. 200–397. Ich zitiere nach *Müri*, der S. 322–339 die wesentlichen Ausführungen über die Schulterluxation wiedergibt.

[18] *Loeb 3*, S. 222. Kap. 11 fehlt bei *Müri*.

[19] Über die Knochenbrüche – Peri agmôn, Kap. 1, *Diller*, S. 82; *Müri*, S. 318 f.

[20] Über die Knochenbrüche, Kap. 13; Über die Gelenke, Kap. 72–73; Kommentar von *E. T. Withington*, *Loeb 3*, S. 453–455.

[21] Peri tôn en kephalê trômatôn, *Loeb 3*, S. 1–51. Kap. 21 (Trepanationstechnik) auch bei *Müri*, S. 343–347.

[22] *E. T. Withington*, *Loeb 3*, S. 3.

7. KAPITEL
DER GUTE UND DER SCHLECHTE ARZT –
HIPPOKRATISCHE ETHIK

[1] *F. Heinimann*, Die geistigen Voraussetzungen der hippokratischen Medizin, in: Fundamente moderner Medizin, Documenta Geigy, Basel 1964, S. 2 f.

[2] Peri archaiês iêtrikês, Kap. 12, *Diller*, S. 212, *Loeb 1*, S. 32 f. *H. Diller* (S. 202) setzt die vermutliche Entstehungszeit dieser Schrift auf die Mitte des 4. Jh. an, *F. Heinimann* schon auf das Ende des 5. Jh., in: Eine vorplatonische Theorie der technê, *Museum Helvet. 18* (1961), S. 105–130, spez. S. 112. Vgl. auch *F. Heinimann*, Mass – Gewicht – Zahl, *Museum Helvet. 32* (1975), S. 183–196.

[3] Über die alte Heilkunst; Kap. 9, *Diller*, S. 210, *Loeb 1*, S. 28 f.

[4] Peri technês, *Loeb 2*, S. 185–217, Zitat von S. 192; *Diller*, S. 187–199, Zit. von S. 190. Die Entstehung der Rede wird von *Jones* (*Loeb 2*, S. 188) auf das Ende des 5. Jh. angesetzt, ebenso von *Heinimann* (Nomos und Physis, Basel 1945, S. 160), dagegen von *Diller* (S. 188) auf die erste Hälfte des 4. Jh.

[5] *Loeb 2*, S. 200 f., *Diller*, S. 193.

[6] *Loeb 2*, S. 202 ff., *Diller*, S. 194.

[7] *Loeb 2*, S. 204 f., *Diller*, S. 194.

[8] *Loeb 2*, S. 216 f. (hier Kap. 14); *Diller*, S. 198.

[9] Über die Gelenke, Kap. 58, *Loeb 3*, S. 338 f., zit. nach *Müri*, S. 12 f.

[10] Epidemien, Buch 1, Kap. 11, zit. nach *Müri*, S. 10 f.

[11] Über die Gelenke, Kap. 78, *Loeb 3*, S. 382 f., zit. nach *Müri*, S. 12 f.

[12] Was ich mit «quacksalberische Popularität» übersetze, bedeutet eigentlich «dem Volke gefällige Täuschung»: «dêmoeidês kibdêliê». *Müri* formuliert: «Täuschung und ... Gunst der Menge», *Withington*: «the false coin of popular advertisement».

[13] Über die Knochenbrüche, Kap. 1, zit. nach *Müri*, S. 318 f.

[14] Das Gesetz – Nomos, *Loeb 2*, S. 255–265, *Diller*, S. 95–97. Datierung nach *Diller*.

[15] Aphorismen, 1. Teil, Nr. 1, *Diller*, S. 159: «Das Leben ist kurz, die Kunst ist lang, der rechte Augenblick geht schnell vorüber, die Erfahrung ist trügerisch, die Entscheidung schwierig ...» Vgl. den Anfang des «Lehrbriefes» in *J. W. Goethe*, Wilhelm Meisters Lehrjahre, Buch 7, Kap. 9.

[16] Über das gute Benehmen – Peri euschêmosynês, Kap. 5, zit. nach *Müri*, S. 27.

[17] Parangeliai – Precepts, Kap. 13, *Loeb 1*, S. 328 f.

[18] Übersetzung von *H. Diller*, in: *Hippokrates*, ed. *Diller*, S. 8 f. Dazu *Dillers* Einleitung auf S. 7.

[19] *W. H. S. Jones*, in: *Hippocrates (Loeb)* 1, S. 296.

[20] Siehe *W. H. S. Jones*, The Doctor's Oath, Cambridge 1924. Hier auf S. 40 die Verse 272–274 aus den «Thesmophoriazousai» des *Aristophanes*, 411 v. Chr., die wahrscheinlich auf die Anrufung der Götter im hippokratischen Eid anspielen.

[21] *K. Deichgräber*, Der hippokratische Eid, Stuttgart 1955.

[22] *W. H. S. Jones*, a. a. O. (s. Anm. 20), S. 48.

[23] *L. Edelstein*, Der hippokratische Eid, Zürich 1969, engl. Originalausgabe: The Hippocratic Oath, Baltimore 1943, Nachdruck in: Ancient Medicine, Selected Papers, ed. *O. Temkin* und *C. Lilian Temkin*, Baltimore 1967, S. 3–63.

[24] *Müri*, S. 9. – *W. H. S. Jones*, a. a. O. (s. Anm. 20), S. 47, gibt zwei mögliche Übersetzungen: «(1) ‹As to operating, I, furthermore, will not operate for stone.› (2) ‹Moreover, I will not operate, not even for stone.›»

[25] Aphorismoi, 7. Teil, Nr. 87, *Loeb 4*, S. 216 f.

[26] *W. H. S. Jones*, a. a. O. (s. Anm. 20), S. 22 f.

[27] Siehe *P. Diepgen*, Die Frauenheilkunde der Alten Welt, München 1937, S. 298 ff.; *F. J. Dölger*, Das Lebensrecht des ungeborenen Kindes und die Fruchtabtreibung in der Bewertung der heidnischen und christlichen Antike, in: Antike und Christentum, Bd. 4, Münster in Westfalen 1934, S. 1–61; *L. Edelstein*, a. a. O. (s. Anm. 23); *R. Monpin*, L'avortement provoqué dans l'Antiquité, Paris 1918; *H. Siefert*, Medizinhistor. Aspekte zum Problem des Abortus arteficialis, *Med. Welt 25* (1974), S. 769–772, 823–826.

[28] «Ob ein Lebewesen sei, was im Bauch ist», *Kühn 19*, S. 179.

[29] *Lysias*, Fragm. X, S. 333 (*Thalheim*), zit. nach *Dölger* (s. Anm. 27), S. 12 f.

[30] *Cicero*, Pro Cluentio, Kap. 11, § 32, zit. nach *Monpin* (s. Anm 27), S. 110.

[31] *Platon*, Der Staat, Buch 5, Kap. 9, 460 E–461 C, *Gigon-Rufener 4*, S. 274.

[32] *Aristoteles*, Staatstheorie (Politik), Buch 7, Kap. 16, 1335 b, *Siegfried*, S. 386.

[33] *Aristoteles,* Tiergeschichte (Peri ta zôa histôriai), Buch 7, Kap. 3, 583 b.
[34] Peri sarkôn, Kap. 19, *Littré 8,* S. 610 f.
[35] Die Natur des Kindes – Peri physios paidiou, Kap. 13, *Littré 7,* S. 490 f. Kap. 1–11 derselben Schrift tragen den Titel «Über die Zeugung» – «Peri gonês».
[36] *Platon,* Theaitetos, 149 C/D, *Gigon-Rufener,* S. 15.
[37] *Aristoteles,* Eudemische Ethik, Buch 3, Kap. 1, 1229 b, zit. nach *Edelstein* (s. Anm. 23), S. 60, Anm. 14.
[38] Vgl. *F. Kudlien,* Der hippokratische Eid – das historische Dokument einer ärztlichen Minderheit, in: Ärztliche Ethik, Documenta Geigy, Basel 1967, S. 1 f.
[39] *H. Diller,* S. 7.
[40] Siehe z. B. *P. A. Gloor* und *F. Lasagni,* Strafloser Schwangerschaftsabbruch – Verantwortung des Arztes, *Schweiz.' Ärztezeitung 54* (1973), S. 1505–1507.
[41] *E. H. Ackerknecht,* Medizin und Aufklärung, *Schweiz. Med. Wschr. 89* (1959), S. 90; Zur Geschichte der medizinischen Ethik, *Praxis 53* (1964), S. 578.
[42] *J. Gregory,* Vorlesungen über die Pflichten und Eigenschaften eines Arztes, Leipzig 1778, S. 44. (Engl. Erstausgabe 1772.)
[43] Vgl. *H. M. Koelbing,* Richtige und falsche Euthanasie, *Reformatio 24* (1975), S. 264–270.
[44] *J. Hamburger,* Progrès de la médecine et responsabilités du médecin, in: Deuxième Congrès international de morale médicale, Paris 1966, S. 289–318, Zitat von S. 299.
[45] Mündliche Mitteilung von Herrn *Walter Meierhans,* Zürich und Libingen (Kt. St. Gallen).

8. KAPITEL

DER HIPPOKRATISCHE ARZT AM KRANKENBETT UND IM BEHANDLUNGSRAUM

[1] *Platon,* Der Staat, Buch 1, Kap. 18, 346 D, *Gigon-Rufener 4,* S. 99.
[2] Über die Winde – Peri physôn, Kap. 1, *Diller,* S. 177, *Loeb 2,* S. 226 f.
[3] Vgl. *Platon,* Protagoras, Kap. 3, 311 B.
[4] Über den Arzt – Peri iêtrou, Kap. 1, *Müri,* S. 20 ff., *Loeb 2,* S. 310 ff.
[5] Über das gute Benehmen – Peri euschêmosynês, *Loeb 2,* S. 267–301, auszugsweise bei *Müri,* S. 24–31.
[6] Vorschriften – Parangeliai, *Loeb 1,* S. 303–333.
[7] *H. Diller,* S. 95, urteilt: «Beide Schriften sind in einem teils verstiegenen, teils ungeschickten Stil geschrieben, der auch manche interessante Einzelheit ungenießbar macht.»

[8] Aphorismoi, 2. Teil, Nr. 38, *Loeb 4*, S. 116–119.

[9] Über die ärztlichen Behandlungsräume – Peri iêtreiou – In the Surgery, *Loeb 3*, S. 52–81, Kap. 3 (Licht), Kap. 13 (Wasser in der Wundbehandlung); Über den Arzt, Kap. 2, *Diller*, S. 88 f.

[10] Über den Arzt, Kap. 2, *Diller*, S. 89.

[11] Vorschriften, Kap. 8, *Loeb 1*, S. 324 f.

[12] A. a. O.

[13] *Loeb 1*, S. 318 f.

[14] A. a. O.

[15] *L. Edelstein*, The Professional Ethics of the Greek Physician (1956), in: Ancient Medicine, Selected Papers, ed. *O. Temkin* und *C. Lilian Temkin*, Baltimore 1967, S. 319–348, speziell Anm. 4 auf S. 321.

[16] *W. H. S. Jones*, in: *Loeb 1*, S. 323, Anm. 2.

9. KAPITEL
DER ARZT IN DER GRIECHISCHEN POLIS

[1] *L. Edelstein*, The Hippocratic Physician, in: Ancient Medicine, Selected Papers, ed. *Owsei Temkin* und *C. Lilian Temkin*, Baltimore 1967, S. 87–110. Es handelt sich um das 3. Kap. von Edelsteins Studie «Peri aerôn und die Sammlung der hippokratischen Schriften», erschienen in: Problemata, Heft 4, Berlin 1931, und jetzt übersetzt von Frau Temkin.

[2] *O. Temkin*, in: *L. Edelstein*, a. a. O., Editor's Introduction, S. IX.

[3] *O. Temkin*, Griechische Medizin als Wissenschaft und Handwerk, in: *H. Flashar* (Hg.), Antike Medizin, Darmstadt 1971, S. 1–28; engl. Originalfassung: Greek Medicine as Science and Craft, *Isis 44* (1953), S. 213–225.

[4] *Platon*, Gorgias, 465 A, *Gigon-Rufener 2*, S. 297.

[5] *J. Burckhardt*, Griechische Kulturgeschichte (Orig.-Ausg. 1898–1902), zusammengefaßt hg. v. *R. Marx* (1929), Stuttgart 1941, Bd. 3, S. 136.

[6] *L. Cohn-Haft*, The Public Physicians of Ancient Greece, Smith College Studies in History, vol. 42, Northampton, Mass., 1956, namentlich S. 23 f.

[7] Parangeliai, Kap. 12, *Loeb 1*, S. 326 f.

[8] *Cohn-Haft*, a. a. O. (s. Anm. 6), S. 23.

[9] *Cohn-Haft*, a. a. O. (s. Anm. 6), mit ausführlicher Bibliographie.

[10] *Aristophanes*, Sämtliche Komödien, 2. Aufl., Zürich 1968, S. 44. *Seeger* übersetzt: «Du armer Narr, bin ich ein *Armenarzt?*»

[11] *Cohn-Haft*, a. a. O. (s. Anm. 6), S. 33 f.

[12] A. a. O., S. 38–40.

[13] Herrn Fürsprech *H. Ott*, dem Generalsekretär der Schweiz. Ärzteorganisation in Bern, danke ich für seine Angaben über die gegenwärtigen Verhältnisse.

[14] *Cohn-Haft*, a.a.O. (s. Anm. 6), S. 65 f.

[15] A.a.O., S. 61.

[16] *R. Herzog* hat die Urkunden, auf die er seine Darstellung eines umfassend organisierten Medizinalwesens in Kos aufbaute, nie publiziert: *Cohn-Haft*, a.a.O., S. 61–63.

[17] *W. Dittenberger*, Sylloge inscriptionum Graecarum, 3. Aufl., Bd. 3, Leipzig 1920, S. 132–134, Nr. 1000: Gesetz über die Opfer, die die Steuerpächter darzubringen haben, u.a. der Inhaber der Pacht für die Ärztesteuer (ho echôn tan ônan tou iatrikou), 1. Jh. v. Chr. Ein älterer Beleg, aus dem Jahr 236 v. Chr., stammt aus Delphi: ein Metöke wird von Choregie und Iatrikon befreit, a.a.O., Bd. 1, Leipzig 1915, Nr. 437.

[18] *Cohn-Haft*, a.a.O. (s. Anm. 6), S. 56–61.

[19] *A. W. Gomme*, Artikel «Population (Greek)», in: The Oxford Classical Dictionary, Oxford 1949, Nachdruck 1966, S. 717 f. Bei den Zahlen handelt es sich um Schätzungen.

[20] *Herodotos*, Historiai, Buch 3, Kap. 131, zit. bei *Müri*, S. 36 f.

[21] *Platon*, Gorgias, 455 B–456 C, 514 D/E, *Gigon-Rufener 2*, S. 283–295, 380 f.

[22] *Dittenberger*, a.a.O. (s. Anm. 17), Bd. 1, S. 557, Nr. 335, zit. nach *Müri*, S. 38 f. «Als Gemeindearzt wirken» ist auf griechisch «dêmosieuein».

[23] *Burckhardt*, a.a.O. (s. Anm. 5), Bd. 1, S. 249.

[24] *Vgl. R. Fuchs*, Geschichte der Heilkunde bei den Griechen, 8. Gymnasien und Gymnasten, in: *M. Neuburger* und *J. Pagel*, Handbuch der Geschichte der Medizin, begründet von *Th. Puschmann*, Bd. 1, Jena 1902, S. 184–188.

[25] *Platon*, Der Staat, Buch 3, Kap. 14, 406 A/B, *Gigon-Rufener 4*, S. 190 f. *Schleiermacher*, S. 240–243.

[26] Über die Gelenke, Kap. 47, *Loeb 3*, S. 298 f.

[27] Epidêmiai, Buch 6, Kap. 3. 18, *Littré 5*, S. 302 f.

[28] *Platon*, Der Staat, Buch 3, Kap. 14–17, 406 A–410 A, *Gigon-Rufener 4*, S. 191–196, *Schleiermacher*, S. 238–253.

[29] *Platon*, Die Gesetze, Buch 4, Kap. 10, 719 E–720 E, *Gigon-Rufener 7*, S. 158–162, *Loeb*, S. 306–309.

[30] Siehe auch *F. Wehrli*, Der Arztvergleich bei Platon, *Museum Helveticum 8* (1951), S. 177–184.

[31] *Platon*, 857 C/D, *Gigon-Rufener 7*, S. 364.

[32] *Cohn-Haft*, a.a.O. (s. Anm. 6), S. 15; *F. Kudlien*, Die Sklaven in der griech. Medizin der klassischen und hellenistischen Zeit, Wiesbaden 1968.

[33] *R. Joly*, Esclaves et médecins dans la Grèce antique, *Sudhoffs Archiv 53* (1969), S. 1–14, speziell S. 2.

[34] *Cohn-Haft*, a.a.O. (s. Anm. 6), S. 14 f.

[35] *Joly*, a.a.O. (s. Anm. 33).

[36] *Cohn-Haft*, a.a.O. (s. Anm. 6), S. 37.

[37] *Aristoteles,* Staatstheorie (Politik), Buch 3, Kap. 11, 1282a, zit. nach *Temkin* (s. Anm. 3), S. 3.

[38] *Aristoteles,* dieselbe Stelle, *Siegfried,* S. 144.

[39] *A. W. Gomme,* a. a. O. (s. Anm. 19).

[40] *Hyginus,* Fabulae 274, 10, zit. nach *Kudlien* (s. Anm. 32), S. 37; *Joly* (s. Anm. 33), S. 12.

10. KAPITEL

DER ARZT IN DER HELLENISTISCHEN WELT

[1] *Aristoteles,* Über die Teile der Tiere, Buch 2, Kap. 5, 644b–645a.

[2] *Aristoteles,* Tierkunde, Buch 6, Kap. 3, 561a.

[3] *A. Cornelius Celsus,* Über die Medizin – De medicina, Vorrede, zit. nach *Müri,* S. 126f.

[4] *N. Mani,* Die historischen Grundlagen der Leberforschung, 1. Teil: Die Vorstellungen über Anatomie, Physiologie und Pathologie der Leber in der Antike, Basel 1959, S. 50f.

[5] *Celsus,* a. a. O. (s. Anm. 3).

[6] *J. Ilberg,* A. Cornelius Celsus und die Medizin in Rom (1907), in: Antike Medizin, hg. v. *H. Flashar,* Darmstadt 1971, S. 327. Vgl. *L. Edelstein,* Die Geschichte der Sektion in der Antike, in: *Quellen und Studien zur Geschichte der Naturwissenschaften und der Medizin 3* (1932), S. 100–156, engl. in: Ancient Medicine (s. 9. Kap., S. 247–301; Anm. 1); *J. Scarborough,* Celsus on Human Vivisection at Ptolemaic Alexandria, in: *Clio medica 11* (1976), S. 25–38. Edelstein hält *Celsus* für glaubwürdig, *Scarborough* nicht.

[7] *K. Sudhoff,* Kurzes Handbuch der Geschichte der Medizin, Berlin 1922, S. 91; *Th. Meyer-Steineg,* in: *Meyer-Steineg/Sudhoff,* Illustrierte Geschichte der Medizin, 5. Aufl., hg. v. *R. Herrlinger* und *F. Kudlien,* Stuttgart 1965, S. 64.

[8] *Sudhoff,* a. a. O.

[9] *Mani,* a. a. O. (s. Anm. 4), S. 51, nach *Caelius Aurelianus,* De morbis chronicis, Buch 3, Kap. 8, *Drabkin,* S. 782f., § 111.

[10] Vgl. *M. H. Pappworth,* Human Guinea-Pigs, London 1967.

[11] «Dogmatikoi iatroi – physicians who go by general principles», *Liddell Scott/Stuart Jones,* Greek-English Lexicon, 9. Aufl., Oxford 1940, Nachdruck 1973, Stichwort «dogmatikos», S. 441.

[12] *Celsus,* a. a. O. (s. Anm. 3), *Müri,* S. 132f.

[13] In diesem Punkt folgen die Empiriker, nach *Edelstein* und *Temkin,* den Philosophen der platonischen Akademie.

[14] *Celsus,* a. a. O. (s. Anm. 3), *Müri,* S. 132f.

[15] *K. Deichgräber,* Die griechische Empirikerschule, Berlin 1930, S. 301.

[16] Datierung nach *M. Michler*, Die alexandrinischen Chirurgen, Wiesbaden 1968, S. 102.

[17] *Celsus*, a. a. O. (s. Anm. 3), *Müri*, S. 130 f.

[18] *Thukydides*, Historiae, Buch 2, Kap. 47–52, *Müri*, S. 280–289.

[19] *Aretaios*, Über die Ursachen und Zeichen der chronischen Krankheiten, Buch 2 (= Buch 4 des Gesamtwerkes), Kap. 13. Siehe *H. M. Koelbing* und *Antoinette Stettler-Schär*, Aussatz, Lepra, Elephantiasis Graecorum – zur Geschichte der Lepra im Altertum, in: *H. M. Koelbing u. a.*, Beiträge zur Geschichte der Lepra (Zürcher medizingeschichtl. Abhandlungen, neue Reihe 93), Zürich 1972, S. 43–46.

[20] *T. Lucretius Carus*, De rerum natura, Buch 6, Verse 1114/15.

[21] *Celsus*, a. a. O. (s. Anm. 3), Buch 7, Einleitung, § 3, *Marx*, S. 301 f.

[22] Siehe *M. Michler*, Die alexandrinischen Chirurgen, eine Sammlung und Auswertung ihrer Fragmente, Wiesbaden 1968. Testimonien für *Herophilos* S. 32–35, für *Erasistratos* S. 37–41.

[23] *Michler*, a. a. O.; ferner: Das Spezialisierungsproblem und die antike Chirurgie, Bern 1969.

[24] *Michler*, Das Spezialisierungsproblem, S. 30 f.; Die alexandrinischen Chirurgen, S. 115.

[25] *Simplicius*, In Aristotelis categorias commentarium, in: Stoicorum veterum fragmenta, hg. v. *J. v. Arnim*, Bd. 2, Chrysippi fragmenta logica et physica, Leipzig 1902, Nachdruck 1923, fragm. 178, S. 52. Vgl. *P. Knapp*, Zur Frage der Staroperation bei den alten Griechen, *Klin. Monatsblätter f. Augenheilkunde 84* (1930), S. 277–279.

[26] *Michler*, Die alexandrinischen Chirurgen, S. 141 f.

[27] A. a. O., S. 11–15.

[28] *Dioskorides*, Materia medica (Peri hylês iatrikês), Buch 4, Kap. 76, zit. nach *J. Hirschberg*, Geschichte der Augenheilkunde, Bd. 1, Altertum, Leipzig 1899, S. 228 (§ 142).

[29] *Celsus*, a. a. O. (s. Anm. 3), Buch 7, Einleitung, § 4, zit. nach *Müri*, S. 22 f.

[30] Vgl. *H. M. Koelbing*, Renaissance der Augenheilkunde 1540–1630, Bern 1967, S. 45–48.

[31] *Michler*, Die alexandrinischen Chirurgen, S. 151.

[32] Zit. nach *Michler*, a. a. O., S. 66 f.

[33] *L. Cohn-Haft*, The Public Physicians of Ancient Greece, Northampton, Mass., 1956, S. 69.

[34] *B. Gladigow*, Ptolemaios II. Philadelphos, in: Die Großen der Weltgeschichte, Bd. 1, Zürich 1971, S. 744–755.

[35] *K. Sudhoff*, Ärztliches aus griechischen Papyrus-Urkunden, Leipzig 1909, S. 264 f.

[36] A. a. O., S. 268.

I I . KAPITEL

DIE MEDIZIN IN ROM

¹ *Menandros,* in: *A.Meineke,* Fragmenta Comicorum Graecorum 4, 360, zit. nach *Ernout,* S. 74, in: Pline l'ancien, Histoire naturelle, livre 29, Paris 1962.

² Über Plinius d. Ä. siehe *D.E.Eichholz,* in: Dictionary of Scientific Biography, Bd. 11, New York 1975, S. 38–44; *E.H.Warmington,* in: Die Großen der Weltgeschichte, Bd. 2, Zürich 1972, S. 310–331.

³ «1 Million» in der Ausgabe von *W.H.S.Jones*; «10 Millionen» bei *Ernout.*

⁴ Bei der «Schuppe in den Augen» (squama in oculis), von deren Behandlung Plinius hier spricht (Nat. hist. 29, 8, § 21), handelt es sich nicht um einen grauen Star, sondern um ein oberflächliches Leiden. *J.Hirschberg,* Geschichte der Augenheilkunde im Alterthum, Leipzig 1899, S. 307 f., § 197 vermutet ein Leucoma corneae, eine narbige Trübung der durchsichtigen Hornhaut.

⁵ *B.Peyer* und *H.Remund,* Medizinisches aus Martial, mit Ergänzungen aus Juvenal ..., Zürich 1928.

⁶ *H.Mattingly,* Artikel «Population (Roman World)», in: The Oxford Classical Dictionary, Oxford 1949, Nachdruck 1966, S. 718 f.

⁷ *L.Premuda,* Medicina patriarcale nell'antica Roma, Marco Porcio Catone, Triest 1946.

⁸ A.a.O., S. 33. Vgl. *C.Droz,* Von den wunderbaren Heilwirkungen des Kohlblattes, 8. Aufl., Les Geneveys-sur-Coffrane (Neuchâtel), (1963).

⁹ *I.Bloch,* Altrömische Medizin, in: *M.Neuburger* und *J.Pagel,* Handbuch der Geschichte der Medizin, Bd. 1, Jena 1902, S. 403–414, spez. S. 405–408.

¹⁰ A.a.O., speziell S. 411–414.

¹¹ *Varro,* Res rusticae, Buch 1, Kap. 11 und 12, zit. nach *J.Ilberg,* A.Cornelius Celsus und die Medizin in Rom, Neue Jahrbücher 19 (1907), S. 377–412, nachgedruckt in: Antike Medizin, hg. v. *H.Flashar,* Darmstadt 1971, S. 308–360, speziell S. 315–318.

¹² *Premuda,* a.a.O. (s. Anm. 7); S. 17.

¹³ *F.Kudlien,* Medical Ethics and Popular Ethics in Greece and Rome, *Clio medica* 5 (1970), S. 91–121, speziell S. 99.

¹⁴ Vgl. *J.Ilberg,* a.a.O. (Anm. 11), *O.Temkin,* Celsus' "On Medicine" ..., *Bull. Hist. Med. 3* (1935), S. 249–264.

¹⁵ *Celsus,* De medicina, Buch 7, Kap. 7, § 14, *Marx,* S. 321; *Frieboes,* S. 385.

¹⁶ *Cicero,* De officiis 1, 42, 151, zit. nach *U.E.Paoli,* Das Leben im alten Rom, Bern 1948, S. 259.

¹⁷ *Varro,* Res rusticae, Buch 1, Kap. 16, § 4, zit. nach *Paoli,* a.a.O.

¹⁸ *K.-H.Below,* Der Arzt im römischen Recht, München 1953, S. 14–18. Die betr. Quellenstellen sind: Digestae 38, 1, 27; 38, 1, 25, 2; 83, 1, 26.

[19] *Suetonius*, Caesar, Kap. 42, zit. nach *Th. Meyer[-Steineg]*, Geschichte des römischen Ärztestandes, Habil.-Schr. Med. Fak. Jena, Kiel 1907, S. 21.

[20] *Meyer-Steineg*, a. a. O.

[21] *Below*, a. a. O. (s. Anm. 18), S. 22; *Meyer-Steineg*, a. a. O., S. 23 f.

[22] *Below*, a. a. O., S. 23–30.

[23] *Below*, S. 23.

[24] *Below*, S. 26 und 30. Quellenstelle: Codex Theodosianus 13, 3, 1, 3.

[25] *Below*, S. 34–40; *Meyer-Steineg*, a. a. O. (s. Anm. 19), S. 36–38. Quellenstellen: Digestae 27, 1, 6; Institutiones 1, 25, 15; Codex Theodosianus 13, 3, 10.

[26] *Th. Meyer-Steineg*, Das medizinische System der Methodiker, Jenaer medizin-histor. Beiträge, Heft 7/8, Jena 1916.

[27] *Celsus*, De medicina, Buch 1, Vorrede, *Müri*, S. 142–145.

[28] *Plinius*, Naturalis historia, Buch 29, Kap. 5, § 9.

[29] *Galenos*, Therapeutikê methodos – Methodus medendi, Buch 1, Kap. 1, *Kühn 10*, S. 5.

[30] *Martialis*, Epigramme, Buch 1, Nr. 47, siehe *Peyer* und *Remund*, a. a. O. (s. Anm. 5), S. 19.

[31] *Martialis*, 8, 74.

[32] *Meyer-Steineg*, a. a. O. (s. Anm. 26), S. 128.

[33] *Martialis*, 5, 9.

12. KAPITEL

ASPEKTE DER ÄRZTLICHEN PRAXIS IN ROM

[1] *Celsus*, De medicina, Buch 5, Kap. 27.

[2] Die Originalität des Aretaios bestätigt *F. Kudlien*, Untersuchungen zu Aretaios von Kappadokien, Akademie der Wissenschaften und der Literatur, Abhandl. der geistes- und sozialwissensch. Klasse, Jahrg. 1963, Nr. 11, S. 1145–1230 (Mainz).

[3] *Aretaios*, Buch 4, Kap. 13 (s. Anm. 19 zum 10. Kap.).

[4] Vgl. *H. M. Koelbing*, Das Aussterben der Lepra in Europa, in: *H. M. Koelbing u. a.*, Beiträge zur Geschichte der Lepra (Zürcher medizingesch. Abhandl., neue Reihe 93), Zürich 1972, S. 94–99.

[5] Vgl. *O. Temkin*, Soranus' Gynecology, Baltimore 1956, Introduction, S. XXXVIII.

[6] In der Zählung der Bücher und Kapitel folgen wir den Ausgaben von *J. Ilberg* und von *O. Temkin*.

[7] *Lüneburg*, S. 57.

[8] *Galenos* von Pergamon, Gesundheitslehre – Hygieinôn logoi – De sanitate tuenda, *Kühn 6*, S. 35 f.

[9] *Lüneburg*, S. 67.

10 *Iuvenalis*, Satire 6, Verse 594–597, zit. nach *P. Diepgen*, Die Frauenheilkunde der Alten Welt, München 1937, S. 298.
11 *Digestae* 25, 4, 1, 1, zit. nach *P. Diepgen*, a. a. O., S. 299.
12 *Tertullianus*, Apologeticum 9, 8, zit. nach *F. J. Dölger*, a. a. O. (s. Anm. 27
zum 7. Kap.), S. 33 f.
13 *Soranos*, Buch 1, Kap. 19, §60; *Ilberg*, S. 45; *Lüneburg*, S. 43 f.; *Temkin*, S. 63.
14 *Caelius Aurelianus*, De morbis acutis, Buch 1, Kap. 9 (Behandlung des
Fieberdelirs – Quomodo curandi sunt phrenitici), *Drabkin*, S. 38–47; De
morbis chronicis, Buch 1, Kap. 5 (Manie), *Drabkin*, S. 534–559.
15 *Celsus*, De medicina, Buch 3, Kap. 18.
16 *Galenos*, Gesundheitslehre, Buch 4, Kap. 4, *Kühn 6*, S. 52. Vgl. auch
H. M. Koelbing, Der Urin im medizinischen Denken, Documenta Geigy,
Basel 1967, Heft 5: Die antiken Grundlagen der Harnschau.
17 Vgl. *E. Holländer*, Die Medizin in der klassischen Malerei, Stuttgart 1903.
18 *Rufus*, Fragen – Erôtêmata, Kap. 72, zit. bei *Müri*, S. 72–75.
19 *Galenos*, Die Heilmethode – Therapeutikê methodos, Buch 14, Kap. 13,
Kühn 10, S. 989 f.
19a Vgl. *H. M. Koelbing*, Renaissance der Augenheilkunde 1540–1630, Bern
1967, S. 128. Zu *Antyllos*, dessen Lebenszeit unbekannt ist (zwischen 100
n. Chr. und Mitte des 4. Jh.), vgl. den Artikel von *F. Kudlien*, in: Der
Kleine Pauly, Bd. 1, Stuttgart 1964, Spalten 415 f.
20 Zit. nach *K. Deichgräber*, Professio medici – Zum Vorwort des Scribonius
Largus, Akad. d. Wissenschaften u. d. Lit., Abhandl. d. geistes- u.
sozialwissensch. Klasse, Jahrg. 1950, Nr. 9, S. 876 (Mainz).
21 Vgl. *H. Schadewaldt*, Römisch-antike Medizin, *Ärztliche Praxis 19* (1967),
S. 894–900.
22 *O. v. Hovorka*, Weibliche Ärzte im alten Rom, Sonderdruck aus: *Klin.-
therapeut. Wochenschr. 21*, Berlin o. J.
23 *Martialis*, Epigramme, Buch 10, Nr. 56.
24 Zum römischen Spezialistentum siehe u. a.: *G. Baader*, Spezialärzte in der
Spätantike, *Medizinhistor. Journal 2* (1967), S. 231–238; *I. Bloch*, Übersicht
über die ärztlichen Standesverhältnisse in der west- und oströmischen
Kaiserzeit, in: *Neuburger/Pagel*, Handbuch der Geschichte der Medizin,
Bd. 1, Jena 1902, S. 569–588, speziell S. 575–578; *J. Hirschberg*, Geschichte
der Augenheilkunde, 1. Buch, Altertum (*Graefe-Saemisch*, Handb. der
gesamten Augenheilkunde, 2. Aufl., Bd. 12), S. 292–294 (§ 186).
25 Zu den Collyria vgl. *J. Hirschberg*, a. a. O., S. 232–233 (§ 144); *H. Nielsen*,
Ancient Ophthalmological Agents, Acta histor. scientiarum natural. et
medicinal. 31, Odense 1974.
26 *M. Michler*, a. a. O. (s. Anm. 23 zum 10. Kap.), S. 50 ff.
27 *Th. Meyer[-Steineg]*, Geschichte des römischen Ärztestandes, Kiel 1907,
S. 40.

[28] *K.-H. Below*, Der Arzt im römischen Recht, München 1953, S. 108–121.

[29] Vgl. *K.-H. Below*, a.a.O., S. 41–51; *H. Gossen*, Der Arzt im alten Rom, *Ciba-Zeitschrift* (Basel), Bd. 4 (1937), S. 1651–1657; *Th. Meyer-Steineg*, a.a.O. (s. Anm. 27), S. 48–65.

[30] *F. Kluge*, Etymologisches Wörterbuch der deutschen Sprache, 21. Aufl., Berlin 1975, S. 33.

[31] Vgl. *Th. Meyer-Steineg*, a.a.O. (s. Anm. 27), S. 25–32.

[32] Vgl. *I. E. Drabkin*, On Medical Education in Greece and Rome, *Bull. Hist. Med.* 15 (1944), S. 333–351; *Th. Meyer-Steineg*, a.a.O., S. 68–75; *Th. Puschmann*, Geschichte des medizinischen Unterrichts, Leipzig 1889, S. 83.

BENÜTZTE TEXTAUSGABEN

Die häufiger benützten Textausgaben werden in diesem Buch jeweils nur mit einem Kennwort bezeichnet. Dieses steht im folgenden Verzeichnis in Klammern hinter dem entsprechenden Titel. Einige weitere Texte, die nur ein- oder zweimal zitiert werden, sind in den Anmerkungen aufgeführt, ebenso die Sekundärliteratur.

Aristoteles, Aufzeichnungen zur Staatstheorie (sog. Politik), übersetzt v. *W. Siegfried,* Köln 1967 *(Siegfried).*

Caelius Aurelianus, De morbis acutis; De morbis chronicis – On Acute Diseases and Chronic Diseases, lat. u. engl. hg. v. *I. E. Drabkin,* Chicago 1950 *(Drabkin).*

A. Cornelius Celsus, De medicina.
a) Lat. Ausg. v. *F. Marx,* Corpus Medicorum Latinorum 1, Leipzig u. Berlin 1915 *(Marx).*
b) Deutsche Ausg. v. *E. Scheller,* 2. Aufl. v. *W. Frieboes,* Braunschweig 1906 *(Frieboes).*

Hildegard von Deines, H. Grapow, W. Westendorf, Grundriß der Medizin der alten Ägypter, Bd. 4/1, Übersetzung der medizinischen Texte, Berlin 1958.

Diodorus Siculus, Historische Bibliothek, griech.-engl. Ausgabe v. *C. H. Oldfather,* 1. Bd. (Bücher 1/2), Loeb Classical Library, London u. Cambridge, Mass., 1933.

Galenos, Opera omnia, 20 Bde. (in 22), griech. u. lat. hg. v. *K. G. Kühn,* Leipzig 1821–1833, Nachdruck Hildesheim 1964/65 *(Kühn).*

Herodot, Historien, griech.-deutsche Ausg. v. *J. Feix,* 2 Bde., München 1963.

Hippokrates – Corpus Hippocraticum.
a) Griech.-franz. Ausg. v. *E. Littré,* Œuvres complètes d'Hippocrate, 10 Bde., Paris 1839–1861 *(Littré).*
b) Griech.-engl. Ausg. in Auswahl v. *W. H. S. Jones,* Hippocrates, 4 Bde. (Bd. 3 übersetzt u. hg. v. *E. T. Withington*), Loeb Classical Library, London u. Cambridge, Mass., 1923–1931 *(Loeb).*

c) Deutsche Ausg. in Auswahl v. *H. Diller*, Hippokrates, Schriften – die Anfänge der abendländischen Medizin, Rowohlts Klassiker der Literatur u. der Wissenschaften *108/09*, Reinbek bei Hamburg 1962 *(Diller)*.

d) Deutsche Ausg. in Auswahl v. *W. Capelle*, Hippokrates, Fünf auserlesene Schriften, Bibliothek der Alten Welt, Zürich 1955.

e) *H. Grensemann*, Die hippokratische Schrift «Über die heilige Krankheit», Ars Medica: Texte u. Unters. zur Quellenkunde der alten Medizin, II. Abt.: Griech.-lat. Med., Bd. 1, Berlin 1968 *(Grensemann)*.

M. Valerius Martialis, Epigrammata, lat.-engl. Ausg. v. *W. C. A. Ker*, 2 Bde., London u. Cambridge, Mass., 1961.

W. Müri, Der Arzt im Altertum, griech. u. lat. Quellenstücke von Hippokrates bis Galen m. d. Übertragung ins Deutsche, 3. Aufl., München 1962.

Papyrus Edwin Smith, ein medizinisches Lehrbuch aus dem alten Ägypten, übersetzt, kommentiert u. hg. v. *W. Westendorf* (Hubers Klassiker der Med. u. der Naturwissenschaften 9), Bern 1966.
(Siehe auch H. Deines, H. Grapow, W. Westendorf.)

Platon.

a) Jubiläumsausgabe der Werke, übers. v. *R. Rufener*, eingel. v. *O. Gigon*, 8 Bde., Zürich 1974 *(Gigon-Rufener)*.

b) Politeia – Der Staat, deutsche Übersetzung von *F. Schleiermacher*, Sämtl. Werke, Bd. 3, Rowohlts Klassiker der Literatur u. der Wissenschaften 27/27a, Reinbek bei Hamburg 1958 *(Schleiermacher)*.

c) Nomoi – Laws, griech.-engl. Ausg. v. *R. G. Bury*, Loeb Classical Library, London und Cambridge, Mass., 1926 *(Loeb)*.

C. Plinius Secundus, Naturalis historia, Buch 29.

a) Lat.-engl. Ausg. v. *W. H. S. Jones*, in: *Pliny*, Natural history, Bd. 8, Loeb Classical Library, London u. Cambridge, Mass., 1963.

b) Lat.-franz. Ausg. v. *A. Ernout*, Paris 1962 *(Ernout)*.

Soranos, Gynaikeia.

a) Griech. Ausg. v. *J. Ilberg*, Corpus Medicorum Graecorum 4, Leipzig u. Berlin 1927.

b) Deutsche Ausg. v. *H. Lüneburg* u. *J. Ch. Huber*, München 1894 *(Lüneburg)*.

c) Engl. Ausg. v. *O. Temkin*, Soranus' Gynecology, Baltimore 1956 *(Temkin)*.

(Soranos, Über die akuten und die chronischen Krankheiten, s. *Caelius Aurelianus*.)

PERSONENREGISTER

INHALTSVERZEICHNIS